SpringerWienNewYork

Erich Salomonowitz

Erfolgreiche Organisationsentwicklung im Krankenhaus

Mehr Personal spart Kosten!
Gelebte Investition in Qualität, Know-how und Skills
am Beispiel der Radiologie

SpringerWienNewYork

Prim. ao. Univ.-Prof. DDr. Erich Salomonowitz, MAS, MBA
Landesklinikum St. Pölten, Zentralinstitut für Medizinische Radiologie, St. Pölten, Österreich

SpringerWienNewYork ist ein Unternehmen von
Springer Science+Business Media
springer.at

Umschlagbilder: linkes Bild (Abb. 24 im Buch: Differenzialdiagnosen für jeweils 200 Befunde pro Jahr); rechtes Bild: iStockphoto / Close up of an hospital computer from a scan
Typografische Gestaltung, Satz: Ekke Wolf, www.typic.at
Druck: Holzhausen Druck und Medien GmbH, 1140 Wien, Österreich

Gedruckt auf säurefreiem, chlorfrei gebleichtem Papier
SPIN 12280636

Mit 33 (großteils farbigen) Abbildungen

Bibliografische Information der Deutschen Nationalbibliothek
Die Deutsche Nationalbibliothek verzeichnet diese Publikation in der Deutschen Nationalbibliografie; detaillierte bibliografische Daten sind im Internet über http://dnb.d-nb.de abrufbar.

ISBN 978-3-211-09430-3 SpringerWienNewYork

Geleitwort

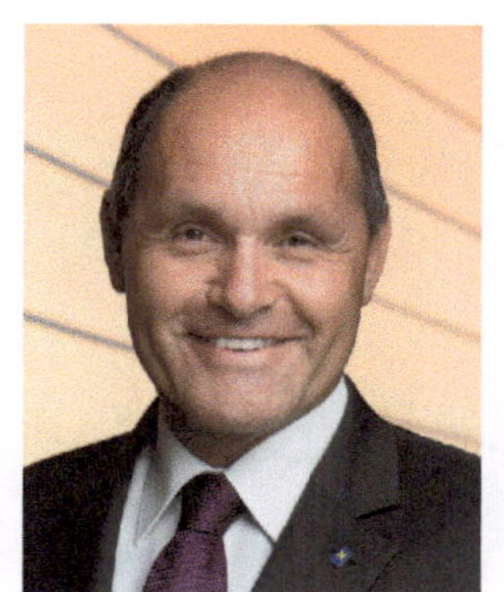

Gesund bedeutet zufrieden – zufrieden bedeutet glücklich – und das bedeutet Lebensqualität. **Der Wert einer erstklassigen medizinischen Versorgung mit qualifiziertem Personal kann kaum messbar gemacht werden.** Zu wichtig sind tragfähige medizinische Strukturen für das Sicherheitsgefühl in unserem Land, zu bedeutend ist eine hohe Versorgungsqualität für die Lebensqualität in Niederösterreich.

Die niederösterreichischen Landeskliniken sind Vorreiter, wenn es darum geht, die beste medizinische und persönliche Betreuung der Patientinnen und Patienten und wirtschaftliches Agieren zu vereinen. Durch den Zusammenschluss aller Spitäler unter dem Dach der Landesklinikenholding ist es möglich geworden, die Effizienz zu steigern und gleichzeitig die Versorgungsqualität laufend zu verbessern. Neue Zugänge im Personalmanagement, Verbesserungen im Qualitätsmanagement und nicht zuletzt die Nutzung von Synergieeffekten helfen dabei, langfristig Kosten zu sparen und so die Finanzierung des Gesundheitswesens für die Zukunft abzusichern. Damit ist garantiert, dass das niederösterreichische Gesundheitssystem auch weiterhin zu den besten Europas zählt.

„Mehr Personal spart Kosten" ist ein wichtiger Ansatz zur Erweiterung der Leistungen und zur Steigerung der Qualität im Gesundheitswesen. **Die Mitarbeiterinnen und Mitarbeiter, die Tag für Tag kompetente, engagierte Arbeit in unseren Krankenhäusern leisten, sind der Schlüssel zur besten medizinischen Versorgung.** Unter der Leitung von Herrn Prof. DDr. Salomonowitz, dem ich an dieser Stelle ein großes persönliches Dankeschön aussprechen möchte, werden Zahlen, Daten und Fakten aus 16 Jahren erfolgreicher Entwicklung seiner Organisation dargestellt. Ein Erfahrungsbericht, in dem es um die Qualität von Personal und die Entwicklung im Management geht, der verdeutlicht, dass systematisches Qualitätsmanagement viel mehr bringt als es kostet. **Durch den starken Praxisbezug in dieser Arbeit werden relevante Informationen dargestellt und aufzeigt, was man besser machen kann.**

Ihr

Mag. Wolfgang Sobotka
Landesrat

Vorwort des Autors

Wahrheit birgt Bescheidenheit. Dieses Buch ist mein Erfahrungsbericht der Jahre 1992 bis 2008. Ich habe es für meine Mannschaft und meine Schüler und für kommende Generationen geschrieben, solange ich noch beweglich und hell genug bin, die Wahrheit zu kennen. Möglichst lange habe ich ganz bewusst unverbildet von Schulwissen und unbeeinflusst von Vorschlägen aus der Literatur gearbeitet. Nun kann ich unter anderem eine einzigartige **Evaluierung der Effekte von Management im zeitlichen Verlauf** vorlegen. Die monatlichen Daten über die Performance wurden zeitreihenanalytisch (Regressionsmodelle mit Berücksichtigung von Saison und Autokorrelationseffekten) mit Eingaben in das Fehlermeldesystem in Beziehung gebracht. Der Beobachtungszeitraum für diesen Teil des Buches umfasst 46 homogene monatliche Zeittakte der Jahre 2002 bis 2005. Auswirkungen aus Anregungen, bzw. der Gesamtzahl Meldungen im Qualitätssicherungssystem auf die Performance der Abteilung können zeitversetzt nach zwei Monaten beobachtet werden. Dieser **Zusammenhang ist statistisch hoch signifikant** und auf Grund der angewendeten Verfahren nicht auf Entwicklungstrends, saisonale Schwankungen oder autoregressive Prozesse rückführbar.

Die Analyse der Daten zeigt, dass sich Qualitätsarbeit in der Performance der Abteilung niederschlägt.

Menschen ohne von Grund auf praktische Erfahrungen schreiben Theorie und diskutieren dann darüber. Wer in Diskussionsstimmung ist, will den anderen aber nicht verstehen. Zum Verstehen gehört ein nicht gewaltsamer Geist. Die Debatte will nicht die Wahrheit, sondern den Sieg. Wenn der Sieg das Ziel ist, wird die Wahrheit geopfert, und die Wahrheit sollte das Ziel sein, nicht der Sieg. In der Wahrheit gibt es keine Sieger oder Verlierer. Deshalb habe ich meine Erkenntnisse vierfach wissenschaftlich abgesichert. Zunächst habe ich die Zeit gemessen, um mein Vertrauen in mich zu stärken, dann auf drei verschiedene Rechnungsarten vertraut. Vertrauen heißt, nicht gewinnen wollen, vielmehr auch bereit sein, zu verlieren. Es gibt so krasse Unwahrheiten zum Thema Gesundheit, so viele Interessenskonflikte! Dabei gibt es keine Rätsel, die zu lösen wären. Seine Ergebniskostenvorteile durch Qualität muss man sich nur abholen. Sie entstehen nur, ganz anders als erwartet, nicht durch Macht oder Ordnung, sondern durch hohen Energie-Input und daraus resultierende Selbstordnungs-Prozesse. Dieses Buch ist ein **Aufruf zu Management-Kompetenz an der Spitze!**

Das Buch richtet sich an alle, die Probleme mit „Personal“ haben. Als Beispiel wird meine Abteilung Radiologie herangezogen. Jedes Krankenhaus führt eine Radiologie als diagnostische Basis vor jeglicher therapeutischer Entscheidung. Die Radiologie ist ein sehr geeignetes Modell für ein Dienstleistungsunternehmen, eine **Klein- bis Mittelunternehmung mit Eigenschaften eines Hochleistungsöls in einem Hochleistungsmotor:** „steht das Röntgen, steht das Haus“. Innerhalb des Kosmos der Radiologie führt die Mannschaft die Modalitäten. Solange es Krankenhäuser gibt, wird es einer integrierten klinischen Visualisierung bedürfen. Die extramurale Praxis ist mit der klinischen Radiologie am Krankenbett nicht zu vergleichen. Eine andere Welt. Auch wenn es überheblich anmutet, sei festgehalten, dass **nur wer alle diese Welten wirklich kennt, mitreden dürfen sollte.**

1994 habe ich, zunächst allein, mit der Niederlegung der Gedanken zum Qualitätsmanagementsystem und seiner Effekte begonnen, dann mit den Mitarbeitern der Modalitäten, mit meiner Oberassistentin, Ltd. RT Frau Margit Thür, mit meiner Qualitätsmanagement-Verantwortlichen, RT Frau Elisabeth „Liesi“ Dittrich, sowie, last, but not least, mit Dr. Dürselen, DxD Consulting, meinem langjährigen Begleiter und Coach. Die beiden Damen werden als jene „Kräfte“ zitiert, die ein Qualitätsmanagement braucht, um lebendig zu bleiben. Besonderes Gedenken gebührt an diesem Platz meinem verstorbenen Krankenhausdirektor, Prof. Dr. Horst Ingruber, der mich auf diesen Weg gebracht hat. Heute existieren mehr als 13 000 Seiten Schriftmaterial. Aus diesem Konvolut habe ich die essenziellen Aussagen zu dieser Arbeit entnommen.

Zunächst stelle ich eine Situationsanalyse der Jahre 1992–1997 vor, wie sie heute noch in vielen Krankenhäusern in der Welt vorliegt. Dann werden die Kunden, die Produkte und die Strategien für eine Reorganisation definiert, die 1995 für meine Abteilung konzipiert und fortlaufend umgesetzt wurde. Alle Schritte, um die Prozessabläufe zu überarbeiten, werden detailliert beschrieben, auch das Qualitätsmanagement-System, das sich über viele Jahre bewährt hat. Beschrieben sind die Jahre 1994–2005; so ein System ist natürlich in kontinuierlicher Verbesserung. 2001 wurde die Abteilung nach EN ISO 9001-2000 zertifiziert. Dann werden Techniken der Kostenermittlung in der Radiologie betrachtet und quantitativ bewertet. In einem zweiten Ansatz wird der „Ergebniskostenvorteil durch Fachkompetenz“ dargelegt (Wertschöpfung I). Teil 8 umreißt das Benchmarking meiner Abteilung gegen die anderen Abteilungen des Landes. Dieses Benchmarking wurde vom überregionalen Krankenhauskonsortium betrieben; danach wurde der „Salo-Faktor“ gesucht, der erklären soll, wieso diese eine Abteilung so viel besser abschneidet, als der Rest des Landes (Wertschöpfung II). In Teil 9 wird die Leistungssteigerung durch die abgelaufene Organisationsentwicklung statistisch analysiert: die dynamische Evaluierung der Effekte von Qualitätsmanagement (Wertschöpfung III). Die Ergebnisse sind sohin über vier unterschiedliche Modelle abgesichert:

1. Messung des Kostentreibers Zeit;
2. Erhebung der virtuellen Differenzialdiagnosenabrechnung anhand des Katalogs der leistungsorientierten Krankenhausfinanzierung mit Ergebniskostenvorteil;
3. Benchmarking mit anderen Abteilungen des Krankenhauskonsortiums;
4. Evaluierung der Eingaben in das Qualitätsmanagement und der daraus resultierenden Energie im Gesamtsystem.

Alle Berechnungen präsentieren das gleiche Ergebnis:

„Qualitätsmanagement rechnet sich".

Großer Dank an dieser Stelle aber auch an die Mannschaft dafür, dass sie mir, so gut es ging, den Kopf für das freigehalten hat, was in einer professionellen Bürokratie eines Schwerpunktkrankenhauses milde belächelt wird, nämlich Führung. Denn täglich habe ich meine ABC-Analyse gemacht: A für Ärztliches – B für Betriebliches und – C für Z'sammg'mischtes. Im Krankenhaus sind nämlich die medizinischen Fähigkeiten und Fertigkeiten des Prozesseigners absolut dominant und sind für eine Führungsperson unumstritten das zentrale Paradigma, und das, an dem er gemessen wird. Deshalb besonderen Dank an meine Mannschaft.

Erich Salomonowitz
August 2008

Kooperationsfähigkeit als Schlüsselqualifikation

In entwickelten Unternehmen kann signifikantes Wachstum nur über Produktivitätssteigerungen erreicht werden. Durch Produktivitätsfortschritte wird die Leistung pro eingesetztem Produktionsfaktor erhöht. In der Industriegesellschaft war es der effiziente Einsatz von Maschinen und von Energie. In der Informationsgesellschaft kommt es primär auf produktive und effiziente Informationsflüsse an, und die werden hauptsächlich durch bessere Ausbildung, bessere Zusammenarbeit, besseres Management, bessere Organisation, bessere Gesundheit, bessere Motivation, bessere Forschung und bessere politische Entscheidungen erreicht. **Produktivitätsfortschritte basieren hier auf besserer menschlicher Kompetenz.**

Was den Erfolg unseres Gesundheitssystems in Zukunft zunehmend bestimmen wird, ist die Qualität immaterieller „weicher" Faktoren wie Zusammenarbeit, Einsatzbereitschaft, Freundlichkeit, Kreativität, Angstfreiheit, Solidarität und Verantwortungsbewusstsein. Diese Faktoren können nicht mit Geräten gemessen werden. Sie erscheinen in keiner Bilanz, in keiner Gewinn- und Verlustberechnung, und werden im Controlling nicht abgebildet. Sie sind nicht Bestandteil volkswirtschaftlicher Gesamtrechnungen. Trotzdem zeigen Analysen, dass die weichen Faktoren in erfolgreichen Organisationen deutlich besser verwirklicht sind, als in weniger erfolgreichen Organisationen. Deshalb ist der einzelne Mensch mit seinen sozialen Fähigkeiten der wichtigste produktivitätsbestimmende Faktor.

Produktivität mit der Brille der Industrie zu betrachten und weiterhin auf harte Faktoren zu setzen, wie „Maschinen, Technologie, Umorganisation und Entlassungen", ist für die Zukunft der Medizin der falsche Ansatz. Die Schäden und Verluste durch Angst, Misstrauen, Mobbing, Streit, Demotivation, Aggression, seelische und soziale Störungen und manifeste somatische Erkrankungen würden eine sinnvolle Weiterentwicklung verhindern. **Die derzeitige Ausbildung für Mediziner ist allerdings nicht auf die systematische Vermittlung derartiger Fähigkeiten gerichtet. Wie in diesem Buch dargelegt, hat hier der Autor als Radiologe adäquate Gegenstrategien beschritten.** Es ist ihm vor allem gelungen, die Lebensqualität seiner Mitarbeiter zu verbessern. Es genügte aber nicht, dass die Arbeitsteilung gut organisiert wurde. Die Beschäftigten waren auch Willens, ihre Fähigkeiten einzusetzen, und zwar im Sinne der „Koproduktion am Werkstück Patient".

Bei der Förderung von Einsatzbereitschaft und Zusammenarbeit kommt der Führungskraft eine Schlüsselrolle zu. Für die Motivation der Mitarbeiter ist es wesentlich, dass Führungskräfte ein Vorbild an Fairness abgeben, dass sie gerecht, wohlwollend und glaubwürdig sind, dass sie nicht mahnend „motivieren", sondern auch selbst die Kooperationsbereitschaft fördern. Im Gegensatz zur Fachkompetenz kann man Zusammenarbeit und Einsatzbereitschaft nicht von Außen einkaufen. Sie sind spezifische und zentrale Bestandteile des jeweiligen Betriebes.

Viele Manager im Gesundheitswesen haben Schwierigkeiten, diese im Grunde einfache und dennoch folgenträchtige Einsicht zu akzeptieren: **Betriebe sind sozi-technische Systeme. Für das gute Funktionieren einer Unternehmung Radiologie genügt es nicht, nur die technische Ausstattung auf dem modernsten Stand zu halten, die Organisation nach den modernsten Konzepten auszurichten, die Fachausbildung der Mitarbeiter ständig zu verbessern und sie gut zu bezahlen, nein, nur intakte soziale Strukturen gewähren auf Dauer eine hohe ökonomische Effizienz.** Salomonowitz nennt es **Synergetik.**

Das Übliche?	Synergetik
Information ist Machtfaktor	Information ist Arbeitsmittel
Sporadische, lückenhafte Informationsweitergaben	Ständige ausführliche Informationsweitergabe
Ungenaue Zielformulierung	Die Unternehmensziele sind allen Mitarbeitern bekannt
Ungenügende Zieltransparenz	
Kommunikation als Begleiterscheinung	Kommunikation als strategisches Instrument
Abgeschirmte, abteilungsbezogene Kommunikation unter Beachtung von hierarchischen Regeln und Grenzen zu anderen Abteilungen	Durchgängige Kommunikation im gesamten Unternehmen, abgestützt auf vielfältige Gruppen
Misstrauensprinzip gegen Vorgesetzte und zwischen Vorgesetzten und Mitarbeitern	Vertrauensprinzip zwischen Vorgesetzten und Mitarbeitern
	Vertrauen in die eigene Stärke, in die eigenen Systeme und in die eigenen Informationen
Viele Kontroll- und Prüfvorgänge verlängern die logistischen Prozesse und erhöhen die Durchlaufzeit	Offenheit führt dazu, dass viele Kontrollen und Prüfvorgänge entfallen
Bei Problemen setzt man weniger auf das eigene Problemlösungspotential, sondern verlässt sich auf externe Berater	Probleme werden begrüßt. Eine Bewältigung aus eigener Kraft ist ein Beweis für die Leistungsfähigkeit
Informationstechnik ersetzt die Menschen, und Informationstechnik ist somit ein Mittel zur Rationalisierung	Informationstechnik unterstützt den Menschen. IT ist eine fixe Komponente der Infrastruktur
Es fehlt die Sicherheit, welche Informationen wichtig und welche unwichtig sind	Intensive Kommunikation durch verschiedene Hierarchiestufen zeigt Wirkung. Es entsteht Corporate Identity
Unsystematische Informationsbeschaffung, Unzufriedenheit mit der Informationsversorgung	

Ich wünsche dem Buch also viele Leser!

Univ.-Prof. Dr. Johannes Steyrer,
Forschungsinstitut für Gesundheitsmanagement
und Gesundheitsökonomie, Wirtschaftsuniversität Wien

Eine Schlüsselressource jedes Unternehmens sind die Mitarbeiter

Jeglicher Aspekt des Erfolgs ist davon beeinflusst. Die Frage der Qualität der Dienstleistung ebenso, wie die Qualität der Entscheidungen. Produktivität, Wissenstransfer, Wissensschaffung, Wertschätzung, Unternehmenskultur, Arbeitszufriedenheit, Lebensfreude und am Ende, ob der Kunde/Klient/Patient zufrieden ist und wiederkommt.

Produktivität und Effizienz sind Schlagworte aus der Industrie, die im Gesundheitsbereich nicht gerne diskutiert werden. Medizin ist Schwerarbeit, soll aber als Vergnügen remuneriert werden. Trotz aller Unterschiede kann man einiges aus den Erfahrungen anderer Wirtschaftssektoren lernen. Was passiert in anderen Wirtschaftsbereichen mit Human Resources? Wie wird dort damit umgegangen?

Ein Paradoxon im Medizin-System besteht im Widerspruch beim Umgang mit dem Menschen. Während die medizinischen Betreuer sich dem Patienten zuwenden, werden die Beschäftigten vom System und Ihren Führungskräften vernachlässigt.

Kein anderer Wirtschaftsbereich könnte es sich leisten, derart schlecht vorbereitete Führungskräfte einzusetzen oder einen derart hohen Anteil von Burn-out-Gefährdeten zu beschäftigen. Zudem sind, auf Grund von Personalknappheit am Arbeitsmarkt und der begrenzten Attraktivität des Berufes, bis zu 10% aller Planstellen unbesetzt. Diese unbesetzten Stellen müssen von den derzeitigen Mitarbeitern kompensiert werden. Dies bedeutet eine Überlastung des Einzelnen und zusätzliche Lohnkosten für Überstundenzuschläge für die Krankenhausbetreiber. Zusätzlich entstehen durch die Absenzen und die Minderleistungen der an Burn-out erkrankten Mitarbeiter vermeidbare Kosten und Leid. Durch Aufstocken des Personalstandes ließe sich beides vermeiden.

Mehr Personal spart Kosten …

Prof. Salomonowitz kommt zum gleichen Schluss. Er nähert sich der Erkenntnis jedoch von einem anderen Ausgangspunkt. Ernsthaft betriebene, qualitätsgesicherte Medizin benötigt ausreichend Mitarbeiter mit entsprechender Qualifikation. Ertrag durch Investment. Eine relative einfache und ewig bewährte Formel. Investiere in Personal und der Ertrag ist gewährleistet, abgesichert durch flankierende Maßnahmen in Organisation und Betriebswirtschaft. Prozess-Steuerung, Schnittstellen-Management, neue Berufsbilder. All das ist nötig, um die „Rendite“ dieser Investition zu optimieren.

Ich lernte Prof. Salomonowitz im Zuge meines Buches „Medizin vom Fließband“ kennen. Darin versuche ich einen kritischen Blick von außen auf das Gesundheitswesen. Die Diskussion zwischen uns gab mir die Gewissheit, dass im System Reformkräfte vorhanden sind, die einen modernen Management-Stil mit sozialer Verantwortung zu verbinden wissen. Sein Beitrag zur Debatte über die weitere Entwicklung ist zweifach wertvoll. Einerseits kommt er von einem Insider, einem vom System Betroffenen. Anderseits stützt sich seine Aussage auf sehr valide, sauber erarbeitete Daten. **Hier wird der Beweis erbracht, dass medizinische Versorgung nur auf höchstem Niveau unter wirtschaftlichen Aspekten erfolgreich erbracht werden kann.**

Als Personalist freue ich mich besonders über seine Schlussfolgerungen, die über die enge Qualitätssicherung hinausgehen. Know-how-Transfer, Skills, Empowerment, Verantwortung, Kommunikation, Führung, Leistung, Anerkennung, Feedback sind nur einige Aspekte seiner holistischen Personalwirtschaft, die hier klar angesprochen und eingefordert wird. **Eine Professionalisierung des HR-Managements und der Führungsarbeit ist der Schlüssel zum Erfolg.** Führungskräfte mit Wissen und Wertehaltung sind unverzichtbare Vorbilder und somit Multiplikatoren für eine positive und nachhaltige Weiterentwicklung.

Spardruck ergibt in der politischen Diskussion sofort den Ruf nach Personalreduktion und Mittelkürzung. Wir konnten beide in unserer Arbeit Daten, Fakten und Erfahrungen sammeln, die zu einem gegenteiligen Schluss führen. Mehr Mitarbeiter, bessere Bezahlung. In diesem Sinne freue ich mich auf meine weiteren Diskurse mit Prof. Salomonowitz. Das vorliegende Werk wird sich in die Liste seiner bisherigen Erfolge einreihen.

Ihnen, geschätzte Leser, wünsche ich viele neue Erkenntnisse.

Gerhard Flenreiss
MediCare Personaldienstleistungen, Wien

Qualitätsmanagement im Gesundheitswesen

Die Forderung nach systematischem Qualitätsmanagement im Gesundheitswesen wird heute von verschiedenen Seiten, u.a. von Patienten(organisationen), Krankenversicherern, den Health Professionals selbst, den Trägern der Gesundheitseinrichtungen und auch vom Gesetzgeber erhoben. Im Mittelpunkt steht dabei, dass die Qualität der Leistungen trotz zunehmendem Kostendruck über Budgetierungsmechanismen oder prospektive und leistungsorientierte Finanzierungssysteme (z.B. G-DRG oder LKF) hoch bleibt oder gar noch verbessert wird.

Die Gefahr, dass aufgrund kurzfristiger Kostenüberlegungen Leistungen abgebaut oder aber deren Qualität reduziert wird, ist groß.

In der vorliegenden Arbeit zeigt der Autor, Chefarzt eines radiologischen Institutes eines großen österreichischen Krankenhauses und früher Verfechter des Qualitätsmanagements, die Wirkung einer kontinuierlichen und ständig verfeinerten und differenzierteren Auseinandersetzung mit Qualitätsfragen in seinem Bereich eindrücklich auf. In der aus der Praxis heraus entstandenen Arbeit werden die über 16 Jahre hinaus akribisch gesammelten und dokumentierten Daten aufbereitet und interpretiert. Im Rahmen eines externen Benchmarking-Verfahrens wird der Anteil des Qualitätsmanagements auch von Dritten attestiert.

Grundaussage ist, dass es trotz starker Zunahme der Anzahl und Komplexität der Untersuchungen gelungen ist, nicht nur die Zufriedenheit der Patienten und Kunden (überweisende Stellen) sowie der Mitarbeiterinnen und Mitarbeiter zu verbessern, sondern auch die Prozess- und Ergebnisqualität zu steigern. Dazu waren jedoch laufend personelle, organisatorische und infrastrukturelle Investitionen in das Qualitätsmanagement notwendig. Diese waren oft erst umstritten, gingen die Mittel doch dem allgemeinen Betrieb des Institutes ab. **Die langfristig erzielten Erfolge zeigen jedoch, dass die Investitionsentscheidungen zugunsten eines Qualitätsmanagements richtig sind und waren und sich auch aus ökonomischer Sicht rechtfertigen.**

Die vorliegende Arbeit ist ein klares Plädoyer für ein systematisches Qualitätsmanagement am Beispiel eines radiologischen Institutes. QM-Skeptikern wird bewiesen, dass Qualitätsmanagement nicht einfach nur mehr kostet, sondern dass auch substanzielle Einsparungen erzielt werden können, welche für die langfristige Sicherstellung der medizinischen Versorgung für die alternde Bevölkerung entscheidend sein können.

Die Stärke dieser Arbeit ist, dass sie aus der Praxis entstanden ist, realisierte Maßnahmen konkret beschrieben und evaluiert werden. Für einmal keine trockene Theorie, sondern praktisch gelebtes Qualitätsmanagement.

Bernhard Güntert, Univ.-Prof. Dr.oec./MHA
Professor für Management und Ökonomie
im Gesundheitswesen, UMIT, Hall i.T.

Inhaltsverzeichnis

Liste der Abkürzungen

#	Nummer
3,0 T	(Drei) Tesla
3-D	Dreidimensional
A	
AAW	Arbeitsanweisung
ABC	Activity based costing
Abt.	Abteilung
ACR	American College of Radiology
Admin	Administration
AKH	Allgemeines Krankenhaus
AM	Arithmetisches Mittel
amb.	Ambulant
Angio	Angiographie
AR	Autoregressiver Prozess
B	
BA	Betriebsanleitung
BAB	Betriebsabrechnungsbogen
BOLD	Blood oxygen level determination
BSC	Balanced score card
C	
CD	Compact disk
CQI	Continuous quality improvement
CRF	clinical report form
CT	Computertomographie
CTA	CT-Angiographie
D	
DIN	Deutsche Industrie Norm
DK	Dunkelkammer
DL	Durchleuchtung
DRG	Deutsche Röntgengesellschaft
DSA	Digital subtraction angiography
DSI	Digital subtraction imaging
DTI	Diffusion tensor imaging
E	
EDV	Elektronische Datenverarbeitung
EFQM	European Foundation of Quality Management
EN	Europäische Norm
EQA	European quality award
EU	Europäische Union
EV	Easy Vision (Name einer Workstation)
F	
F	Formular
FH	Fachhochschule
fMRI	funktionelle Magnetresonanzbildgebung (I=imaging)
G	
ggf.	gegebenenfalls
GI	gastrointestinal
Gyn	Gynäkologie

H

HDI	High Density Imaging, Eigenname eines Ultraschallgeräts
HR	Hauptarbeitsraum
HR-CT	High resolution CT
HR-MR	High resolution MR
HWS	Halswirbelsäule

I

i.v.	intravenös
IBS	Intensivbetten-Station
IL	Institutsleitung
IMCU	Intermediate care unit
IMS	Zeitnahe Datenbank zur Bildverwaltung von Patienten
ISO	International standard organisation
IT	Informationstechnologie
IVP	intravenöse Pyelographie

K

KB	Kochbuch
KG	Krankengeschichte
KIS	Krankenhaus-Informationssystem
KM	Kontrastmittel
konv.	konventionell
KVP	Kontinuierlicher Verbesserungsprozess

L

LITT	laserinduzierte Thermotherapie
LWS	Lendenwirbelsäule

M

MA	Mitarbeiter
mAs	Milliamperesekundenprodukt
MCU	Miktionscystourographie
MD	Mitgeltendes Dokument
Mio.	Million
MOG	Mitarbeiterorientierungsgespräch
MRA	Magnetresonanz-Angiographie
MRI	Magnetresonanz-Imaging
MRM	Magnetresonanz-Mammographie
MRT	Magnetresonanztomographie
MS	Multiple Sklerose
MTD	medizinisch-technischer Dienst
MV	Magic View (Eigenname einer Workstation)

N

NCH	Neuro-Chirurgie
Neuro	Neurologie
NN-Patienten	nomen nescio
NÖGUS	Niederösterreichischer Gesundheits- und Sozialfonds
NPH	Normal pressure hydrocephalus
NR	Nierenraum

O

OP	Operation, Operationssaal
ÖRG	Österreichische Röntgengesellschaft
Ortho	Orthopädie

P

p	Pressure (Druck, physikalisch)
PACS	Picture Archiving and Communication System
PC	Personal computer
PET	Positronenemissionstomographie
PH	Pflegehelfer
PR	Public relations

Q

Q	Qualität
QB	Qualitätsbeauftragte
QD	Qualitätsdelegierte
QM	Qualitätsmanagement
QMHB	Qualitätsmanagement-Handbuch

R

RF	Raumführung
RIS	Radiologie-Informationssystem
RL	Richtlinie
RSNA	Radiological Society of North America
RT	Radiologie-Technologin/Technologe (neuer Begriff)
RTA	radiologisch-technische Assistentin (alter Begriff in Österreich)

S

SBZ	Schnittbildzentrum
SD	Standard Deviation
SE	Standard Error
Sekr.	Sekretariat
SGS	Société Générale de Surveillance
Sig.	Signifikanz
Sono	Sonographie
SOP	Standard operating procedure
STB	Stellenbeschreibung
Stv.	Stellvertretung

T

Tele	Teleradiologie
TQM	Total quality management
τ	Tau, griechischer Buchstabe

U

Uro	Urologie

W

wg.	wegen
WU	Wirtschaftsuniversität

Z

ZNS	Zentralnervensystem
ZRI	Zentrales Radiologie Institut

1 Die begrenzte Qualität

Betrachten wir Frau Moore, Gattin des Multimillionärs Moore, von dem Moore's Law stammt. Sie wurde wegen einer Kleinigkeit im Johns Hopkins Krankenhaus aufgenommen und liegt im Zwei-Bett-Zimmer. Nach Mitternacht kommt die Schwester: „Frau Moore, Ihre Spritze!" Frau Moore fragt: „Welche Spritze?" Die Schwester darauf: „Ich komme mit Ihrer Spritze." „Ich bekomme keine Spritze." „Hier ist die Anweisung, Sie bekommen eine Spritze." „Ich will keine Spritze!" „Na gut", sagt die Schwester, „ich rufe den Arzt an, er hat das zwar sehr klar dokumentiert, aber wenn Sie wollen, es ist nach Mitternacht, es wird ihm keine Freude machen, ich frage nach." Darauf Frau Moore: „Nein, wir wollen nicht stören, geben Sie mir die Spritze." Die Spritze war Insulin. Sie war nicht für Frau Moore bestimmt. Die Nachbarin hat geschlafen. Frau Moore glitt ins Koma.

Frau Moore hat überlebt. Herr Moore, ein kluger Mann, hat das Krankenhaus nicht geklagt, sondern stattdessen einen Qualitätsmanagement-Auftrag abgeschlossen, die „Moore Foundation of Nursing" (Brody 2007). Seine Interpretation: Wer ist schuld? Die Schwester für ihr kritikwürdiges Auftreten? Der Doktor für seine falsche Dokumentation, und dass er nicht geweckt werden sollte? Die Oberschwester? Der diensthabende Oberarzt? Der Abteilungsleiter? Die Apotheke, die das Medikament für Frau Moore beschriftet hat? Die Verwaltungsdirektion, die für das System verantwortlich zeichnet? Der ärztliche Direktor? Der Chef der Holding? Der Vizepräsident der Ärztekammer? Die Gesundheitsministerin? **Der größte Problemfaktor** ist die **Variabilität,** die **Unregelmäßigkeit der Abläufe,** die systemimmanente Unsicherheit der Prozesse. Diese finden wir im täglichen Leben und „naturgemäß" auch im Krankenhaus.

Klassischerweise bekommt heute ein Radiologie-Abteilungsleiter den Auftrag, „dieses Jahr 10 %" einzusparen. Für die Radiologie ist dies kein Problem. Man schließt die PACS-Unterstützung der Abteilungen. PACS steht für ‚picture archiving and communication system' und ist heute der Standard, der für die Bild-, Befund- und Informationsverteilung im Krankenhaus sorgt. Wenn „10 % Kosten" eingespart werden soll, kann man die Betreuung aufgeben und spart 10 %. Es ergibt sich sogar ein nachhaltig positiver Effekt für die Radiologie, die dann ihre Ressourcen kompakt hält und einen Effizienzschub erfährt. In der nächsten Periode kommt der Auftrag, weitere 5 % zu sparen. Für die Radiologie kein Problem. Jetzt werden keine Hardcopies mehr ausgegeben. Hardcopies sind Filme, CDs und Ausdrucke. Unter Softcopy versteht man die Verteilung im oben erwähnten PACS. Patienten bekommen keine Filme, Ärzte bekommen keine Befunde und alle werden gezwungen, für ihre Information selbst zu sorgen. Für die Radiologie kein Problem.

Diese Beispiele sind Meilensteine am falschen Weg. Nach der ‚Moore Foundation of Nursing' war der zweite Akt bei Johns Hopkins die ‚Foundation for Patient Safety', die feststellen durfte, dass a) die **Fehler im System „designed"** sind, dass b) die Variabilität in den USA **jährlich rund 100 000 Menschenleben** fordert und dass c) diese Opfer **jährlich 50 Milliarden Dollar** kosten (Brody 2007).

Grundlage unseres modernen Handelns im Krankenhaus sind nämlich die Paradigmen der Massenproduktion: **„Über die Stückzahl sinken die Kosten".** Begründer der Massenproduktion war Henry Ford. Er ist in Chicago aufgewachsen und hat dort die Schlachthäuser vor Augen gehabt, wo die Rinderhälften auf ein Förderband gehängt wurden und die einzelnen Fleischer, jeder für sein Gebiet, das Rind zerlegt haben. Die Massenproduktion führte zur individualisierenden Arbeitsteilung. Der einzelne Arbeiter war speziell für seine Tätigkeit ausgebildet und an seine Einheit gebunden. Bei Ford war ein Arbeiter für den Einbau des Vergasers zuständig, ein anderer für das rechte und ein dritter für das linke Vorderrad. Die **Förderbänder durften niemals stehen** bleiben („never stop the assembly line!"). Auf diese Weise wurde aber jeder kleine Fehler mit eingebaut. War ein Motor ruiniert, weil ein kleines fehlerhaftes Teil eingebaut wurde, dann waren das vielleicht 2000 $ vom Gesamtpreis des Autos, das 5000 $ gekostet hat, aber wegen eines fehlerhaften Teils, das vielleicht 1 $ wert war. Das Auto verließ mit seinem Fehler das Werk und war „unsafe at any speed". Genauso ist es mit der Radiologie, wenn der Auftrag kommt, 10 % „zu sparen". Werden die PACS-Stationen nicht gepflegt, wird das ganze Haus behindert, weil keine Abteilung Bilder oder Information bekommt. Dann ist das ganze Krankenhaus „unsafe at any speed".

Ein wichtiges Jahr für die Qualitätssicherung war 1973, das Jahr der Ölkrise. Statt großer, starker Autos kauften viele Menschen die kleinen japanischen Modelle und bemerkten, dass dies brauchbare und relativ zum Preis gut gebaute Wagen waren. Mitverantwortlich für diese Entwicklung war ein Statistiker aus den USA, W. E. Deming, der 1950 von Taiichi Ohno an das Toyota-Werk geholt wurde (Ohno 1993). **„Qualität statt Masse"** war die neue Herausforderung. Es war jedem **ausdrücklich erlaubt, das Förderband zu stoppen.** Jeder **Fehler** wurde besprochen und Anlass für eine **Verbesserung.** Lagerbestände wurden aufgelöst! Die Rationalität des Förderbandes wurde durch Empowerment und Kompetenz der Arbeiter ersetzt. Nicht mehr: „Niedrige Kosten durch hohe Stückzahl", sondern **„Niedrige Kosten durch hohe Kompetenz"** war das zentrale Paradigma. Hat dies mit dem Krankenhaus zu tun? Die Antwort lautet eindeutig: JA!

Es gibt derzeit im Krankenhaus das Massenproduktionssystem. Der Mitarbeiter sieht in dieser Kultur nur seine Abteilung, seine Fachgruppe und seine kleine Verantwortlichkeit. Statt: ICH bin verantwortlich („I am"), werden Schuldige oder Vorgesetzte oder Spezialisten für die große Verantwortung gesucht, dass an allen Ecken Schwächen im System sind. **Ins Krankenhaus gehört eine NULL-Fehler-Philosophie** an der jeder mitverantwortlich ist. Die Mittel, die Verantwortlichkeit in die einzelnen Hände zu legen, sind einfach:

Verringerung der hierarchischen Stufen, Standardisierung und Vereinfachung. Verbesserungen zur Sicherung der Qualitätsarbeit im Gesundheitswesen werden weder durch Freiwilligkeit noch durch Zwang erreicht, sondern lediglich durch Fördermaßnahmen und Anreizmechanismen geschaffen werden können. Die „psychosoziale Gesundheit" wird schon als nächster Wirtschafts-Megatrend, der neue Kondratieff-Zyklus (Kondratjew 1926, Schumpeter 1961, Nefiodow 2001, Händeler 2003) diskutiert. Die BusinessWeek hatte es auf den Punkt gebracht: Eine Krankenschwester mit geschwelltem Bizeps auf der Titelseite zum Thema „What's really propping up the economy?" erklärt: „Health care has added 1.7 million jobs since 2001. The rest of the private sector? None!" Betrachten wir den Gesundheitsmarkt als Geschäftsfeld, so wird – abgesehen von medizinischen Fragen – das Thema des Qualitätsmanagements sehr spannend.

Qualitätssicherung für die teuren Krankheiten im Bereich Kreislauf-, Verdauungs- und Muskel-/Skelett-System, für Psychosen und Verhaltensstörungen, für Krebs und für die Behandlung von Verletzungen (Folland 2007, Marshall 2006). Qualitätssicherung für die großen Volkskrankheiten Fettleibigkeit und Depression. Rund 130 Mio. Bürgerinnen und Bürger in der EU-25 leiden an psychischen und neurologischen Erkrankungen, allen voran Angst, Panik und soziale Phobien. Qualitätssicherung für Therapiekonzepte, insbesondere, wenn behauptet wird, dass bei Diabetes, Hochdruck, Herzinfarkt, Lungenentzündung und Darmkrebs die „Hälfte der Therapien nicht adäquat" seien (Woolf 2007, Asch 2006, McGlynn 2003). Qualitätssicherung in der Gesundheitsgesamtrechnung, nicht nur für Gesundheitsausgaben und dem stets diskutierten Anteil der Gesundheitsausgaben am Bruttoinlandsprodukt, sondern Qualitätssicherung auf der Einnahmenseite, wo steigende Investitionen in den Gesundheitssektor zu beobachten sind (Folland 2007). Qualitätssicherung im Hinblick auf die Kostenexplosion im letzten Lebensjahr. Qualitätssicherung in der Frage: ‚Wie viel Versicherung tut gut?' Qualitätssicherung für Risikoselektion, weil wir wissen, dass 50 % der Versicherten 97 % der Ausgaben verursachen. Qualitätssicherung der Konzepte der Reparaturmedizin im Vergleich zu den Versorgungsstrukturen.

Die Rationalität der Politik ist eine andere Rationalität als die eines Gesundheitswesens. Politik agiert mit der Taktik und dem Ziel, das zu erreichen, was gerade politisch opportun ist. In der Politik gilt es, das „politisch bessere Ergebnis" zu erzielen. Private Organisationen denken und agieren anders. Es ist wohl vorgesehen, dass das Gesundheitswesen in Hinkunft eine **schlanke Basisversorgung** für die Grundabsicherung aufweist, die wahrscheinlich staatlich generiert und dargeboten wird, und, darauf aufbauend, ein privatwirtschaftliches System hat (Folland 2007, Henke 2005). Deshalb ist eine Kosten-Nutzen-Bewertung der Qualitätssicherung von großer Bedeutung. **Der zweite Gesundheitsmarkt** wird privatwirtschaftlich organisiert sein, wobei festgehalten werden muss, dass es immer schon einen zweiten privatwirtschaftlichen Gesundheitsmarkt gegeben hat und gibt, was aber politisch nicht kommunizierbar war – und ist. Qualitätssicherung bietet sich an, das ordnende, das moralisierende Organ bei der Beobachtung und Analyse von Versorgungsstrukturen zu sein und bei der Frage, wie man ein nachhaltig zukunftsorientiertes System erhält.

2

Die Welt der Radiologie

Das medizinische Fachgebiet **Radiologie** umfasst die **Erkennung von Erkrankungen** mittels bildgebender Verfahren. Dazu werden ionisierende Strahlung, wie die analoge und digitale Radiographie, Computertomographie und Angiographie sowie Ultraschall und Magnetresonanz angewandt. Die Radiologie umfasst alle mit Hilfe entsprechender Bildgebung durchführbaren diagnostischen und therapeutischen Eingriffe. Fachärzte für Radiologie und radiologisch-technisches Personal sind Ansprechpartner für Patienten, Ärzte aller Fachrichtungen und Entscheidungsträger im Gesundheitswesen in den Bereichen:

- Bildgebende Diagnostik
- Diagnostische und therapeutische Eingriffe
- Strahlenschutz
- Forschung und Innovation
- Ökonomie im Gesundheitswesen

Radiologen sind die Verbindung zwischen Patienten und ihren zuweisenden Ärzten:

- Auswahl der geeigneten Untersuchungen (Indikation):
  Der Radiologe empfiehlt/wählt in Absprache mit dem Zuweiser das für den Patienten beste diagnostische Verfahren bei der jeweiligen Fragestellung. Dabei besteht das Ziel, mit möglichst geringer Belastung eine umfassende Diagnose zu erreichen. Patientengespräch und Aufklärung erfolgen in enger Kooperation.
- Durchführung der Untersuchung an der Modalität:
  Der Radiologe überwacht die Anfertigung der Untersuchung bzw. führt die Untersuchung selbst durch.
- Beurteilung der Untersuchung (Interpretation):
  Mit den erzeugten Bildern/Bilddaten erstellt der Radiologe einen schriftlichen Befund, der als Entscheidungsgrundlage für die weitere Therapie dient.
- Vermittlung des Untersuchungsergebnisses (Kommunikation):
  Radiologen führen die klinischen Besprechungen mit den zuweisenden Ärzten und stehen dem Patienten auch für eine verständliche Interpretation der Untersuchungsergebnisse zur Verfügung. Der radiologische Befund hilft wesentlich bei der Wahl der Therapie und erfüllt eine wichtige Rolle bei der Therapiekontrolle.

Die **interventionelle Radiologie** ist ein Teilbereich der Radiologie. Sie befasst sich mit der Diagnose und Therapie von Erkrankungen. Dabei werden an Patienten minimal belastende Eingriffe mit Hilfe bildgebender Verfahren erbracht.

- Der interventionelle Radiologe wählt in Absprache mit den zuweisenden Medizinern die Art und Weise des Eingriffes aus, führt ihn durch und kümmert sich um die Nachsorge und Verlaufskontrolle.
- Interventionen (z. B. Punktionen und Biopsien) können nach Ausschöpfung nicht-invasiver Methoden zur **Diagnosefindung** herangezogen werden.
- Radiologische interventionelle Verfahren werden auch **therapeutisch** mit dem Ziel eingesetzt, Krankheiten zu heilen bzw. deren Symptome zu lindern.
- Da radiologisch interventionelle Leistungen mit den Leistungen operativer Fächer vergleichbar sind, können in bestimmten Bereichen **teure und für den Patienten belastende Eingriffe reduziert** werden.

Weil Radiologen von jeher mit Röntgenstrahlen arbeiten, kennen sie auch die möglichen **Risken der ionisierenden Strahlen**. Es ist deshalb ein großes Anliegen, die Strahlenbelastung der Patienten für Diagnose und Therapie in Erfüllung der Patientenschutzrichtlinie der EU (97/43) möglichst gering zu halten:

- Der Radiologe versucht, mit möglichst wenig belastenden Methoden eine umfassende Diagnostik zu erreichen.
- Der Radiologe überwacht den Strahlenschutz bei diagnostischen und therapeutischen radiologischen Verfahren.
- Innovative radiologische, digitale Systeme können die Strahlenbelastung erheblich senken.

Der **innovative Charakter der Radiologie** kommt allen klinischen Fächern und vor allem dem Patienten zugute:

- Die Radiologie forscht ständig nach **neuen Methoden zur Früherkennung** von Krankheiten.
- Die bildgebende Diagnostik wird für die **klinische Forschung**, z. B. Einsatz der Radiologie zur Prüfung der Wirksamkeit neuer Therapien, zunehmend wichtiger.
- Die Radiologie strebt nach einer **Standardisierung** diagnostischer und therapeutischer Verfahren bei möglichst geringer Patientenbelastung und höchster Effizienz.
- Der **elektronische Transfer** radiologischer Daten eröffnet neue Dimensionen sowohl in der alltäglichen Radiologie als auch in der Spitzenforschung.

Radiologie = Ökonomie im Gesundheitswesen

Die Radiologie gehört zwar in der Medizin zu den Fächern mit den höchsten Anschaffungskosten für medizinische Geräte, vermag aber durch deren sinnvollen Einsatz mit der daraus folgenden gezielten Therapie die Gesundheitskosten in Grenzen zu halten:

- Effiziente Diagnoseabläufe sind die **Grundlage für eine zielführende Therapie**.
- Durch elektronische Vernetzung von radiologischen Abteilungen, Instituten und Ordinationen werden **Doppeluntersuchungen vermieden**.
- Interventionelle radiologische Therapien bieten sich als **Ersatz für teure und belastende Eingriffe** an.
- Die Bündelung der bildgebenden Verfahren beim Radiologen hilft, Kosten zu sparen, da er in der Lage ist, das sinnvollste Verfahren auszuwählen.

> ***Der Fortschritt in der Medizin wird in vielen Belangen durch die Radiologie mitbestimmt.***

2.1 Eine Klein- und Mittelunternehmung

Radiologische Abteilungen im Krankenhaus sind **Dienstleistungszentren**, die alle bildgebenden Untersuchungen anbieten. Dies betrifft die gesamte Palette der Modalitäten innerhalb der Abteilung und im ganzen Haus, inklusive den Stationen und Operationssälen. Das Schwerpunktkrankenhaus, das wir hier näher betrachten, hat alle klinischen Abteilungen und verfügt über rund 1200 Betten. Daneben bedient die Radiologie auch wenige extern zugewiesene Patienten.

Die Ressourcenzuteilung zur radiologischen Abteilung obliegt seit je her der Verwaltungsdirektion (Abbott 1988). Sie regelt zentral Einkauf und Abrechnungswesen. Die verschiedenen Mitarbeitergruppen werden funktionell hierarchisch geführt (Ingruber 1994). Ein Primararzt vertritt die ärztlichen Belange, daneben existieren Stabstellen. In unserer Abteilung sind dies Stabstellen für Physik, EDV und Qualitätssicherung. Abteilungsinterne radiologische Stations-Assistentinnen vertreten die Interessen der Radiologie-Technologen/Innen. Am betrachteten Institut gibt es auch Pflegehelfer für einen Stationshilfsdienst, die der Pflegedirektion unterstehen. Trotz der starken hierarchischen Strukturen im Krankenhaus bleibt der radiologischen Abteilung als autarkes Gebilde erheblicher Spielraum zur Eigenorganisation (Kehr 1995).

Die gesetzliche Aufbewahrungspflicht für alle Informationen der Radiologie beträgt 10 Jahre (Ingruber 1994). Im Krankenhaus des Autors werden so über 2 Millionen Untersuchungen auf einer Regallänge von 612 Laufmetern archiviert. Sämtliche Bilder, die zur Diagnostik herangezogen werden, müssen zur Betrachtung durch Radiologen oder zuweisende Ärzte griffbereit bleiben. Zur Sicherheit werden oft auch digital akquirierte

Untersuchungen, wie MRI und CT, auf Röntgenfilm ausgedruckt und als „hardcopy" archiviert.

Umfeldbetrachtung

Die **Dienstleistungsaktivitäten** solch eines radiologischen Instituts werden nur indirekt von wirtschaftlichen Aspekten beeinflusst. So ist die Radiologie heute in das starre **Konzept eines Krankenhaus-Gesamtbetriebes eingebunden** und hat keine Möglichkeiten einer rechtlichen oder wirtschaftlichen Verselbständigung (Ollenschläger 2000). Für die Mitarbeiter des Instituts besteht keine **Kosten- oder Ertragstransparenz**. Dies liegt insbesondere am ständig steigenden Anteil der Fixkosten, der eine Grenzkosten-Analyse wenig sinnvoll erscheinen lässt. Dieser fixe Gemeinkostenblock hat sich aufgrund der hohen Anschaffungskosten der Radiologie und der Unterhaltskosten der zahlreichen Hightech-Geräte, sowie der zur Durchführung der Untersuchung notwendigen Personalstruktur zum dominierenden Kostenblock entwickelt (Böing 1990, Thrall 1994). Eine Transparenz der Gemeinkostenstrukturen ist nicht gegeben (Remer 1997). Eine **wirtschaftliche Analyse wird durch die Vermengung des Dienstleistungsauftrags mit Qualitätsmanagementaufträgen, Forschungsaufträgen und etwaigen Lehraufträgen erschwert** (Walshe 1998). So besteht auch in unserem Fall die Verpflichtung, eine angeschlossene medizinische Schule zu versorgen (Willat 2006). Eine Zuordnung von Kosten und Erträgen zu den verschiedenen Aufträgen schien lange Zeit nicht erwünscht und bleibt in den meisten Abteilungen bis zum heutigen Tag nicht möglich (Thrall 2004). Erschwerend kommt auch das veraltete und proprietäre Finanzbuchhaltungssystem zum Tragen (Bennett 1978). Ein wirtschaftliches Verhalten ist unter solchen Rahmenbedingungen schwer möglich.

Statt Wirtschaftlichkeit standen bei der Festlegung von Strukturen und Abläufen in den Instituten für Radiologie in der Vergangenheit Werte wie „Tradition" (weil es immer schon so gemacht wurde) und „We are the champions" (diese Untersuchung darf nur von der Radiologie durchgeführt werden) im Vordergrund (Weidmann 1990). Dieses Verhaltensmuster stützte sich vor allem auf amtliche Strahlenschutzverordnungen, durch die der Umgang mit ionisierenden Strahlen auf eine möglichst kleine Berufsgruppe beschränkt werden sollte, nämlich die Radiologie-Fachkräfte. Aber auch finanzielle Regelungen, die eine Verrechnung der Untersuchung nur ermöglicht, sofern die Beurteilung durch einen Radiologen erfolgt, spielen eine Rolle (Scalzi 1998). Da auch in diesem Bereich eine Ertragstransparenz für die beteiligten Mitglieder eines Instituts durch das System verhindert wird, ist die Bedeutung dieser Aspekte schlecht abschätzbar. Weiters erschien aus archivarischen Gründen eine Bündelung der bildgebenden Diagnostik an einem Institut für diagnostische Radiologie stets sinnvoll. Die Radiologie ist für die Bilddaten und das Datenmanagement verantwortlich!

Das zunehmende **Kostenbewusstsein im Gesundheitswesen zwingt zu einem radikalen Umdenken** auch in der Radiologie (Bates 1991). Dieses Umdenken beruht auf steigendem Druck der verschiedenen Anspruchsgruppen, wie Politiker, Kostenträger, Beitragszahler,

Patienten und Gesellschaft (Jansen-Schmidt 2001). Obgleich dieser Prozess von außen initiiert wurde, hat er im Bewusstsein des ärztlichen und nichtärztlichen Personals des Instituts des Autors zu einer eigenen Dynamik geführt. Anstatt sich den Willkürlichkeiten der Außenstehenden und ihren profanen Interessen zu unterwerfen, ist in dieser Abteilung das Bedürfnis gewachsen, eine Reformierung der Strukturen und Abläufe aus eigener Kraft voranzutreiben.

2.2 Prozessmanagement in der Radiologie

Ein **Prozess** ist die Zusammenfassung logisch zusammenhängender Arbeitsschritte, die einen bestimmten Input seitens Lieferanten, Kunden und Mitarbeiter in einen bestimmten Output für Kunden transferiert. Alle Prozesse schließen mit einem definierten Arbeitsergebnis ab. Prozessabläufe müssen kostenstellenübergreifend sichtbar, planbar und steuerbar dargestellt werden. Das geschieht nicht nur unter dem Gesichtspunkt der Kosten und Erträge, sondern auch unter demjenigen von Qualität und Zeit.

Prozessanalysen können produktbezogen oder kundenbezogen sein (Griffith 1976). Diese befähigen das Unternehmen, variabel einzelne Produkte zu optimieren oder einzelne Kunden zu bedienen, unabhängig von Umfang und Art der Produkte, die an den Kunden verkauft und geliefert werden (Finkler 1993).

Kostentreiber

Das **Maß zur Quantifizierung der Prozessdurchführungen für einen bestimmten Output** wird als „Kostentreiber" bezeichnet. Aufgabe der Kostentreiber ist es, den wertmäßigen Verbrauch von Ressourcen in Form geleisteter Kostentreiber-Einheiten abzubilden. Darüber hinaus soll eine Verteilung der entsprechenden Kosten auf einzelne Kostentreiber ermöglicht werden (Bennett 1978).

Teilprozesse

Mehrere Tätigkeiten eines oder mehrerer Mitarbeiter werden zu Teilprozessen zusammengefasst. Tätigkeiten sind **Produktionsfaktor-verzehrende Arbeitsvorgänge** in einer Kostenstelle. Teilprozesse sind somit Kostenstellen-bezogene Arbeitsvorgänge in einem logischen Ablauf (Griffith 1976). Jeder Teilprozess schließt mit einem bestimmten Arbeitsergebnis ab, das Output genannt wird, und kann weiterhin durch die Merkmale Qualität, Ressourcen-Inanspruchnahme (Input), Durchlauf- bzw. Bearbeitungszeit sowie, bei mengenorientierten Teilprozessen, zusätzlich durch Maßgrößen bestimmt werden.

Teilprozesse können unterschieden werden nach repetitiven „leistungsmengeninduzierten" Prozessen, die sich in Abhängigkeit von den in der Kostenstelle zu erbringenden Arbeitsvolumina variabel verhalten, sowie „leistungsmengenneutralen" Prozessen, die unabhängig von der Arbeitsmenge anfallen (Nisenbaum 2000).

Das Maß der leistungsmengeninduzierten Prozesse sind die Kostentreiber. Sie legen Art und Anzahl der Leistungsprozessdurchführungen in den Kostenstellen fest (Remer 1997). Leistungsmengenneutrale Prozesse zeichnen sich hingegen durch das Fehlen eines Mengengerüstes aus. Hier gibt es keine ermittelbaren Kostentreiber. Die Kosten der leistungsmengenneutralen Prozesse stellen somit eine Art Grundlast eines nicht weiter zuordenbaren Fixkostensockels dar.

Hauptprozesse

Bei Hauptprozessen handelt es sich um die Zusammenfassung von sachlich zusammengehörigen Teilprozessen mehrerer Kostenstellen. Die Kostentreiber der Hauptprozesse sind gewichtige und meist auch bereichsübergreifende Einflussfaktoren in einem Unternehmen und sind die eigentlichen **Bezugsgrößen für die Verrechnung der anfallenden Gemeinkosten** (Remer 1997).

Grundsätzlich können Prozesse auch in Bezug auf ihren Beitrag zur Wertschöpfung unterschieden und klassifiziert werden. Werterhöhende Prozesse sind auf den Markt ausgerichtet. Sie werden auch **„value added activities"** genannt (Stern 2002). Die Tätigkeiten dieser Prozesse sind für die Durchführung eines bestimmten Vorgangs optimiert und besitzen werterhöhenden Charakter, der mit einer Nutzensteigerung verbunden ist. Nicht werterhöhende Prozesse (non-value added activities) erhöhen den Nutzen und damit den Wert eines Produkts aus Sicht des Kunden nicht.

Prozesskosten

Auf diesen Grundlagen wurde der Grundstein für die Prozesskostenrechnung als **„activity based costing"** (ABC) bereits frühzeitig gelegt: aus den nach traditioneller Auffassung weitgehend fixen Gemeinkosten sind Kosten proportional in Abhängigkeit von den Transaktionen zu berechnen (Finkler 1993, Kilger 1993, Nisenbaum 2000). Ziel einer darauf basierenden Analyse ist es zum einen, nicht notwendige Transaktionen zu reduzieren, zum anderen, die zur Leistungserstellung erforderlichen Transaktionen effizienter auszuführen. Diese beiden Zielsetzungen stehen noch heute im Zentrum eines Prozesskostenmanagements (Anthony 1999).

2.3 Prozessbeschreibung 1995/1997

Im Folgenden geht es in einem ersten Schritt darum, die bestehenden Prozessabläufe innerhalb eines Instituts für Radiologie zu skizzieren. Dabei wollen wir uns auf einen Dienstleistungsauftrag beschränken, der die Durchführung und Beurteilung einfacher bildgebender Untersuchungen beinhaltet. Im Sinne einer übersichtlichen Darstellung wollen wir uns auch auf den Ablauf während einer normalen Dienstzeit beschränken. Analysen von Notfall-Untersuchungen während der Nacht, sowie an Wochenend- und Feiertagen bleiben hier ebenso ausgeklammert wie die Durchführung von therapeutischen Interventionen.

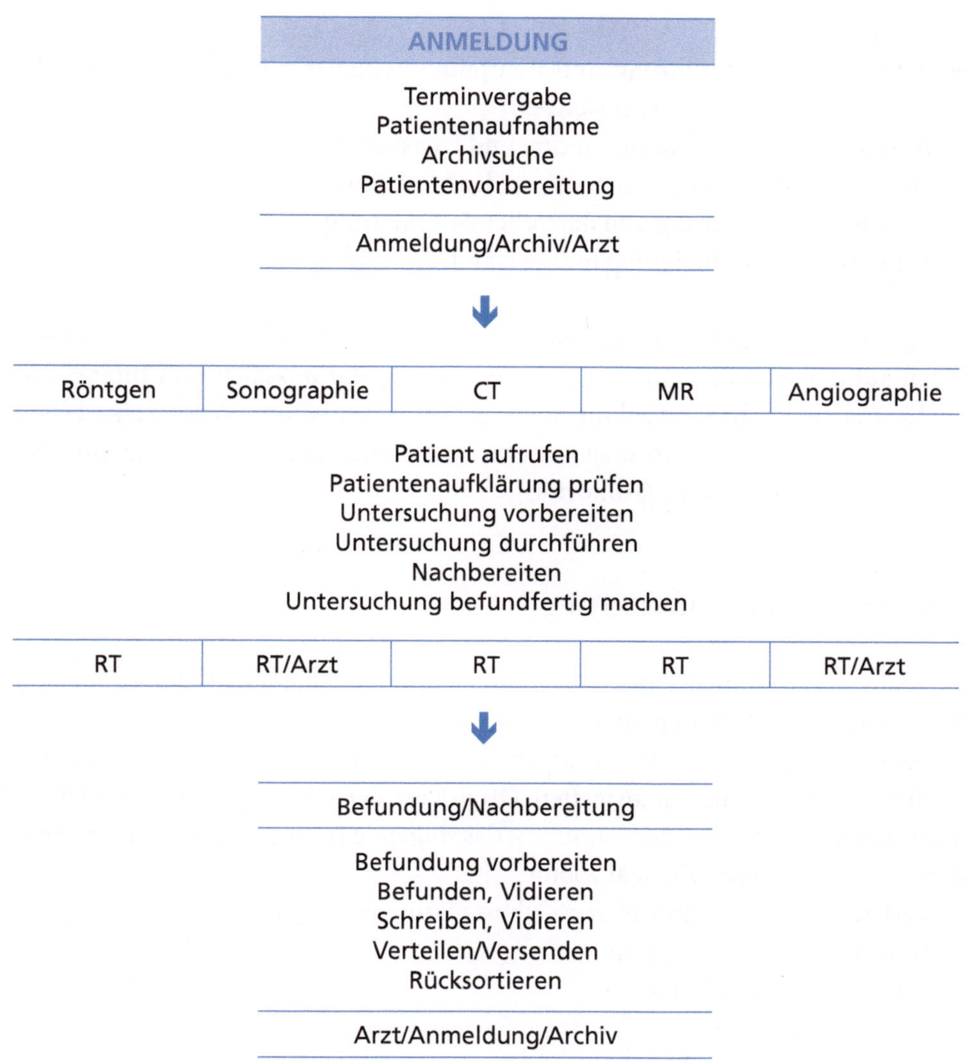

Abb. 1. Das Flussdiagramm zeigt die wesentlichen operativen Vorgänge

Der **Input** eines Prozesses für die Radiologie ist die Auftragserteilung durch einen überweisenden Arzt mit Aufbietung des Patienten und Inanspruchnahme der personellen und materiellen Ressourcen des Instituts. Der **Output** besteht in einer Rückverantwortung des untersuchten Patienten mit Überstellung von Bildmaterial und einem schriftlichen Befund, eventuell auch einer mündlichen Erklärung, wobei die Ergebnisse zusammengefasst werden, an den überweisenden Arzt.

Prozess-Analyse

Der Hauptprozess „Durchführung und Beurteilung einer bildgebenden Untersuchung" kann in **vier Teilprozesse** unterteilt werden:

1. Auftragserfassung, Administration und Disposition
2. Durchführung der Untersuchung an der Modalität
3. Befundung, Visitierung und darstellende Erklärung
4. Schreibarbeit, Archivierung und Versand

Für therapeutische Eingriffe, Nacht- und Wochenendbetrieb, Schockraum-Patienten, Abklärungen auf den Stationen, und in den diversen Operationssälen und Intensiv-Abteilungen, für Konsilien, für Beurteilungen von Privatpatienten und in der Lehre existieren zahlreiche Varianten dieser Prozesse mit erheblichen Abweichungen zu diesem schematischen und sehr vereinfachten Grundriss.

2.3.1 Disposition und Untersuchung

Behandelnde Ärzte können Patienten an ein Institut für diagnostische Radiologie zur Durchführung und Befundung verschiedenster bildgebender Untersuchungen **überweisen**. Dabei werden interne Überweisungen von externen unterschieden, die von Praxen oder anderen Krankenhäusern ausgehen. Grundlage der Überweisung ist die Übermittlung eines schriftlichen **Anmeldeformulars**, das folgende Informationen beinhalten muss (Cook 1997, Donnelly 1997, Kruskal 2006):

1. Patientenidentifikation: Name, Geburtsdatum und Adresse
2. Gewünschte Untersuchung
3. Klinische Fragestellung
4. Klinische Angaben
5. Name des zuweisenden Arztes und der zuweisenden Klinik
6. Unterschrift des zuweisenden Arztes mit Telefon- und Suchernummer
7. Fortbewegungsmöglichkeit des Patienten (Bett, Rollstuhl, zu Fuß)
8. Ort und Zeitpunkt früher durchgeführter radiologischer Untersuchungen
9. Größe und Gewicht des Patienten bei Untersuchungen, die eine Verabreichung von Kontrastmittel beinhalten
10. Art der Versicherung

Ein **Anmeldeformular** wird entsprechend der gewünschten Untersuchung an eine **zentrale Anmeldung** übermittelt. Dort wird das Formular, schriftlich auf Papier oder am Bildschirm über EDV, hinsichtlich Informationsvollständigkeit von einem administrativen Mitarbeiter geprüft. Ist das Anmeldeformular nicht vollständig ausgefüllt, müssen die fehlenden Informationen telefonisch eingeholt werden. Wird eine Spezialuntersuchung verlangt, oder ist die Fragestellung in der Disposition nicht geläufig, muss das Anmeldeformular einem Arzt, vorzugsweise einem Facharzt, zur Begutachtung überbracht werden.

Tabelle 1. Zeitaufwand für die Schritte der Patientenregistrierung (1997)

Bezeichnung	Sekunden
Untersuchungsanordnung lesen	10
Terminvereinbarung vorbereiten	20
Patient aufrufen	10
Begrüßung	10
Kontrolle 1	15
EDV-Eingabe 1	90
Kontrolle 2	10
Telefongespräch	300
EDV-Eingabe 2	90
Patientenstatus setzen	5
Patientenstatus prüfen	5
Archivnummer vergeben	10
Vorbefunde bestellen	120
Skribor drucken	20
Ablage	5
Archivsuche	120
Vermerk	10
Transport	20
Vorbilder zuordnen	80
Telefon	300
Zusammenführen	10
Total	**1260**

Erscheinen die auf dem Anmeldeformular enthaltenen Angaben dem Facharzt unklar, müssen telefonische Rückfragen an den Überweiser gestellt oder muss das Anmeldeformular vom ärztlichen Mitarbeiter vervollständigt werden.

Die Subprozesse der einzelnen medizinischen Tätigkeiten umfassen:

1. Patient aufrufen und aufnehmen
2. Anamnese und Aufklärung überprüfen (alternativ: Arzt)
3. Daten zur Untersuchung erheben (alternativ: Arzt)
4. Patient für Untersuchung aufklären und vorbereiten
5. Untersuchung durchführen (direkt mit involviert: Arzt)

6. Bilder erstellen und Unterlagen befundfertig machen
7. Untersuchungs-Ort aufräumen und für nächsten Patienten vorbereiten

Untersuchungstermine werden von der administrativen Mitarbeiterin der Disposition vergeben und dem Patienten sowie dem internen (bzw. externen) Überweiser telefonisch oder schriftlich mitgeteilt. Soweit notwendig, werden **Anweisungen für die Patienten** (nüchtern, Medikamente) mit übermittelt.

Sind **Vorbilder** vorhanden, müssen sie vom Archiv abgerufen und für den Tag vor der geplanten Untersuchung zur Dispositionsstelle bestellt werden. Üblicherweise werden am späten Nachmittag eines jeden Tages die Unterlagen für die geplanten Untersuchungen des Folgetages zusammengestellt und an die verschiedenen Arbeitsplätze transportiert. Dabei bestehen solche Unterlagen aus:

1. Kopien des handschriftlichen Terminplans, bzw. Ausdrucke aus der EDV
2. Ausgefüllte und administrierte Anmeldeformulare
3. Vorbilder, sofern vorhanden.

Anmeldungen der stationären Patienten werden an die medizinisch-technischen Mitarbeiterinnen der verschiedenen **Arbeitsplätze** weitergeleitet. Hier findet unter Berücksichtigung der bereits geplanten Untersuchungen eine **Priorisierung** der Arbeit statt, häufig unter Hinzuziehung eines Facharztes der Abteilung. Von hier werden Anweisungen an das pflegerische und ärztliche Personal der Station übermittelt und die Patienten für die Durchführung der Untersuchung abgerufen.

Die verschiedenen radiologischen Untersuchungen werden **in unterschiedlichen Räumen des Instituts** durchgeführt, ausschlaggebend dabei sind die Verfügbarkeit der jeweiligen Geräte und die erforderliche Fachkompetenz des Personals (Meyer 1997). Räume sind Leistungszentren zugeteilt, z. B.:

1. Konventionelle Zone für Knochen- und Thoraxdiagnostik, Ultraschall und Durchleuchtung,
2. Notfall-Station mit eigenem Equipment
3. Angiographie und Intervention mit speziellen C-Bögen
4. Schnittbildzentrum mit Multidetektor-SpiralCT, Magnetresonanz-Tomographie (MR) usw., je nach Institutsstruktur

Die **MitarbeiterInnen** der Radiologie sind den verschiedenen Arbeitsplätzen **zugeteilt**. Dabei kommen bei der Besetzung der Arbeitsplätze auf jeden Arzt etwa 2 bis 4 medizinisch-technische Mitarbeiterinnen, je nach Raum und Modalität. Entsprechend der von der Disposition übermittelten Terminplanung wird ein Patient von der Radiologie-Technologin (RT) aus der Wartezone abgerufen und anhand des Anmeldeformulars überprüft. Nun erfolgt die zweite Phase der Aufklärung, die normalerweise als **Stufenaufklärung** so gestaffelt ist, dass bereits am Vortag der Patient die grundlegende

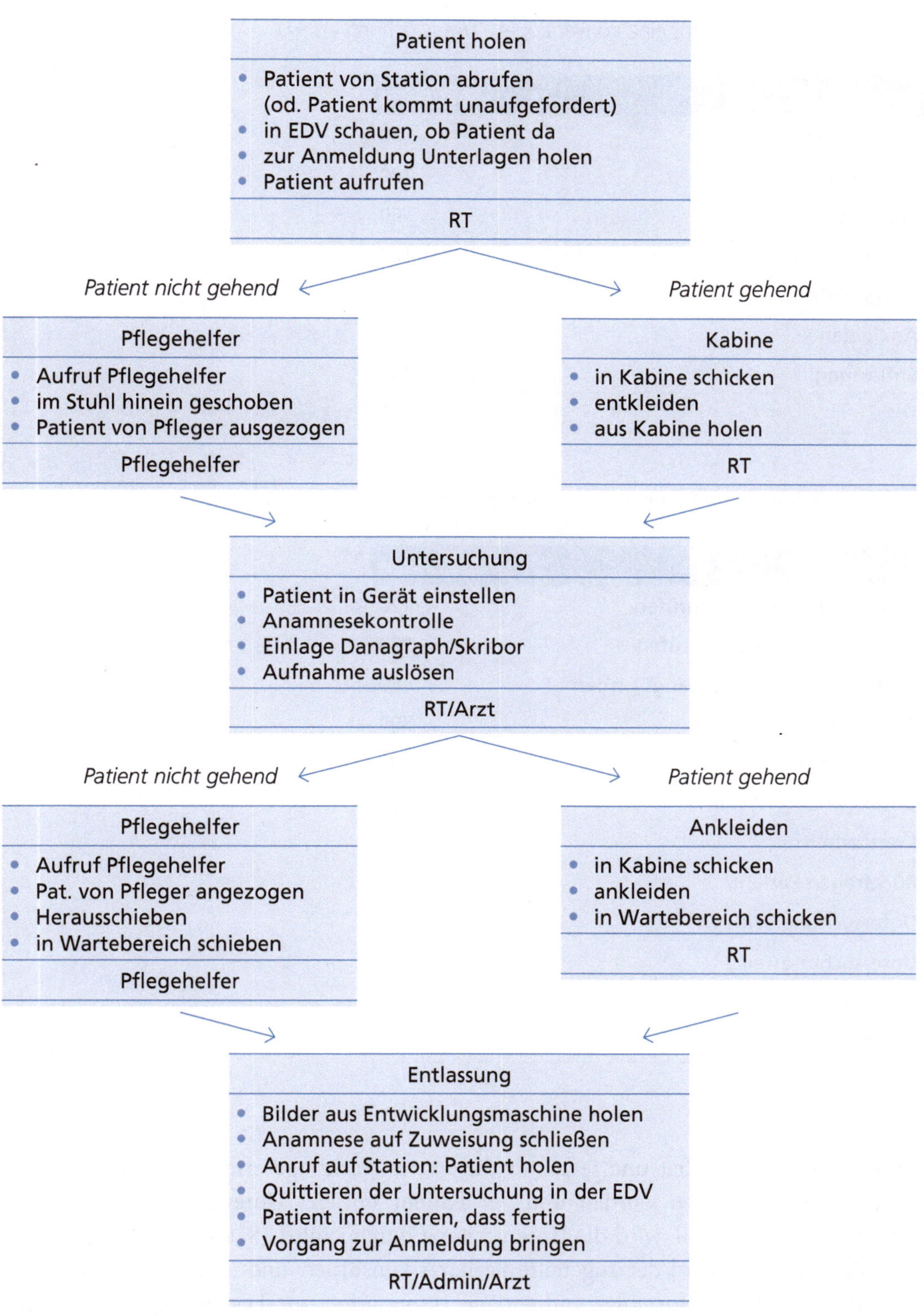

Abb. 2. Diagramm des Prozesses einer konventionellen Untersuchung mit ihren Schritten

Tabelle 2. Zeitaufwand für eine konventionelle Untersuchung (1997)

Bezeichnung	Sekunden
Patient holen	120
Pflegehelfer 1	180
Entkleiden	60
Untersuchung	120
Pflegehelfer 2	180
Ankleiden	60
Entlassung	240
Total	**960**

Tabelle 3. Zeitaufwand für eine Computertomographie (1997)

Bezeichnung	Sekunden
Patient aufrufen, überprüfen	120
Abfragen/Aufklärung prüfen	180
Funktion des Venenzugangs prüfen	60
Arzt rufen	300
Venflon legen	90
Untersuchung starten	120
Kontrastmittel	60
Rückfragen Patient	15
Untersuchung Teil 1	180
Untersuchung Teil 2	430
Nachbereiten	460
Total	**2015**

Information erhalten hat und jetzt nur die zweite Nachfrage erfolgt, ob auch alle Informationen verstanden wurden und der Patient mit der Untersuchung einverstanden ist. Ist dies der Fall, wird die Untersuchung durchgeführt (Salomonowitz 1997). Ist dies nicht der Fall, wird der zugeteilte Facharzt konsultiert und dieser entscheidet, ob die auf dem Anmeldeformular vorhandene Information zur Festlegung eines Untersuchungsprotokolls ausreichend ist. Anderenfalls kommt es zu einer Rückfrage an den Überweiser.

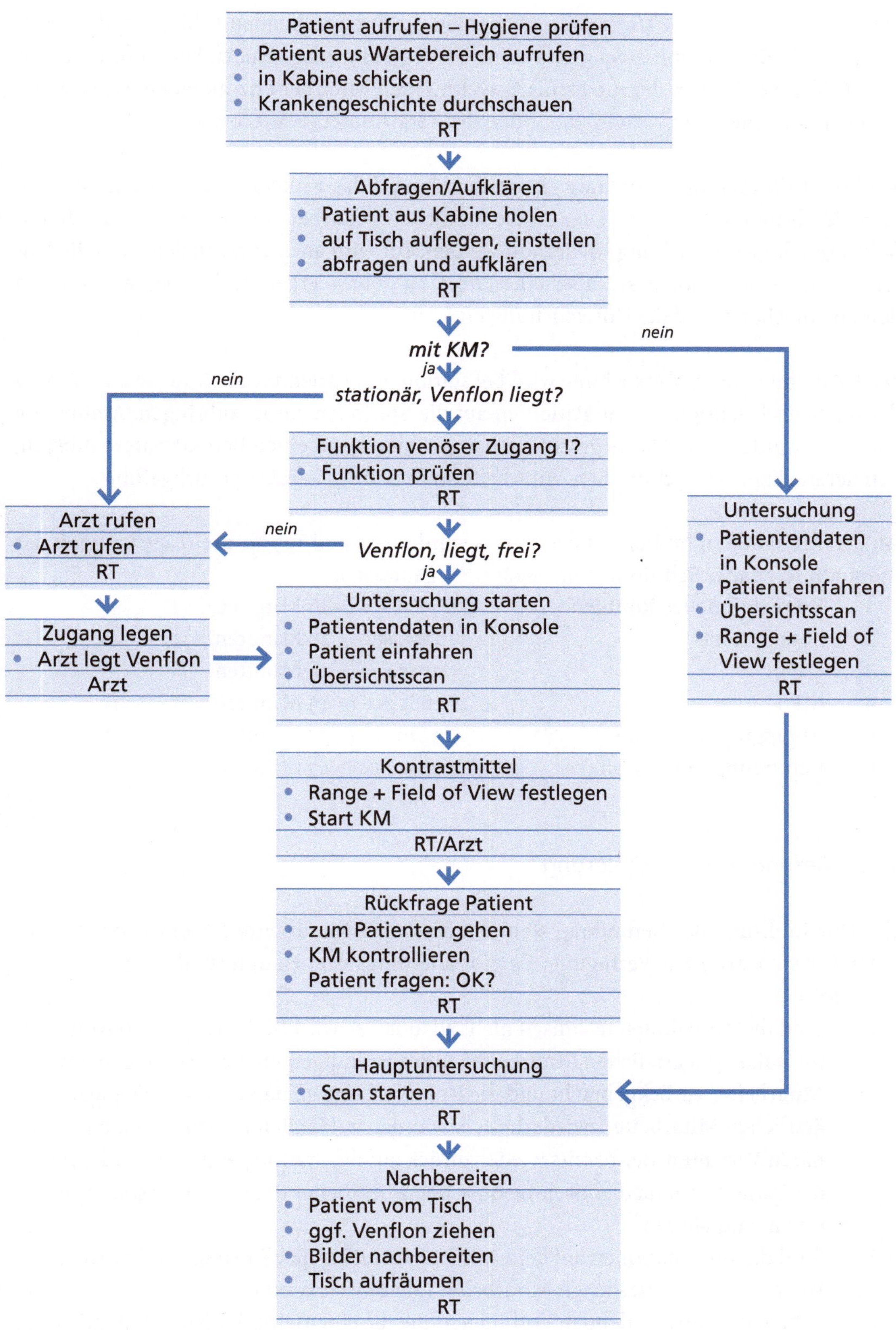

Abb. 3. Prozess der Computertomographie (1997)

2

Nach **Durchführung der Untersuchung** werden die entsprechenden Bilddaten über zentral stehende Drucker mit etwa 5-minütiger Verzögerung ausgedruckt. Die Informationen oder Bilder werden von der medizinisch-technischen Mitarbeiterin an einen Arbeitsplatz gebracht, wo eine **Überprüfung der Bildqualität** stattfindet (Pentecost 1998).

Sind die Informationen qualitativ ausreichend, wird das Konvolut gemeinsam mit dem Anmeldeformular zur **Befundung** an die ärztlichen Mitarbeiter weitergeleitet. Anderenfalls muss die Untersuchung wiederholt werden. Oft wird auch entschieden, dass die Untersuchung zwar adäquat sei, aber eine **Zusatzaufnahme** ergänzend erfolgen muss und dementsprechend wird die Untersuchung ergänzt.

Nach Abschluss der Untersuchung wird bei stationären Patienten der **Transportdienst** von der RT benachrichtigt, um die Patienten auf die Stationen zurückzubringen. Ambulante Patienten werden nach Hause geschickt, bzw., sofern sie auf einen Befund warten müssen, von der medizinisch-technischen Mitarbeiterin in den **Warteraum** zurückgeführt.

An den Modalitäten im Institut des Autors wurde 1995 und 1997 je drei Tage lang mit der Stoppuhr folgender Schnitt **pro Untersuchung** gemessen:

1.	Konventionelles Röntgen	960 sec (= 16 Minuten)
2.	Sonographie	1200 sec (= 20 Minuten)
3.	CT	2015 sec (= 34 Minuten)
4.	MRT	2685 sec (= 45 Minuten)
5.	Angiographie (Gefäße)	3420 sec (= 57 Minuten)
6.	Befundung (ohne Visite)	1030 sec (= 17 Minuten)

2.3.2 Befundung und Vidierung

Zur Durchführung der Befundung steht ein ärztlicher Mitarbeiter (Oberarzt oder erfahrener Assistenzarzt) zur Verfügung. Es gibt allerdings drei Hauptgründe, **warum Bilder nicht befundbar sind**:

a) Sind die Aufnahmen technisch nicht adäquat, so wird Bildmaterial und Anmeldeformular vom ärztlichen Mitarbeiter zum zuständigen medizinisch-technischen Mitarbeiter zurückgebracht und die Untersuchung gemäß den Anweisungen des ärztlichen Mitarbeiters wiederholt, bzw. ergänzt. Handelt es sich um einen stationären Patienten, der bereits wieder zurück auf die Station geschickt wurde, wird der Patient vom medizinisch-technischen Mitarbeiter über den Transportdienst erneut aufgeboten.
b) Sind die Informationen auf dem Anmeldeformular nicht ausreichend, wird der Überweiser vom ärztlichen Mitarbeiter telefonisch kontaktiert.
c) Fehlen die entscheidenden Vorbilder, ohne die eine Befundung nicht möglich ist, wird das Archiv vom ärztlichen Mitarbeiter kontaktiert. Sofern auffindbar, wer-

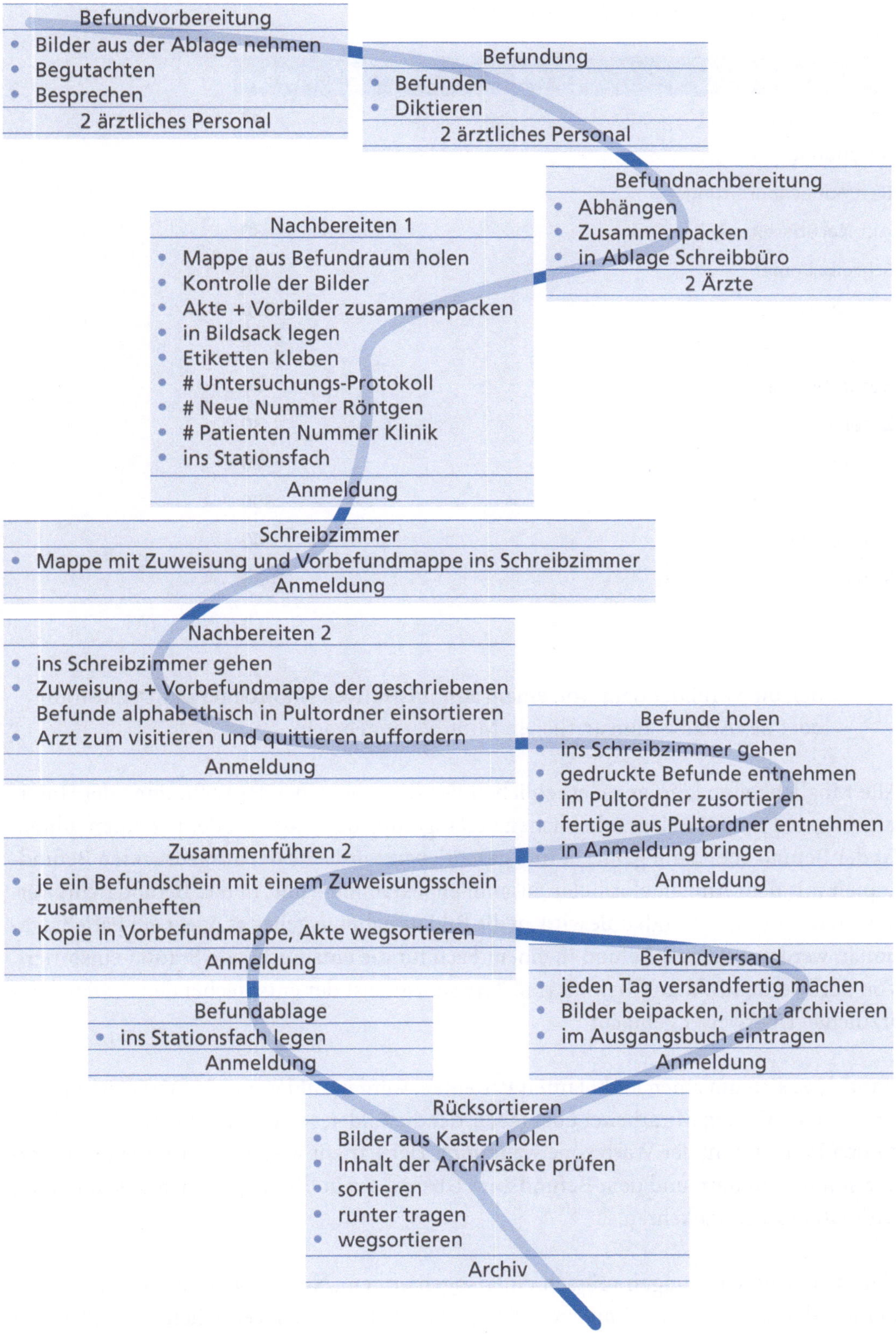

Abb. 4. Prozesslandkarte – Befundung bis Vidierung

Tabelle 4. Zeitaufwand für die Befundung (1997)

Bezeichnung	Sekunden
Befundvorbereitung	80
Befundung	210
Befundnachbereitung	15
Akt Nachbereitung 1	30
Schreibzimmer	10
Schreiben	270
Akt Nachbereitung 2	5
Befunde holen	20
Zusammenführen	30
Befundablage	20
Befundversand	300
Rücksortieren	40
Total	**1030**

den die Vorbilder dann von einem administrativen Mitarbeiter der Disposition oder des Archivs zum ärztlichen Mitarbeiter gebracht.

Alle Möglichkeiten können zu erheblichen Verzögerungen bei der Befundung der Untersuchung und somit zu einer erheblichen Verlängerung der Wartezeit der Patienten führen. Ist der Befund aber dann gemacht und geschrieben, wird eine der ausgedruckten Befundkopien mit dem Anmeldeformular zusammengeklammert und in das Befundarchiv verbracht. Die zweite Befundkopie wird an die Bildaufnahmen geheftet. Liegt ein Patient stationär, werden Bild und Befund in einem Fach für die entsprechende Station einsortiert. Von dort werden Bild und Befund vom Transportdienst der entsprechenden Station zum ärztlichen Überweiser gebracht.

Handelt es sich um einen ambulanten Patienten, werden Bilder und Befund einem medizinisch-technischen Mitarbeiter übergeben, der die Bilder, sowie den schriftlichen Befund an den Patienten in der Wartezone weitergibt. Der Patient wird vom Mitarbeiter instruiert, mit den Bildern und dem Befund zum Überweiser in die entsprechende Klinik oder Ordination zurückzukehren.

Sämtliche Untersuchungen müssen einer sogenannten „Normalbefundung" unterzogen werden, die eine **Vidierung** impliziert. Die Vidierung hat keinen zeitlichen Bezugsrahmen und dauert pro Fall zwischen Sekunden und Stunden, ja nach Konstellation der Teilnehmergruppe und deren individueller Kompetenz (Beinfeld 2005). Nach Durchführung der Untersuchung wird in diesem Fall der Patient ohne Befund und ohne Bildmaterial zurück auf die Station, bzw. nach Hause geschickt. Die medizinisch-technische Mitarbeiterin überbringt das aktuelle Bildmaterial mit dem Anmeldeformular und allen verfügbaren Voruntersuchungen und Vorbefunden dem zuständigen ärztlichen Mitarbeiter in den entsprechenden Befundraum. Vom Arzt wird überprüft, ob weitere, nicht mitgelieferte Voraufnahmen vorhanden sind, ist dies der Fall, werden diese aus dem **Archiv** beschafft (Cook 1997).

Alle Aufnahmen und entsprechenden Voraufnahmen werden aktuell auf einem **Schaukasten** aufgehängt. Die Untersuchung wird im Anschluss von einem Assistenzarzt befundet und dieser überprüft dabei, ob die Angaben auf dem Anmeldeformular für eine Befundung ausreichend sind (ist dies nicht der Fall, erfolgt eine telefonische Rückfrage an den Überweiser). Wenn der Assistenzarzt einige Untersuchungen befundet hat, erfolgt die Vidierung mit einem Facharzt. Wiederum wird überprüft, inwiefern die Angaben adäquat und ausreichend sind, und es wird auch überprüft, ob es sich um einen für den Patienten kritischen Befund handelt. Ist dies der Fall, wird der Überweiser vom Facharzt telefonisch benachrichtigt. Im Anschluss daran wird der Befund in der EDV freigegeben. Im Schreibsekretariat werden die Befunde in ein Radiologie-Informations-System geschrieben oder eingelesen. Die zeitliche Abfolge der Befundschreibung durch die verschiedenen, im Sekretariat tätigen administrativen Mitarbeiter ist nicht immer vorhersehbar.

2.3.3 Visiten, Archiv, Versand

Nach Fertigstellung des Befundes entscheidet der Arzt über die weitere Verwendung von Bild und Anmeldeformular (Crabbe 1994, Seltzer 1994). Handelt es sich um einen externen Überweiser, werden Bilder und Anmeldeformular vom ärztlichen Mitarbeiter an die Schreibstelle bzw. das Sekretariat geschickt. Die Bilder werden in einem speziellen Regal aufbewahrt, um von dort, nach Freigabe des Befundes, gemeinsam mit einer Befundkopie von einem administrativen Mitarbeiter an den externen Überweiser versandt zu werden. Das Anmeldeformular wird abgelegt, um nach Freigabe und Ausdruck des Befundes mit einer Befundkopie zusammengeheftet in eine Befundmappe einsortiert und sodann in das Befundarchiv eingeordnet zu werden.

Untersuchungen werden grundsätzlich in solche unterteilt, die in einer klinischen Visite (nicht zu verwechseln mit der Vidierung der Röntgenbefunde!) zu demonstrieren sind und in solche, die nicht demonstriert werden (Dalla Palma 2000, Garvey 2006). Solche **klinische Visiten finden mit allen Abteilungen** statt, manche zu bestimmten Zeiten, viele ad hoc. Während dieser klinischen Visiten werden die Informationen den ärztlichen Überweisern der jeweiligen Abteilung (z. B. Chirurgie, Innere Medizin, Intensivstation,

Notaufnahme …) demonstriert. Wir wissen heute, dass lediglich ein Drittel der Inhalte der Befunde korrekt, wie man salopp sagt, „rüberkommt“, also korrekt interpretiert wird, weshalb eine **persönliche Betreuung der Zuweiser** seitens der Radiologie erfolgen muss (Brealey 2001, Dalla Palma 2000, Garvey 2006).

Wird eine Untersuchung aus Zeitgründen, oder weil sie keinen pathologischen Befund enthält, nicht in einer klinischen Visite demonstriert, so wird das Bild zusammen mit dem Anmeldeformular direkt archiviert, oder es werden die Bilder in die entsprechenden Stationsfächer einsortiert. Von dort können sie von den Überweisern bzw. von Dritten abgeholt werden. Die Anmeldeformulare werden dann extra in eine Befundmappe einsortiert und anschließend in das Befundarchiv gebracht.

Wird die Untersuchung in einer klinischen Visite demonstriert, werden die Bilder vom Oberarzt vorselektiert und gemeinsam mit dem Anmeldeformular zur Befundvisite transportiert. In modernen Zeiten kann dies auch mittels EDV geschehen, dann sind die Untersuchungen in einer Workstation für die Visite geladen und so vorbereitet. Dort werden die Untersuchungen mit den entsprechenden Voruntersuchungen vom Radiologen wieder geöffnet bzw. die Bilder aufgehängt. Der Arzt, der die Visite abhält, stellt das Bildmaterial mit relevanten Voruntersuchungen zusammen und fasst die wichtigen klinischen und radiologischen Informationen zusammen (Brealey 2001, Grant 1997).

Kurz vor einer Visite bzw. Demonstration wird der gesamte Inhalt nochmals mit allen verfügbaren Kollegen und Kolleginnen besprochen. Der **klinische Visitenablauf** ist so normiert, dass er meist **vom ranghöchsten Arzt abgehalten** wird (Deitch 1994). Danach werden die Bilder von einem Mitarbeiter abgehängt und gemeinsam mit dem Anmeldeformular in die Anmeldung getragen. Die Anmeldeformulare werden abgelegt, die Untersuchungsaufnahmen kommen in verschiedene Fächer, die den einzelnen Stationen oder Kliniken zugeordnet sind. Von dort werden sie von den Überweisern persönlich oder über Dritte abgeholt. Sobald der Befund freigegeben und ausgedruckt ist, werden die abgelegten Anmeldeformulare mit einer der beiden Befundkopien zusammengeheftet, in eine Befundmappe einsortiert und in das Befundarchiv verbracht.

Die **Befundfreigabe** erfolgt mit einer gewissen zeitlichen Verzögerung (Gross-Fengels 1997). Nachdem der Befund im Radiologie-Informations-System als Schriftstück vorhanden ist, wird der Befund durch den Assistenzarzt gegengelesen und danach vom zuständigen Facharzt vidiert. Nach Erteilung des Visums ist ein Befund freigegeben und in zweifacher Ausfertigung zum Ausdruck freigegeben. Meist erfolgt diese zweifache Ausfertigung im Schreibsekretariat. Eine Kopie des Befundes wird abgelegt, die zweite Befundkopie wird von einem administrativen Mitarbeiter an den Überweiser verschickt.

An externe Überweiser wird der Befund gemeinsam mit den Bildaufnahmen verschickt. An interne Überweiser, also auf Stationen, werden die Befunde ohne Bildmaterial per Hauspost verschickt. Die Post wird von Mitarbeitern der Poststelle mehrmals täglich abgeholt. Für manche Abteilungen wird als besonderer Service nicht nur der Befund, sondern der gesamte Untersuchungssatz zur Gegenbeurteilung bzw. komplexen Information an den zuweisenden Arzt verschickt bzw. ihm zur Verfügung gestellt (Holman 1998). Trotzdem wird häufig die Verfügbarkeit der Röntgenbilder von den Kliniken bemängelt.

2.3.4 Archivierung

Die Verleihung und Verwaltung von Röntgenbildern ist eine sehr große Herausforderung, die nur mit Anstrengung und Disziplin angegangen werden kann. Die **Verfügbarkeit von archivierten Röntgenfilmen** lag in einer Größenordnung von schätzungsweise 60–70 %, d.h., nur ungefähr ⅔ der Bilder konnten zeitgerecht beigebracht werden (Cook 1997).

Gründe für Verzögerungen sind vielfältig:

a) falsche Einordnung im Archiv
b) Einordnung von einzelnen Bildern in falsche Röntgensäcke
c) unvollständige Rückgabe der Daten an das Archiv
d) interne Weitergabe von Bildern ohne Meldung an das Archiv
e) Verlust von Bildern oder Bilderhorten einzelner Überweiser oder Stationen

2.3.5 Problemkreise

In und an radiologischen Abteilungen wurde immer bemängelt, dass

- die **Durchlaufzeiten** für die schriftliche Befundung zu lange dauern,
- die **Zuständigkeiten** nicht transparent und dass
- die **Abläufe** zu schwerfällig sind.

Solche Problemkreise entstehen insbesondere durch:

a) zunehmende Komplexität der Untersuchungen
b) steigenden Druck und somit
c) steigende Belastung für jede/n Mitarbeiter/in
d) hohe Zahlen an Untersuchungen und Überstunden
e) die Abhängigkeit der Radiologie von der klinischen Zuweisungsgebarung
f) schwierige Personalstellensituation

Spitalserhalter fordern **mehr Leistungen** und stellen dazu **weniger Mitarbeiter** ein. Das **Arbeitszeitgesetz** in Österreich verpflichtet, nach getaner Arbeit zu gehen! **Überstunden** sind ex lege nicht erlaubt. Die **Ausbildungsziele** werden aber so nicht erreicht. Nach sechs Jahren soll ein Assistenzarzt fertig ausgebildet sein und hat doch in dieser Zeit mit Sicherheit nicht Gelegenheit gehabt, sich in allen Disziplinen zu formen (Bach 2005, Deitering 2006, Glaser 1980, Regler 1995, Willatt 2006).

2.3.6 Kritische Würdigung

Die Prozessstruktur an den radiologischen Abteilungen der Krankenhäuser bezüglich der Beurteilung, Befundung und Informations-Weitergabe von bildgebenden Untersuchungen war oder ist, wie man sieht, äußerst komplex (Freese 1995). Es bestehen zahlreiche **Prozessschlaufen, die eine erhebliche Effizienzminderung bringen**.

Fehlentscheidungen am Beginn der Prozesse werden häufig erst am Ende der Prozessketten als solche erkannt. Darüber hinaus bestehen aufgrund verschiedener Befundungs-Geschwindigkeiten, sowie der Notwendigkeit einer Demonstration eines Teils der Untersuchungen, mindestens drei Parallelprozesse:

a) schnelle Befundung (Notfall)
b) normale Befundung ohne Demonstration
c) normale Befundung mit Demonstration

Die Existenz dieser drei Parallelprozesse führt zu einer erheblichen Komplizierung der eigentlichen Tätigkeiten und hat zahlreiche Fehlerquelle (Freese 1995).

Die drei Parallelprozesse sind obendrein durch eine stark unterschiedliche und variierende Zahl von Teilprozessen charakterisiert. Eine zeitgerechte Erstellung der Befunde gelingt lediglich mit einem Prozess a) schnelle Befundung. Am Ende dieses Prozesses werden Bilder, Befund und Patient gemeinsam dem Überweiser überstellt. Eine schnelle Befundung ist allerdings nur bei Beurteilung von konventionellen einfachen Untersuchungen möglich. Normalerweise nehmen die Untersuchungskomplexitäten in der Radiologie allein schon zeitlich und mit der Zunahme der Schwerpunkttätigkeit von Abteilungen zu und sind oft nicht von einem Arzt allein zu bewältigen.

Durch die Vielzahl der Prozessteilschritte, die eine Befundung charakterisieren, kommt es zu einer deutlichen Verzögerung bei der Befundübermittlung. Bilder, Befunde und Patient werden dem Kunden zeitlich getrennt überstellt, und der Kunde – wie wir noch sehen werden – ist hier der zuweisende Arzt. Die komplexe Prozessstruktur innerhalb der radiologischen Abteilung führt aus der Sicht beinahe aller Beteiligten zu erheblicher **Unzufriedenheit** (Fitzpatrick 1993).

Aus Sicht des Patienten

Fehler bei der Disposition führen häufig zu Wartezeiten, noch bevor die Untersuchung begonnen werden kann. Darüber hinaus muss der Patient auf die Erstellung des eigentlichen Befundes warten, insbesondere, wenn er eine schnelle Befundung anstrebt. Im Anschluss daran werden die Patienten in gewisser Weise als Überbringer der schriftlichen Befunde an den überweisenden Arzt eingesetzt.

Diese Wartezeit führt bei den Patienten zu erheblichem Unverständnis und zu Unzufriedenheit. Aus ihrer Sicht tritt der Radiologe als Verzögerer auf. In vielen Fällen können bestehende Prozessschlaufen zur Verlängerung der Wartezeiten führen, diese können auf Verzögerungen bei der Lieferung von Voruntersuchungen aus dem Archiv ebenso zurückgeführt werden, wie auf unvollständig ausgefüllte Anmeldeformulare oder eine nicht der genauen Fragestellung angepasste Untersuchungstechnik. Daraus resultierende Verlängerungen der Wartezeiten führen bei den Patienten zu Unmut und weiterer Unzufriedenheit (Fitzpatrick 1993). Diese negative Einschätzung wird von vielen Patienten sehr schnell auch auf andere Bereiche übertragen und trübt den Eindruck eines Krankenhauses als Gesamtes. Die Radiologie ist das diagnostische Fundament eines Hauses und ist sohin als Meinungsträger wichtig.

Aus Sicht des Überweisers

Die bei der Normalbefundung entstehende Verzögerung bei der Übermittlung von Befunden stellt für den Überweiser ein erhebliches Problem dar (Lumsdon 1992).

Die vom Überweiser erwünschte Hilfestellung in der Patientendiagnostik kann durch diese verzögerte Befunderstellung, weil eben eine Zuhilfenahme größerer Intellektualität erforderlich ist, nicht realisiert werden. Der Überweiser bemüht sich, auf andere Weise Abhilfe zu schaffen. Soweit möglich, wird er eine schnelle Befundung, oder Express-Befundung oder private Befundung verlangen. Um das Informationsdefizit gering zu halten, drängt der Überweiser auch auf eine möglichst täglich stattfindende Demonstration der Befunde. Als besonders unbefriedigend empfindet er dabei entstehende **Diskrepanzen zwischen mündlich vorgetragener Befunddemonstration und dem einige Tage später eintreffenden schriftlichen Befund der gleichen Untersuchung**. Zahlreiche Überweiser reagieren auf den Missstand, indem sie die Röntgenaufnahmen lieber selber anschauen und einer Eigenbefundung unterziehen (Levin 1994). Die Tage später eintreffenden schriftlichen Befunde der Radiologie werden dann ev. nur abgeheftet und gar nicht erst zur Kenntnis genommen (Preston 1998).

Verwirrend für den Überweiser sind auch die verschiedenen Optionen zur Rückführung von Bildern, Befunden und Patienten. Im Zweifel weiß der Überweiser nicht, wo er mit der Suche nach Bildern und Befunden beginnen soll. Dies vermittelt dem Überweiser auch den Eindruck einer fehlenden Organisation innerhalb einer Radiologie und resultiert in einer allgemeinen **Geringschätzung der von den Radiologen erbrachten Leistungen** (Boyd 1979, Knollmann 1996).

Aus Sicht der Mitarbeiter

Die Komplexität von Parallelprozessen ist auch für die Mitarbeiter eines radiologischen Instituts äußerst belastend (Henshaw 1990). Eine hohe Fehlerquote mit dem damit verbundenen Ärger und den damit verbundenen Korrekturmaßnahmen (und Kosten!) sind das Resultat. Besonders unbefriedigend ist die Situation für die Mitarbeiter bezüglich der Verfügbarkeit von Voraufnahmen aus dem Archiv (Cook 1997).

Die zahlreichen Teilprozesse, die vor der Erstellung eines Befundes durchlaufen werden müssen, tragen zur Undurchsichtigkeit des Gesamtprozesses bei. **Fehlende Zuordnung von Verantwortlichkeiten** führt zu Gleichgültigkeit und vermindertem persönlichen Einsatz (Heisler 1988).

Das häufig praktizierte **Ritual der Eigenbefundung durch die Kunden** führt bei den ärztlichen Mitarbeitern einer Radiologie zu erheblicher Demotivation (Jones 1988). Dabei mangelt es nicht an Verständnis für die Not des Überweisers, dem es häufig nicht möglich ist, 2 oder 3 Tage auf eine schriftliche Befundung der Untersuchung zu warten. Das ausgeprägte Demonstrationswesen wird vom ärztlichen Personal einer Radiologie auch als belastend empfunden. Jedem ist dennoch klar, dass dies eine der wenigen Möglichkeiten ist, die tatsächlich existente medizinische Kompetenz einer radiologischen Abteilung unter Beweis zu stellen.

Das **technische Personal** einer Radiologie leidet ebenfalls unter der Komplexität der Prozessstrukturen (Terrell-Nance 1995). Es ist mit der Ungeduld und der damit häufig einhergehender Unzufriedenheit wartender Patienten konfrontiert. Es ist mit den hohen Ansprüchen der Radiologen an optimale Untersuchungen konfrontiert. Die Assistentinnen sind mit einer immer komplexer werdenden Technik konfrontiert, der sie Herr werden müssen, und weiters einem unvollständig funktionierenden Archivwesen, einer häufig administrativ überforderten Disposition und letztlich einem komplexen, unübersichtlichen Gesamtprozess (Racoveanu 1984). Die Mitarbeiter leiden unter einem weitgehend negativen Feedback, da die korrekte Durchführung einer Untersuchung gewissermaßen vorausgesetzt wird. Darüber hinaus befindet sich das RT-Team oftmals in der misslichen Lage, Patienten über Fehler, die am Anfang der Prozesskette entstanden sind, aber leider erst zum Zeitpunkt der Befundung erkannt wurden, aufzuklären. Es wird somit zum direkten Blitzableiter des vom Patienten zum Ausdruck gebrachten Ärgers über die Notwendigkeit einer Wiederholung oder zumindest Ergänzung der Untersuchung (Lewentat 1997).

Belastend ist die Komplexität der Prozessstrukturen in besonderem Maß für das **administrative Personal**. Entsprechend lang sind die Einarbeitungszeiten (Kessler 1997). Das Ein- und Aussortieren von Bildmaterial sowie die Archivierung der Befunde gemeinsam mit dem Anmeldeformular sind äußerst zeitaufwändig und aufgrund der zahlreich auftretenden Fehler unbefriedigend. Vielen Mitarbeitern erscheint die **Tätigkeit als Fass ohne**

Boden. In einem kleinen Bereich gerade einmal Ordnung geschafft, grassiert in anderen Bereichen wiederum das Chaos. Personal in Archiv und Schreibbüro werden zudem mit häufigen Klagen der Überweiser über noch nicht eingetroffene Befunde konfrontiert. Da sich der Befunderstellungsprozess nicht unter ihrer Kontrolle befindet, resultieren diese Klagen und Anwürfe in Frustration und Resignation (Bennett 1978).

So kann festgehalten werden, dass bei Patienten, Mitarbeitern und den Kunden einer Radiologie, den Überweisern, ein erhebliches Interesse an einer Vereinfachung und effizienteren Gestaltung der Prozessstrukturen besteht, dass die Komplexität der Prozesse Mitarbeiter, Überweiser und Patienten stark fordert und hohe Kosten verursacht und dass Überweiser und Patienten zu lange auf den Befund und die Ergebnisse einer Demonstration warten. Wir wissen, dass eine späte Fehlererkennung hohe Kosten und Unzufriedenheit verursacht (D'Addario 1994, Garvey 2006, Ohno 1993).

3
Kundendefinition in der Radiologie

Als Basis für die **Ermittlung der Kunden der Radiologie** soll ein Stakeholder-Ansatz gewählt werden. Das Ziel einer gleichberechtigten Befriedigung der Interessen aller Stakeholder steht dabei im Vordergrund (Osterloh 2006).

Stakeholder einer Abteilung Radiologie im Krankenhaus:

1. Überweisende Ärzte, Kliniken, somit die KUNDEN
2. MITARBEITER, Lernende
3. PATIENTEN, Gesellschaft
4. PROZESSE und PRODUKT: der BEFUND
5. Spitalsverwaltung, LIEFERANTEN
6. UMWELT und ENERGIE (!)
7. Krankenkassen, Behörden, Ämter, Politik

Auf die Bedürfnisse einzelner Gruppen wird im Folgenden eingegangen. Ziel ist eine NACHHALTIGKEIT der Entscheidungen, auch wenn gut entwickelte Beziehungen auch mal belastbar sein sollten (Harmon 1997). Im Vordergrund steht das klassische Beziehungsdreieck aus Klinik, Lehre und Forschung: Ein Radiologie-Institut ist ein Dienstleistungszentrum, dessen Tätigkeiten auf diesen drei Säulen ruhen:

a) Betreuung der Patienten mit dem Schwerpunkt auf effizienten Prozessen höchster Qualität (Inoue 2004, Kaltenbach 1991, Rosen 2004);
b) Lehre der Mannschaft als integraler Teil der erbrachten Dienstleistung, wobei beide Bereiche voneinander profitieren (Kane 2005);
c) Forschung auf Basis höchster Kompetenz, mit dem Ziel der Praxisnähe und der Nachhaltigkeit (Walshe 1998).

Im folgenden Kapitel soll die Frage nach dem eigentlichen **Kunden** der radiologischen Diagnostik und dessen **Bedürfnissen** übersichtlich und objektiv geklärt werden. Nach einem Abriss über den Kundenbegriff werden denkbare Kundengruppen beleuchtet, die eigentliche Zielgruppe definiert und segmentiert, sowie die Bedürfnisse dieser Zielgruppe ermittelt.

3.1 Der Kundenbegriff

Monopolistische Marktpartner neigen dazu, den Kunden und dessen Pflege zu vernachlässigen (Anthony 1999). Dies ist allzu verständlich, da die Anspruchsgruppen keine Alternative zur Versorgung haben und so auf den Anbieter angewiesen sind. Werden die monopolistischen Strukturen durch eine Liberalisierung des Marktes ganz oder teilweise aufgehoben, so stehen die Unternehmen vor einer völlig neuen Situation im Umgang mit ihren Marktpartnern, eben den Kunden mit ihren Ansprüchen (Schedler 1996).

Interessant in diesem Zusammenhang erscheint, dass solche Unternehmen in ihrem **Sprachgebrauch** andere Begriffe als den des „Kunden" verwenden oder verwendet haben. So sprechen beispielsweise Elektrizitätsversorgungs-Unternehmen von Abnehmern, Eisenbahn-Unternehmen von Reisenden, Telekommunikations-Unternehmen von Teilnehmern oder – noch schlimmer – von Anschlüssen. Aus diesem Sprachgebrauch wird deutlich, dass es sich bei der Personengruppe um eine anspruchslose Masse handelt, die es zu versorgen gilt (Mandelbrot 2004).

Diese Situation hat sich mittlerweile geändert und Begriffe wie Kundenbedürfnis und Kundenbetreuung sind auch in diesen Unternehmen aufgrund des stärker werdenden Konkurrenzdruckes gängig. Die interne Umstellung auf diese neue Denkweise war schwierig und mit großen personellen Konsequenzen verbunden. Betrachtet man so das Gesundheitswesen, muss man feststellen, dass die Dinge ähnlich liegen, aber im Gegensatz zu den oben gegebenen Beispielen immer noch bestehen (Perry 2000). Trotz Wahlmöglichkeit zwischen Ärzten und Krankenhäusern ist das **Gesundheitswesen im Grunde ein Monopol.** Das Hauptbedürfnis des Patienten (auch hier ein Sonderbegriff des „Geduldigen") ist die rasche Genesung und dieses Bedürfnis ist so groß, dass er alle anderen Ansprüche hintanstellt. Dies wird vom Marktpartner Arzt/Krankenhaus und im gesamten Gesundheitswesen ausgenutzt (Neubauer 1996).

Der Brockhaus definiert den Kunden als den Abnehmer einer Ware oder Dienstleistung. Der Duden setzt „Kunde" mit „Käufer" gleich. Kroeber-Riehl spricht von Konsumenten, also regelmäßigen Käufern (Kroeber-Riehl 2003). Kunden sind Beteiligte eines Prozesses, dessen Zweck in der Befriedigung von Bedürfnissen liegt (Ohno 1993).

Grundsätzlich lassen sich folgende Merkmale eines Kunden zusammenfassen:

1. Kunden sind **Menschen.** In der Natur des Menschen liegt das Vorhandensein von Bedürfnissen und Wünschen, die zu einer Nachfrage führen.
2. Ein **Bedürfnis** ist Ausdruck des Mangels an Zufriedenstellung.
3. Ein **Wunsch** ist das Verlangen nach Befriedigung eines Bedürfnisses.
4. Nachfrage ist der Wunsch nach spezifischen Produkten oder Dienstleistungen, begleitet von der Fähigkeit und Bereitschaft zum Kauf.

Auf dieser Basis müssen zur Definition des Kunden der Radiologie folgende Voraussetzungen gegeben sein (Copeland 2002):

1. Der Kunde initiiert aus freiem Willen die Erbringung der Dienstleistung.
2. Der Kunde bestimmt maßgeblich Art und Umfang der Dienstleistung.

3. Die erbrachte Dienstleistung hat für den Kunden einen unmittelbaren Nutzen. Er basiert seine weiteren Entscheidungen auf diesem Resultat.

3.2 Kunden der Radiologie

Für die Radiologie kommen verschiedene Anspruchsgruppen als mögliche Kunden in Betracht. Selbstverständlich liegt nahe, den **Patienten** als Kunden zu betrachten. Er ist es schließlich, der mit seinem Bedürfnis nach Genesung die ärztlichen Leistungen in Anspruch nimmt. Diese Kundensicht ist auch sicherlich für einen Großteil der Ärzte vollkommen richtig. Für die Radiologie allerdings liegen die Dinge anders. Kein Patient lässt aus freien Stücken ein Röntgenbild von sich machen. Ein Bedürfnis des Patienten nach CT- oder MRT-Untersuchungen besteht grundsätzlich nicht. Art und Umfang der Marktleistung des Radiologen wird nicht vom Patienten bestimmt. Die Markleistungen der Radiologie sind für den Patienten ein notwendiges Übel, in denen er keinen direkten Nutzen erkennt.

Auch die **Krankenkassen** und politischen Gremien könnten zum Kundenkreis der Radiologie gezählt werden. Begründet wird ihr Kundenanspruch mit der Bezahlung der radiologischen Leistungen. Andere Kundenkriterien bleiben allerdings unerfüllt: Nur in den seltensten Fällen indiziert die Politik eine radiologische Leistung und nie hat sie einen direkten Nutzen davon. Vergleichbar ist diese Ansicht der Krankenkassen mit Kraftfahrzeugversicherungen, welche bei Reparaturwerkstätten oder sogar bei Autoproduzenten ihren Einfluss bezüglich Reparaturaufwand oder Reparaturfreundlichkeit geltend macht. Ob jedoch die reine Bezahlung als Anspruch auf einen Kundenstatus ausreicht, ist fraglich. Kein Steuerzahler betrachtet sich als Kunde des Staates.

Im weiteren Sinne ließe sich der Kunde **Gesellschaft** als marktorientierte Definition des strategischen Geschäftsfeldes der Radiologie interpretieren (Heymann 1996). Es ist sicherlich richtig, die Wünsche der Gesellschaft an das Gesundheitswesen und die volkswirtschaftliche Bedeutung gesunder Menschen nicht aus den Augen zu verlieren. Zur Studie der Effizienz einzelner medizinischer Tätigkeiten geht diese Betrachtungsweise jedoch zu weit.

Somit verbleibt **der überweisende Arzt als eigentlicher Kunde** der Radiologie. Bei der Behandlung eines Patienten kommt dieser zum Schluss, dass zur besseren Abklärung des Krankheitsbildes eine diagnostische Untersuchung erforderlich ist. Er erteilt den Auftrag zu deren Durchführung und erwartet nach deren Abschluss eine bessere Informationsbasis zur Planung der weiteren Behandlung. Der Überweiser ist es, der die Dienstleistung der Radiologie veranlasst und deren Art und Umfang direkt bestimmt. Indem weitere Therapieentscheidungen von dieser Dienstleistung abhängig sind, besteht auch ein direkter Nutzen. Es liegt also eine klare Kunden-Lieferanten-Beziehung vor, welche jedoch die Vergütung der Tätigkeit nicht einschließt (Hallock 2006). Da gerade der Überweiser auch an zufriedenen Patienten interessiert ist, lässt diese Definition die Patientenbedürfnisse nicht außer Acht.

3.3 Kundenbedürfnisse

Klar erkennbar sind die direkten **Bedürfnisse der Patienten:** vor allen weiteren Wünschen steht der Wunsch nach rascher Genesung. Dies lässt alle weiteren Ansprüche in den Hintergrund treten und führt zur Erduldung von Umständen, die in keinem anderen Bereich des täglichen Lebens akzeptiert würden.

Das **Bedürfnisspektrum der überweisenden Ärzte an die Radiologie** ist schwerer greifbar. Über die Bedeutung und Gewichtung der einzelnen Faktoren konnten nur bedingt Angaben gefunden werden (Martocchio 2006, Preston 1998, Reed 1999).

3.3.1 Bedürfnis-Ermittlung mittels Fragebogen

Zur Ermittlung von Kundenbedürfnissen und etwaiger Problematik zwischen überweisenden Ärzten und Mitarbeitern der Radiologie wurde eine **Bedürfnisermittlung per Fragebogen der Firma DxD Consulting** mit der Zielgruppe der überweisenden Ärzte mehrfach in zweijährigem Abstand durchgeführt (Griffith 1976, Kahnweiler 2005, Schneider 2005, Seltzer 1998). Aufgeteilt in die Bereiche Disposition, Untersuchung, Befundung und Archivierung konnte der Fragebogen die **Bedeutung der Leistungen der Radiologie aus Kundensicht** ermitteln, und somit ein Bild eines Ist- und eines Soll-Zustandes erstellen.

Die Beantwortung der vorgegebenen Kriterien sollte als sehr wichtig, wichtig und weniger wichtig erfolgen. Bei der späteren Auswertung wurden der Antwort „sehr wichtig“ drei Punkte, der Antwort „wichtig“ zwei Punkte und der Antwort „weniger wichtig“ ein Punkt vergeben. Gleichzeitig wurde der Adressat nach den größten Stärken und den größten Schwächen seiner Radiologie befragt.

Auf der Rückseite des Fragebogens wurde der Zuweiser nach seiner **Einschätzung der derzeitigen Leistungen der Radiologie** befragt. Unter Verwendung derselben Kriterien wie beim ersten Teil des Fragebogens konnte der Kunde die Leistungen als „sehr gut“ (3 Punkte), „gut“ (2 Punkte) und „weniger gut“ (1 Punkt) bewerten.

Dieser Fragebogen wurde in zweijährigem Abstand bisher sechs Mal ausgesandt. Diese Vorgangsweise wurde gewählt, um ein repräsentatives Mittel über einen Zeitraum zu erhalten, in dem die befragten Kollegen einander roulierend ergänzen, älter und reifer werden, und Nachwuchskräfte mit eingebunden werden konnten.

3.3.2 Ergebnisse und Interpretation

Von den jeweils rund 600 verschickten Fragebögen war der Rücklauf mit 24–30 % als sehr gut zu bezeichnen und ergibt ein klares Bild der Kundenbedürfnisse.

3.3.2.1 Bedürfnisse

Aus der Analyse dieser Daten lässt sich ein Bild der **Beziehung zwischen Kunde-Zuweiser und Lieferant-Radiologe** zeichnen: Der potentielle Kunde der Radiologie ist an einem Punkt angelangt, an dem er ohne weitere sachliche Information keine sinnvollen Entscheidungen über die Fortsetzung der Therapie treffen kann. So entscheidet er sich für eine **Konsultation** der Radiologie.

Dieser Kontakt muss **schnellstmöglich** verlaufen (kurzfristige Termine, ständige Erreichbarkeit). Grundsätzlich ist er an einer für ihn **brauchbaren Information** interessiert (Ansprechpartner!). Er ist sich nicht immer über die spezifische Art oder Technik der anzu-

Tabelle 5. Kundenbedürfnisse. Es zeigt sich ein Bild, in dem auf Grund des Sprungs von 2,40 auf 2,20 Punkte zwischen „Hauptbedürfnissen" und „Nebenbedürfnissen" unterschieden werden kann.

Abgefragte Leistungen	Mittelwert (max:3,0)
Schnelle Befundübermittlung	2,9
Klinische Verwertbarkeit der Befunde	2,9
Hohe Befundqualität	2,9
Ständige Erreichbarkeit	2,8
Kurzfristige Termine	2,7
Freundliche Patientenbetreuung	2,55
Verfügbarkeit der Voruntersuchungen	2,5
Persönliche Ansprechpartner	2,44
Kurze Wartezeiten	2,42
Bildübermittlung	2,4
Angenehme Patientenumgebung	2,2
Kurze Untersuchungszeiten	2,0
Beratung bei Untersuchungsauswahl	2,0
Angebot neuester Technik	1,8

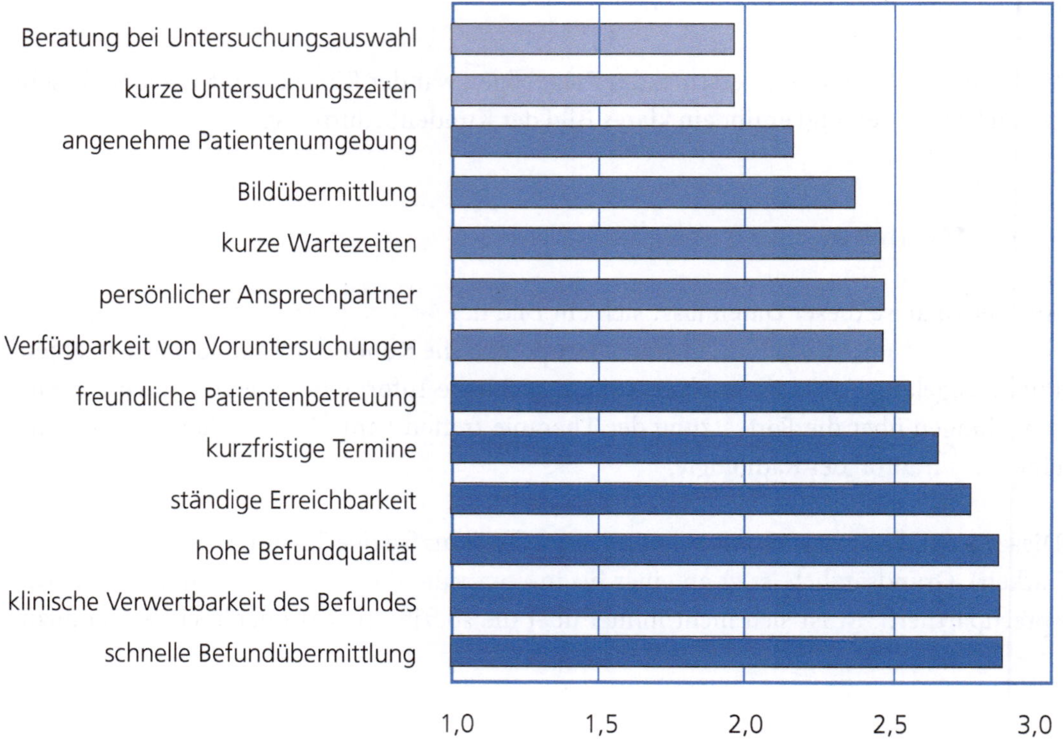

Abb. 5. Beurteilung der Leistungen aus Überweisersicht

wendenden Diagnostik im Klaren, bzw. sieht in der richtigen **Auswahl eine Kompetenz der Radiologie.** Dies erklärt auch, warum interessanterweise das Angebot neuester Untersuchungsmethoden relativ gering bewertet wird: Dies fällt nach Kundensicht in den Kompetenzbereich der Radiologie. Wenn dieser die neue Methode für richtig und wichtig hält, so soll er sie anwenden.

Die **Dauer der Untersuchung** ist nebensächlich, sofern die Patientenumgebung angenehm oder zumindest akzeptabel ist. Dagegen muss die **Ergebnisübermittlung sehr schnell** erfolgen, da nur mit dem Untersuchungsergebnis das Hauptbedürfnis, nämlich „Unterstützung bei der Therapieentscheidung“ befriedigt werden kann. Ist für die Therapie der Krankheitsverlauf von Bedeutung, so wird die schnelle und zuverlässige **Verfügbarkeit von Voruntersuchungen** zu einem wichtigen Bedürfnis.

Es ist interessant und für die Rolle der Radiologie kennzeichnend, dass zwischen **Befund**übermittlung und **Bild**übermittlung unterschieden werden kann, ebenso, wie zwischen Patienten**betreuung** und Patienten**umgebung.** Dass die Untersuchungsauswahl und die Verfügbarkeit neuester Technik dem Radiologen zugemutet werden, ist nett, aber vielleicht doch irritierend: der wirkliche Freak kauft sein Auto nicht nach Farbe der Lederpolster,

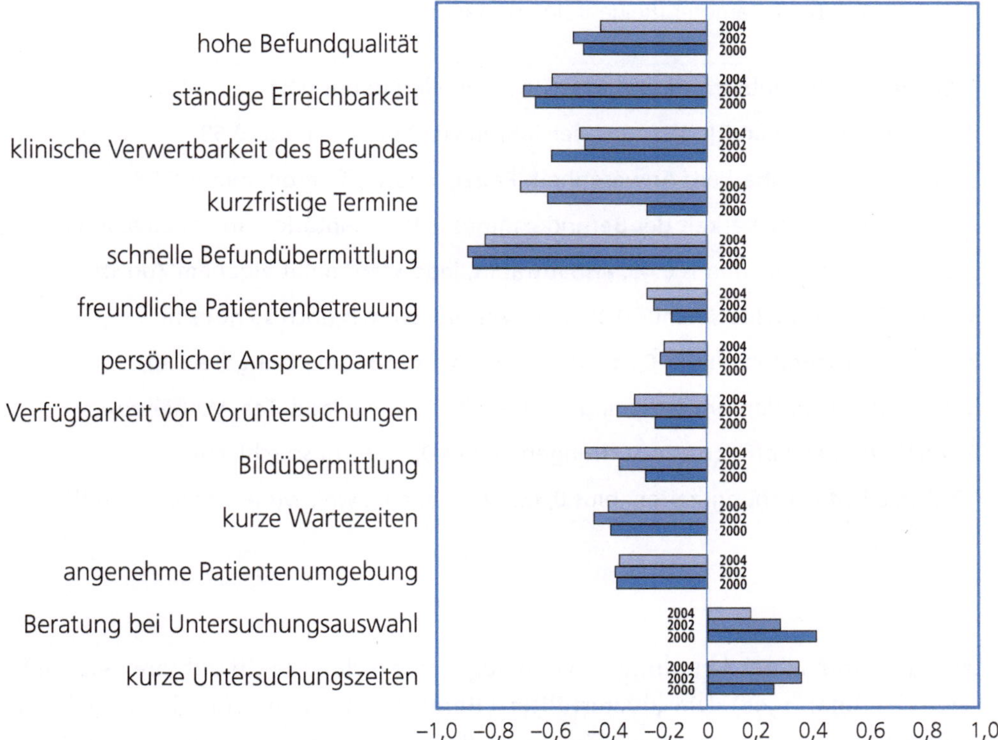

Abb. 6. Beurteilung der Leistungen 2000/2002/2004 – Soll-Ist-Vergleich

sondern nach der Technik (!), und wenn sich die klinischen Kollegen schon arrogieren, Röntgenfilme gegen das Fensterkreuz zu betrachten und zu beurteilen, und womöglich dafür Geld verlangen (Levin 1994, Preston 1998), sollten sie sich auch um die Technik der Daten-Generierung kümmern (Böing 1990).

3.3.2.2 Diskrepanz zwischen Soll und Ist

Tabelle 6 zeigt die Mittelwerte der Leistungen unserer Radiologie als Vergleich zwischen der **Wichtigkeitseinschätzung** durch die Kunden (Sollwert) und der jeweiligen **Erfüllungsqualität aus Kundensicht** als Ergebnis des Befragungsjahres. Die Fluktuation kann man der Graphik oben entnehmen. Je negativer der Wert, desto größer die Abweichung vom Idealbild aus Kundensicht. Positive Werte deuten darauf hin, dass die entsprechenden Kundenerwartungen übertroffen werden, also Leistungen erbracht werden, welche keinem Kundenbedürfnis entsprechen (Hammer 2003).

Solche „Diskrepanzen“ bleiben über längere Zeit aufrecht, denn sie werden zum Teil bewusst zugelassen! Aus der Tabelle lässt sich ein individuelles Abteilungsprofil herauslesen,

Tabelle 6. Top ten Parameter (Reihenfolge ist Rangfolge) für ein Abteilungsprofil

1. Schnelle Befundübermittlung: schneller, schneller: minus 0,82
2. Kurzfristige Termine!! „War vor vier Jahren viel besser": minus 0,68
3. Ständige Erreichbarkeit: Anwesenheit, Pager, Piepser, Telefon: minus 0,58
4. Klinische Verwertbarkeit der Befunde: minus 0,46, Adaptation an die Zuweiser?!
5. Bildübermittlung: minus 0,45, also Intranet, jede Station mit eigenem Zugriff …
6. Hohe Befundqualität: minus 0,40, merkwürdig, wo wir doch so gut sind …
7. Kurze Wartezeiten: minus 0,35, Organisation der Hol- und Bringdienste!!
8. Angenehme Patientenumgebung: minus 0,33, Klimaanlage, Tee, Vorhänge
9. Verfügbarkeit von Voruntersuchungen: minus 0,25, nicht so schlecht …
10. Kurze Untersuchungszeiten: plus 0,33, „zu schnell", weil wir es uns wert sind!!

das vom Autor seiner Abteilung bewusst gegeben wurde, eine Charaktereigenschaft, sozusagen (Heilman 1998). Die „übererfüllten" Beratungen sind gewünscht, sie geben der Abteilung eine intellektuelle Note. Zu rasche Befundausgabe hingegen ist vom Autor nicht gewünscht. Jeder Befund hat ein Recht auf doppelte Kontrolle, im speziellen Fall, Visum und Visite. Schwierige Befunde haben ein Recht auf „einmal drüber schlafen". Das sind Erkenntnisse unserer Lehrer und Ahnen. Auch ihnen gebührt Ehre für die Weitergabe des Wissens um die Menschlichkeit und deren Schwächen.

Aus den Antworten, die, wie oben beschrieben, über einen längeren Zeitraum erfragt wurden, lassen sich **Mängelklassen** erkennen (Beer 1994). Die Hauptmängel liegen in Art und Aufwand der **Terminvereinbarung,** in der Geschwindigkeit der **Befundübermittlung,** in der Verfügbarkeit der für die Therapie wichtigen **Voruntersuchungen** sowie in der **Patientenzufriedenheit** mit dem Umfeld im Röntgen, das allerdings nur eingeschränkt vom Röntgenteam beeinflusst werden kann, solange es seitens der Krankenhausverwaltung vernachlässigt wird.

Weniger gravierend, aber dennoch deutlich von den Kunden kritisiert, ist der Faktor **Methodenunterstützung** (persönliche Betreuung). Hier fühlt sich allerdings der Radiologe wie ein Taxifahrer, der nach dem Weg gefragt, aber nicht angeheuert wird. Die **Brauchbarkeit der Ergebnisse** (klinische Orientierung, Kompetenz, Strukturierung) ist auch ein denkwürdiger Parameter: hier wünscht sich der Zuweiser ein Fastfood Rezept: schnellschnell, die Diagnose. Das wiederum behindert der Autor ipse mit Blick auf die Bildung, die Kultur und den differentialdiagnostischen Intellekt, kurz, die Fähigkeiten seiner ärztlichen Mannschaft. Auf diesen Zustand wird bei den Berechnungsverfahren der radiologischen Leistungen näher eingegangen.

3.3.2.3 Kundensegmentierung nach Herkunft

Bei den oben gemachten Angaben wurde der Fragebogenrücklauf unberücksichtigt seiner Herkunft betrachtet. Für die Neuorientierung der Abläufe oder die Kundenorientierung der Prozesse wurde jedoch eine Segmentierung der Kunden als sinnvoll erachtet, um das **Leistungsangebot für bestimmte Kundengruppen** zu **optimieren** (Hinterhuber 2003).

Auffälligstes Unterscheidungsmerkmal innerhalb des Kundenkreises ist die Unterteilung zwischen internen Kunden, also überweisenden Ärzten aus anderen Abteilungen des selben Krankenhauses, und externen Kunden, also Überweisern aus anderen Spitälern oder niedergelassene Ärzte.

3

Interne Überweiser sollten weniger Probleme mit der Termindisposition und mit der Erreichbarkeit von Ansprechpartnern haben, da sie die internen Verhältnisse kennen und Wege wissen, fehlende Informationen zu erhalten. Dafür sollte diese Kundengruppe unter der Verfügbarkeit von Voruntersuchungen besonders leiden.

Externe Überweiser haben nicht das Problem der Einbeziehung von Voruntersuchungen, da sie selbst für die Archivierung der Patientendaten sorgen. Neben der kurzfristigen Terminvereinbarung und der Erreichbarkeit für Rückfragen sollte für externe Überweiser auch die angenehme Patientenumgebung ganz vorne auf der Wunschliste stehen, da niedergelassene Ärzte wesentlich mehr auf eine hohe Patientenzufriedenheit angewiesen sind.

Es zeigt sich allerdings, dass in den Hauptbedürfnissen die angenommene **Differenzierung nicht zutrifft.** Sowohl die erfragten Bedürfnisse als auch die Einschätzung der derzeitigen Leistungsfähigkeit der Radiologie können als identisch bezeichnet werden.

Unterschiede zeigen sich nur in den Nebenbedürfnissen, z.B. sind die internen Kunden weitaus mehr an einer Demonstration der Untersuchungsergebnisse interessiert als die externen, was vielleicht auf eine größere Zahl von komplexen Untersuchungen bei internen Kunden zurückzuführen ist. Erwartungsgemäß sind hingegen die externen Kunden viel weniger an einem perfekten Archivwesen interessiert.

In Bezug auf die Hauptprozesse der Radiologie sind diese Differenzierungen jedoch so marginal, dass eine **Segmentierung nach diesen Kriterien nicht sinnvoll** ist.

3.3.2.4 Kundensegmentierung nach Abteilung

Weiterhin könnte von Interesse sein, ob Unterschiede in den Bedürfnissen unterschiedlicher Abteilungen liegen. Die größte Zahl der Patienten wird von internistischen und chirurgischen Kunden überwiesen. Deshalb lag eine Analyse eben dieser Kundensegmente auf der Hand.

Aus den Antworten ergibt sich, dass Chirurgen an einer persönlichen Beratung durch einen radiologischen Fachspezialisten wesentlich mehr interessiert sind als Internisten. Chirurgen kommen direkt und ohne Scheu. Die mit großem Aufwand betriebenen klinischen Visiten werden von den Internisten höher bewertet als von den Chirurgen, liegen jedoch insgesamt im Bedürfnis-Mittelfeld und haben somit eine geringere Bedeutung, als von den Radiologen angenommen wird (Knollmann 1996, Preston 1998).

Wahrscheinlich dienen die Visiten den Klinikern nur dem Zweck, schneller an das Untersuchungsergebnis zu kommen. In der Differenzierung nach Abteilungen ergeben sich zu geringe Unterschiede, um tatsächlich eigene Strategien für eigenständige Kundensegmente zu postulieren.

Zusammenfassung

1. Der „Zuweiser" betrachtet die Radiologie als Dienstleistungsunternehmen, welches ihn in seinen Therapieentscheidungen unterstützen soll.
2. Ist der Entscheid zur Konsultation gefallen, so muss eine Kontaktaufnahme und Terminvereinbarung so schnell als möglich erfolgen.
3. Der Kunde erwartet eine Beratung durch einen erfahrenen, fachkundigen Radiologen, welcher ihn in kritischen Fällen und bei der Auswahl der zweckdienlichsten Untersuchungstechnik unterstützt.
4. Nach erfolgter Untersuchung rechnet der Kunde mit einer unmittelbaren Übermittlung des Untersuchungsergebnisses in Form eines Befundes. Als Richtgröße kann hier von 30–60 Minuten ausgegangen werden!
5. Wichtig ist die Betrachtung des Krankheitsverlaufs. Hier erwartet der Kunde „Zuweiser" ein funktionierendes Archivsystem mit zuverlässigem Rückgriff auf Voruntersuchungen zur Einbeziehung dieser Daten in den Befund.
6. Diese Bedürfnisse gelten für alle zuweisenden Disziplinen in sehr ähnlichem Maße, sodass ein nach Kundensegmenten differenzierter Prozess der Leistungserstellung im Bereich der Radiologie nicht sinnvoll ist.

4
Transformation zur unbegrenzten Qualität

4.1 Definition der Dienstleistung

Die oben dargelegte Ermittlung der Bedürfnisse führt zu einer Hinterfragung der **Definition der erbrachten Dienstleistungen der Radiologie** als Produkt (Eichhorn 1997). Bei strukturierten Interviews 1992-1995 wurde festgestellt, dass im Inneren der Mitarbeiter **die Bilderstellung das Kernprodukt der Radiologie** sei. Dies würde der Definition von Supportprozessen entsprechen. Diese Sichtweise degradiert ein Institut der Radiologie zu einer Bilderfabrik oder einem fotografischen Institut (Jarvis 2005, Weiner 2005).

Alle Bemühungen, vorzeitig ein Bild zu erhalten, beruhen auf dem Streben des zuweisenden Arztes, schnellstmöglich an sein Ergebnis zu kommen, um seine Therapieentscheide zu treffen!

So ergibt sich nun folgendes Bild: **Hauptprodukt der Radiologie ist der Befund.**

Tabelle 7. Das Tätigkeitsprofil der Radiologie zur Reflexion

- Beurteilung und Kontrolle der vom Zuweiser erhobenen klinischen Information
- Entscheidung, ob Bildgebung in konkretem Fall nützlich und sinnvoll
- Identifikation und Rechtfertigung der geeignetsten Methode
- Untersuchungs-Monitoring zur Maximierung der diagnostischen Ausbeute
- Bewertung der Untersuchung und Korrelation mit klinischen Befunden
- Review von Voruntersuchungen und Vergleich mit aktueller Untersuchung
- Beurteilung der Notwendigkeit weiterer Untersuchungen & Diskussion
- Interpretation & Befundung der Untersuchung
- Kommunikation der Ergebnisse, ad hoc, in multidisziplinären Meetings
- Beitrag an Expertise zum Management des radiologischen Dienstes
- Ausbildung von Ärzten zu Fachärzten für Radiologie
- Lehrtätigkeit für Famulanten, Gäste, Studierende, Doktoranden
- Audits der radiologischen Dienste und Qualitätssicherung

Tabelle 8. Fakten einer modernen Abteilung

- In 50 % der Fälle führen klinisch-radiologische Diskussionen zu einer **Verbesserung der ursprünglichen Befunddiagnose** (Dalla Palma 2000).
- In 60 % der Fälle führen klinisch-radiologische Diskussionen und weiterführende Untersuchungen zu einer **substanziellen Veränderung der Therapie** (Dalla Palma 2000).
- Der Unterschied zwischen einem **diagnostisch korrekten** und einem **klinisch relevanten Befund** besteht darin, dass letzterer signifikant häufiger in direkter Kommunikation überbracht wird (Brealey 2001).
- Ein enger direkter Kontakt Radiologe/Zuweiser minimiert **inadäquate Zuweisungen** (Paleen 1989).

Die weiteren Leistungen, wie Bilder als Film oder in digitaler Version, die persönliche Demonstration der Ergebnisse, die Visiten, die Konsultationen, und andere Tätigkeiten sind **Zusatzleistungen** und könnten gegen separate Berechnung angeboten werden (Muchantef 2005, Thrall 2004). Die Verfügbarkeit von Voruntersuchungen dient eigentlich nur der qualitätsmäßigen Verbesserung der Befunde und steht damit im eigenen Interesse der Radiologie.

Unsere Produktdefinition hat einige wichtige Konsequenzen. Damit die Kunden das Produkt als solches erkennen, darf **nie ein Bild ohne Befund** oder vor dem Befund herausgegeben werden. Zur Sicherstellung der Voruntersuchungsverfügbarkeit müssen **alle Originalbilder im eigenen Archiv** bleiben, es werden nur Kopien als **Nebenprodukt** abgegeben. Dies hat zwangsläufig erhöhte Materialkosten zur Folge, was jedoch unter dem Aspekt der separaten Verrechnung und der Qualitätssteigerung zukünftiger Untersuchungen gesehen werden muss.

> Nie Bilder ohne Befund,
> Nie Bilder vor Befund,
> Nie Visiten vor Befund,
> Nie Herausgabe von Originalbildern!

Produktdefinition

Die Identifikation des Radiologie-Kunden führt zu einer Definition der erbrachten Marktleistungen: **Schnelle Beratung** bei der Untersuchungsauswahl und kompetente **Beurteilung** der Untersuchung, gepaart mit deren **schnellen Übermittlung und Kommunikation.** Bemühung der Überweiser, vorzeitig ein unbefundetes Röntgenbild zu erhalten, beruhen auf **unbefriedigender Geschwindigkeit** in der Informationsübermittlung.

4.2 Definition der Wertschöpfungskette

Prozessmanagement, auch business process reengineering genannt (Hammer 2003, Hammer 1995) ist ein erfolgreiches Managementkonzept. Mitarbeiterteams sind durch die gesamte **Wertschöpfungskette** einer Unternehmung hindurch für die kundengerechte Produktion oder Dienstleistung in **Kernprozessen** und **Supportprozessen** tätig. Prozessmanagement ist durch drei Ideen gekennzeichnet (Osterloh 2006):

1. Die Prozessidee
2. Die Idee der horizontalen Prozesssegmentierung
3. Die Idee der informationellen Vernetzung

Ad 1.) Die Prozessidee charakterisiert die **Dominanz der Prozesse über die Unternehmensstruktur**, statt ‚process follows structure' heißt es nun **‚structure follows process'**. Die vertikalen Unternehmensstrukturen werden zu abhängigen Variablen der betrieblichen funktionsübergreifenden Prozesse (Ziegenfuss 1993). **Prozessorientierung wird zum zentralen Element der Unternehmenskultur.**

Ad 2.) Ausgangspunkt des strategischen Prozessmanagements sind die Stärken der Unternehmung, die **Kernkompetenzen** (siehe unten), aus denen **strategisch bedeutsame Kernprozesse** abgeleitet werden. Solche Kernprozesse bestehen aus einer Verknüpfung von zusammenhängenden Informationen, Entscheidungen, Aktivitäten und Materialflüssen, die zusammen den Wettbewerbsvorteil einer Unternehmung, im speziellen Fall der Radiologie, ausmachen (Wiswede 1995). Reicht entweder die kritische Masse innerhalb eines Kernprozesses nicht aus, um Spezialisten auszubilden oder soll eine möglichst einheitliche Ablaufform der Prozesse realisiert werden, werden zu den Kernprozessen Kompetenzzentren gebildet (Theuysen 1996).

Kompetenzzentren stellen ihre spezialisierten Leistungen mehreren Kernprozessen zur Verfügung. Beispiel: eine Informatikabteilung. Ihre Aufgabe ist es, ihr Wissen auch an andere Mitglieder der Organisation weiterzugeben (Womack 1994).

Von den Kernprozessen (in oder ohne Kompetenzzentren) sind **Supportprozesse** zu unterscheiden. Diese beinhalten, ebenso wie die Kernprozesse, eigene Wertschöpfungsketten. Supportprozesse stellen jedoch Leistungen her, aus denen die Organisation keinen nachhaltigen Wettbewerbsvorteil zieht. Supportprozesse können prinzipiell mit Prozessen in anderen Organisationen verglichen (Benchmarking) oder durch Zukauf von außen eingelagert werden. Beispiele sind Personalrestaurants, Gebäudeverwaltung, Reinigungsdienste, etc. (Ingruber 1994).

Ad 3.) Der Erfolg eines Prozessmanagements wird häufig kurzfristig daran gemessen, ob Kosten oder Zeit eingespart werden. Darauf wird in Teil 7 dieses Buches eingegangen. Dabei wird aber übersehen, dass bloßes Rationalisieren ein Unternehmen zwar schlank, aber noch lange nicht dynamisch macht (Womack 1994). Den Kunden immer wieder **einzigartige Leistungen** anzubieten, ist eine Frage der erfolgreichen Strategie (Hax 1996).

4.3 Definition der Leistungssteigerung

Über die Jahre geht der prozentuelle Anteil der Patienten, die im Krankenhaus auch ins Röntgen kommen, kontinuierlich zurück (Price 1999). Eine Leistungssteigerung mit der Anzahl an Hauspatienten zu planen, wird schwierig (Schwartz 2003). Mit der Einführung von Fallpreispauschalen oder internen Verrechnungspreisen dürfte die Anzahl der stationären Untersuchungen weiter zurückgehen (Röninger 1997). Eine Öffnung der Radiologie nach außen wird politisch abgelehnt, obwohl sie wirtschaftlich interessant ist. Eine Leistungssteigerung erscheint lediglich über eine **Erweiterung des Leistungsspektrums** möglich.

Als Neuigkeit könnten weiters **Marketingtools** etabliert werden, vor allem, um die Zufriedenheit der überweisenden Ärzte zu messen und die ständige Information der Anspruchsgruppen sicherzustellen. Eine **Weiterentwicklung der Informatik** sollte zur langfristigen Existenzsicherung gedacht sein (White 2000). Bei den derzeit anfallenden Datenmengen und der zukünftig zu erwartenden Steigerung kommt diesem Bereich große Bedeutung zu. Einmal zur Kernkompetenz entwickelt, könnte sich das Wissen und die Verfügbarkeit von elektronisch aufbereiteten Daten dahingehend entwickeln, dass die Radiologie als das gehandelt wird, was sie eigentlich ist, nämlich die **zentrale Informatikkompetenz der gesamten Region** (Szafran 1986, Van Loon 1997). Zudem sollte sich die Erneuerung der Prozesse dahingehend auswirken, dass die **Zahl administrativer Arbeitsplätze zugunsten patientenorientierter Tätigkeiten verschoben** wird (McCue 1988). Es ist erschreckend, wie viele Mitarbeiter niemals einen Patienten zu Gesicht bekommen. Wenn mehr Mitarbeiter sich mit Patienten beschäftigen, wäre eine **Steigerung der Patientenzufriedenheit** eine weitere Option. Damit würde auch den Bedürfnissen dieser Anspruchsgruppe gedient (Boyd 1979, D'Addario 1994).

Den wichtigsten Teil der Strategie macht jedoch das **Re-Engineering der Prozesse** aus, um vor allem die Geschwindigkeit und, darauf aufbauend, auch deren Effizienz zu steigern (Brandt 1997). Auf diesen Aspekt wird im Folgenden eingegangen:

1. Re-Engineering der Prozesse auf Geschwindigkeit und Effizienz
2. Marketingtools für die Wertschöpfungskette
3. Patientenorientierung statt Administration
4. IT-Strukturen zur rationellen Betriebsabwicklung
5. Ausbau der Kernkompetenz Informatik

Tabelle 9. Operationale Ziele in Worten

1.	Berücksichtigung der Zuweiserbedürfnisse durch Fragebögen
2.	Integration von Aus- und Weiterbildung im Hinblick auf die Facharztprüfung
3.	Aufbau der Informationstechnologie als Kernkompetenz
4.	Kein Verlust bei der Befundqualität und dem Charakter der Abteilung
5.	Freiheitsgewinn durch Abbau der Parallelprozesse und Prozessschlaufen
6.	Schlanke Prozessketten durch korrekt optimierte Modalitäten

Tabelle 10. Operationale Ziele in Ziffern

Terminvereinbarung: Anruf – Termin	unter 10 Minuten
Patientenwartezeit: Tür – Tisch	unter 20 Minuten
Verfügbarkeit von Voruntersuchungen	unter 30 Minuten
Befunderstellung: Untersuchungsanfang – Postausgang	unter 180 Minuten

4.4 Prozesse für Leistungssteigerung

Im Hinblick auf diese Strategie ist das Ziel der Prozessoptimierung **die Attraktivität der auf den neuesten radiologischen Geräten und auf gut ausgebildetem Personal beruhenden Marktleistungen der Radiologie zu erhöhen, um die Kundenzufriedenheit zu steigern** und dadurch dem Krankenhaus einen schnelleren und rationelleren „Patientendurchsatz" zu gewährleisten, bzw., neue Leistungen aufzubauen und so den Kundenkreis zu erweitern, und damit die Zufriedenheit aller Ärzte zu steigern (Young 1994). Die Radiologie als Öl im Hochleistungsmotor.

4.4.1 Integration von Aus- und Weiterbildung

Trotz der entstehenden Mehrbelastung, insbesondere für das ärztliche Personal, bleiben **Unterrichtsveranstaltungen** in Form von Morgenbesprechung, Vidierung, Visite, Integration universitärer Aktivitäten, Praxiskurse, Falldemonstrationen, Kongressteilnahmen, etc. im Curriculum integriert. Auch sollte die Radiologie an ihrem **Fortbildungsauftrag** insofern festhalten, als für die Ärzte 4 Wochen verpflichtende Fortbildung jährlich veranschlagt werden. Für die Aus- und Weiterbildung sollte eine finanzielle Hilfe durch das Haus, durch Fachgesellschaften oder auch **Erziehungskommissionen** vorhanden sein.

Von besonderer Bedeutung ist in jeder Unternehmung die Ausbildung der Jungen zu fachkompetenten Meistern. Um eine umfassende Ausbildung im Fach zu gewährleisten, ist eine enge Integration der jungen Ärzte in den Befundungsprozess und die Visiten unabdingbar (Crabbe 1994, Seltzer 1994, Weidmann 1990, Willatt 2006). Im Krankenhaus des Autors ist die Vorbefundung durch Assistenzärzte insofern Bestand der täglichen Routine, als hier– als Besonderheit – zwei Ärzte gleichzeitig befunden: der ältere hängt auf und vidiert ad hoc, der jüngere befundet. Auch setzt eine umfassende Ausbildung eine Rotation der Assistenzärzte in die verschiedenen Bereiche voraus. Im Qualitätsmanagement-System im Kapitel 6 wird hierzu ein Rotationsplan vorgestellt. Die Dienste für Nacht und Feiertage dienen der erweiterten Visite als Kompensation für das österreichische Arbeitszeitgesetz, das – von Theoretikern geschrieben – eine so kurze Dienst-Anwesenheit vorsieht, dass in keinem Fach eine brauchbare Ausbildung gewährleistet werden kann.

Diese Prozessstrukturen erlauben eine Integration der Weiterbildung bei gleichzeitiger Berücksichtigung von Kosten und Qualitätsfaktoren. Sämtliche Untersuchungen werden von Fachärzten visitiert und abgenommen. Obgleich der Assistent von Anfang an eng in den Befundungsprozess integriert ist, gelingt eine Befunderstellung innerhalb der angemessenen Zeit (Haken 2006). Dies wird dadurch erreicht, dass die primäre Befundung gleich zu zweit erfolgt. Dies wirkt sich zum einen qualitätssteigernd aus, da Übermittlungsfehler, die in einem Vordiktat entstehen können, ausgeschlossen werden. Darüber hinaus werden Sekretariatskosten in erheblicher Weise reduziert. Im Gegensatz zu diesem Verfahren findet in einer radiologischen Praxis die Befundung durch einen Facharzt allein statt, ein Vier-Augen-Prinzip besteht nicht.

4.4.2 Aufbau der Informationstechnologie

1. IT-Tools im Prozessablauf integrieren.
2. Das RIS zur Disposition ausbauen.
3. Die Terminvergabe nach außen öffnen.
4. RIS mit Intranet zur Information freigeben.
5. PACS im ganzen Haus (und Land) vernetzen.

Eine Prozessoptimierung muss die verfügbaren IT-Systeme integrieren und gleichzeitig die Grundlage für die Einführung weiterer IT-Neuerungen legen (Barnes 2005). Das Ziel: alle archivierten Aufnahmen müssen während 10 Jahren jederzeit zu 100 % verfügbar sein (Ingruber 1994). Die Bereitstellungszeit angeforderter Untersuchungen sollte 30 Sekunden, und für Bilder, die älter als 2 Jahre sind, nicht über 3 Minuten betragen. Alle Untersuchungen sollten von allen berechtigten Personen innerhalb des Hauses (Landes) an allen Arbeitsstationen gesucht, aufgerufen und mit dem zugehörigen Befund betrachtet werden können (Hoppszallern 1991, Jansen-Schmidt 2001).

Die Normen für diese Zielsetzung müssen von unterschiedlichen Organisationseinheiten landes- oder bundesweit gesetzt werden. Die medizinische Bildbewirtschaftung ist dann als elektronische Dienstleistung zu verstehen, die nicht nur für ein einzelnes Haus, sondern auch für andere öffentlich-rechtliche Spitäler und auch für niedergelassene Ärzte gelten kann. Gleichzeitig ist zu fordern, dass auch mit relevanten Fremdkrankenhäusern kommuniziert wird (Güntert 1996, Scalzi 1998).

4.4.3 Hohe Befundqualität

Im Zentrum der Bemühungen der Transformation steht das Streben, die höchstmögliche **Befundqualität durch begleitendes Qualitätsmanagement** zu sichern und auszubauen (Muchantef 2005). Zur Qualitätssicherung werden **nur die modernsten Geräte,** aber auch **IT-Tools und QM-Tools** einzusetzen sein. Deshalb ist großer Wert auf eine fortlaufende, weitsichtige Investitionsplanung zu legen, die im Sinne eines sauberen Work-flow nicht aus der Hand gegeben werden darf (Nonaka 1995).

Als nächster großer Schritt ist dann eine online **radiologisch-pathologische Konferenz** zu integrieren, also die regelmäßige Überprüfung der medizinischen Inhalte der Befunde im Sinne einer **„Verifikationsvisite“.** Problemfälle werden hier zu Lehrfällen, die dem Unterricht dienen (Kruskal 2006).

4.4.4 Management-Bedürfnisse

4.4.4.1 Prozess-Schlaufenabbau

Prozessschlaufen führen zu Verzögerungen in der Erstellung eines Produkts. Mit diesen Verzögerungen sind Unzufriedenheit und erhöhte Produktkosten verbunden. Prozessschlaufen müssen auf ein Minimum reduziert oder ganz eliminiert werden. Die Verwirklichung dieses Ziels bedarf einer umfassenden Umstrukturierung (Hammer 1995). Für alle Kunden muss eine zentrale Anlaufstelle geschaffen werden, in der fachlich kompetent beraten werden kann.

Fachkompetenz gehört an den Anfang der Prozesskette!

Im Speziellen könnten folgende Strukturanpassungen erfolgen:

a) Bereitstellung eines **Dispositions-Teams** aus administrativen Mitarbeitern und einem Facharzt. Frühe Fehler bei Indikation und Untersuchungsauswahl können so vermieden werden (Price 2006).

4

b) Einrichtung der **Funktion eines „Schauers"** (z. B.: der diensthabende Oberarzt). Diese Stelle berät zuweisende Ärzte hinsichtlich der günstigsten Untersuchungstechnik und ist bei der Anmeldung komplexer Untersuchungen behilflich. Bei zeitlichen Konflikten ist diese Stelle auch für eine Priorisierung der Untersuchungsabläufe zuständig. Nur der Schauer ist befugt, kurzfristig die Terminplanung zu ändern.

Der Schauer als zentrale Anlaufstelle

1. Berät bei der Auswahl der Untersuchungstechnik
2. Überprüft Anmeldung komplexer Eingriffe
3. Legt Untersuchungsprotokolle fest
4. Entscheidet in Notfallsituationen

4.4.4.2 Abschaffung von Parallelprozessen

1. Jede einzelne Untersuchung ist ein Prozess!
2. Der Befund ist das Produkt!
3. Jegliches **Nebenprodukt** wird über **Prozesserweiterungen** abgewickelt! Das sind beispielsweise Bildkopien, Visiten, Second-opinion-Befunde ...

Innerhalb der Prozessstruktur jeder Radiologie bestehen viele Parallelprozesse. Beispiel: die drei beschriebenen Prozesse der Befundung:

1. Schnelle Befundung („rote Mappe")
2. Normale Befundung mit Visite
3. Normale Befundung ohne Visite

Weiters: privat, express, schnell für mich, ganz dringend, ist Dr. XY anwesend?, Notfall, muss heute operiert/entlassen/transferiert werden, ... (Haken 1987).

Diese Parallelprozesse sind durch eine unterschiedliche Zahl von Tätigkeiten und Teilprozessen charakterisiert. **Grundlage einer Prozessoptimierung sollte die Vereinheitlichung dieser Parallelprozesse zu einem einzigen zentralen Prozess sein, an dessen Ende das Produkt ‚Befund' steht.** Die Reduktion auf einen einzigen Hauptprozess führt zu einer deutlichen Transparenzerhöhung und Vereinfachung der gesamten Prozessstruktur (Osterloh 2006). Jede Befunderstellung würde dann die gleichen Prozessschritte durchlaufen.

Erweiterungen dürfen den Hauptprozess nicht belasten. Fakultative Nebenprodukte, wie Bildkopien, klinische Visiten, Bildmaterial aus dem Archiv und Befundung auswärtig durchgeführter Untersuchungen sind Grundlage für eine separate Abrechnung (Muchantef 2005). Der dedizierte **Nachweis der Prozesserweiterung** mit dem damit verbundenen Mehraufwand fördert die Kostentransparenz.

4.4.4.3 Schlankere Prozesse

1. zentrale Disposition
2. elektronische Anmeldung
3. dezentrale Wartezonen
4. zentrale Visite für alle Stationen
5. sehr schnelle Befunderstellung
6. sehr schnelle Befundübermittlung
7. Abschaffung des Papierarchivs

4.4.4.3.1 Zentrale Disposition

Alle **Anmeldestellen** müssen in eine zentrale Anmeldung mit einer Telefonnummer, einem PC, einem Faxanschluss, einer E-Mail-Adresse und einem EDV-Anmeldeempfang zusammengelegt werden. Dies führt zu einer besseren **Erreichbarkeit,** insbesondere in **Randzeiten** (Sonnad 2006). Mit der Konzentration der Personalressourcen muss eine 24-Stunden-Erreichbarkeit gewährleistet sein, z. B.: von 7.00 bis 16.00 Uhr über Standleitung und darüber hinaus mit Pager oder Mobiltelephon. Die zentrale Disposition für alle Untersuchungen ermöglicht die Anmeldung über das RIS in einfachen Masken. Auch sollte die **Beratung** hier jederzeit möglich sein und der verbesserten Kundenorientierung dienen (Pyatt 1996).

4.4.4.3.2 Elektronische Anmeldung über RIS

Die Anmeldung wird elektronisch über Intranet abgewickelt. Dieses System ist in das RIS integriert. Jede Anmeldung besteht aus einer Patienten- und einer Untersuchungsmaske. Damit entfällt die physische Weitergabe eines Anmeldeformulars. Da diese Daten elektronisch verfügbar sind, entfallen Lesefehler. Die Indikationsstellung bleibt für jede Untersuchung nachvollziehbar. Alle Timestamps können für Anfragen recherchiert werden.

4.4.4.3.3 Dezentrale Warteräume

a) Verkürzung der Patientenaufenthaltsdauer

Durch eine perfekte Disposition und Zuführung der Patienten über den Haustransport können Wartezeiten vor der Untersuchung abgebaut werden. Nach abgeschlossener Untersuchung muss der Patient unverzüglich zur Station oder nach Hause zurückgeschickt werden. Auf den Einsatz der Patienten als Boten für Befunde und Bildmaterial muss verzichtet werden.

Durch Ansteuerung von dezentral lokalisierten Druckern wird der Befund elektronisch zum zuweisenden Arzt überbracht. Im Intranet sind für die einzelnen Stationen individuelle Folder vorgesehen, wo alle Untersuchungen sofort zur Betrachtung verfügbar sind (Glossmann 2000). Daneben können einzelne klinische Workstations direkt auf das Archiv zurückgreifen, insbesondere für Technik-abhängige, hoch spezialisierte Fächer, wie Neuro-Chirurgie mit ihrem Navigationssystem, das alle Informationen im Operationsmikroskop einblendet, Operationssäle, Notfallaufnahmebereiche und Intensiv-Stationen.

b) Warteräume

Der Patientenempfang soll dezentral organisiert sein. Für die Betreuung der Patienten in den Warteräumen kann weniger qualifiziertes Personal eingesetzt werden. Dies führt zu einer Entlastung der radiologisch-technischen Mitarbeiter (Abbott 1988).

4.4.4.3.4 Zentrale Befundung

Die Radiologie steht vor der immer größer werdenden Herausforderung, den steten Fortschritt in allen Fachgebieten der Medizin diagnostisch zu begleiten. Zur Verfügung stehen zu diesem Zweck **immer komplexere Untersuchungsmodalitäten.** Um dem Bedürfnis nach kompetenter Befundung und Beratung nachzukommen, bedarf es einer zunehmenden **Subspezialisierung** des technischen und ärztlichen Personals. Im Qualitätsmanagement-System (siehe unten) ist zu diesem Zweck die vertiefte Ausbildung jedes Facharztes auf zumindest zwei Gebieten vorgeschrieben. Dieser Notwendigkeit muss durch eine strukturelle Anpassung innerhalb der Radiologie Rechnung getragen werden, in dem manche Beurteilungen und Befundungen gemeinsam durchzuführen sind, um das spezielle Wissen aufzubauen und weiterzugeben (Schwartz 1987).

4.4.4.3.5 Sehr schnelle Befunderstellung

Die Marktleistung der Radiologie besteht in einer Erstellung und Übermittlung des Befundes mit der entsprechenden Informationsweitergabe mit und ohne Beratung. Die Leistungen der Radiologie werden vom Kunden weniger an der **Qualität** als an dem **Zeitpunkt der Verfügbarkeit** des Befundes gemessen. Zur schnellen Verfügbarkeit des Befundes bedarf es einer **Befunderstellung** innerhalb vorgegebener Zeiten.

Der Befundungsprozess ist allerdings erst mit der Befund- und **Informationsübermittlung** an den Kunden abgeschlossen (Garvey 2006)! Zur Einhaltung institutsspezifischer Vorgaben können bei der Befundung weitere Prozessanpassungen eingeführt werden:

Tabelle 11. Key performance Indikatoren (1996–1998)

Konventionelle Untersuchung	max. 30 Minuten
Ultraschall	max. 30 Minuten
Durchleuchtung	max. 1 Stunde
Uro/GI/Gyn- Radiologie	max. 1 Stunde
Mammographie	max. 3 Stunden
Computertomographie	max. 6 Stunden
Magnetresonanztomographie	max. 24 Stunden (mit Visite)
Komplexe Interventionen	max. 24 Stunden (für integrierte Kontrolle)

1. Alle Befunde werden mittels Spracherkennung geschrieben und nach Abnahme durch den Facharzt freigegeben. Dies führt zu maximaler Zeitersparnis und zu Verringerung der Übertragungsfehler (D'Addario 1994).
2. Telemedizinische Leistungen sind extra zu honorieren, da sie neben der normalen Arbeit anfallen (Jarvis 2005).
3. Befunde von Oberärzten und vom Chef müssen in der gleichen Frist von den Jungen gegengelesen und freigegeben werden. Dies schult den Blick (Tomlinson 1998).

4.4.4.3.6 Schnellere Befundübermittlung

Befunde werden an sämtliche Überweiser **elektronisch über Intranet** übermittelt. Dies führt zu einer erheblichen Beschleunigung, darüber hinaus wird der interne Postbetrieb spürbar entlastet. Es ist nicht einzusehen, dass heute immer noch Hilfskräfte mit Einzelbefunden durch das Haus laufen (Bennett 1978). Für externe Überweiser, die nicht am Intranet partizipieren können, werden die **Befunde über Fax** zugestellt. Die Faxeinheit kann erst abgestellt werden, wenn **gesicherte E-Mail-Zugänge** vorliegen.

4.4.4.3.7 Abschaffung des Befundpapierarchivs

Durch die elektronische Anmeldung, gekoppelt mit der Verfügbarkeit innerhalb des RIS, entfällt die Notwendigkeit, die Befunde mit dem Anmeldeformular zu archivieren (und insbesondere auch die Notwendigkeit, sie doppelt auszudrucken, abzuheften, einzulegen, und die Befundmappen hin und her zu tragen und zu aktualisieren). Dadurch entsteht erhebliches Sparpotential im administrativen Bereich. Die gespeicherten Befunde werden

Tabelle 12. Die vier essentiellen Aufbaustrukturen jeder Radiologie

1.	Disposition/Anmeldung
2.	Modalität für den Ablauf der Untersuchung
3.	Befundung und Befundübermittlung
4.	Archiv und Hintergrundadministration

Überweisern verfügbar gemacht, dadurch entfällt das Heraussuchen und Versenden gesondert angeforderter Befundkopien (Gothlin 1985).

4.5 Optimierte Prozesslandkarte

Jede Einheit hat definierte Inputs und Outputs. So stellt die Anmeldung des Überweisers den Input für die Auftragserfassung und Abrechnung dar. Der Auftrag stellt gemeinsam mit dem Patienten den Input für den Prozess Untersuchung dar. Nach Abschluss der Untersuchung verlässt der Patient die Radiologie und wird der Verantwortung des Überweisers überstellt, während das Bildmaterial gemeinsam mit den als Output des Archivprozesses verfügbaren Vorbildern dem Befundprozess als Input dient. Als Output der Befundung entsteht der Befund.

4.5.1 Teilprozess 1 – Anmeldung

Die Patientenanmeldung erfolgt in einem EDV-System, dieses ist in das RIS und das KIS integriert. Jede Anmeldung besteht aus zwei einfachen Masken.

1. Patientenmaske
2. Untersuchungsmaske

Diese Masken werden durch die Trägerschaft vorgegeben. Ziel ist, alle wesentlichen Parameter für die Untersuchung allen beteiligten Fachkräften zur Verfügung zu stellen. Die Masken sind derart gestaltet, dass ein Ankreuzen in den meisten Fällen genügt. Die administrativen Patientendaten stammen vom zentralen Krankenhaus-System (Gross-Fengels 1997).

4.5.1.1 Überweisung

Ärzte können Patienten zur Durchführung und Beurteilung verschiedenster bildgebender Untersuchungen überweisen. Eine Unterscheidung zwischen internen und externen Überweisern, Praxen, anderen Krankenhäusern, etc. entfällt. Grundlage einer Patientenüberweisung ist die Kontaktnahme des behandelnden Arztes mit der Dispositionszentrale der Radiologie unter Einsatz einer von drei Möglichkeiten: EDV, also Intranet oder E-Mail, Telefon und Fax.

4.5.1.2 Kontakt per EDV

Für sämtliche Kunden wird eine EDV-gesteuerte Anmeldung im **Intranet** (interne Kunden) oder **Internet** (externe Kunden) angeboten. Die elektronische Anmeldung umfasst das Ausfüllen der Masken durch den Überweiser. Das Eintragen von Diagnosen kann durch einen Link mit einer elektronischen Krankengeschichte ersetzt werden. Als wichtiger Punkt wird der gewünschte Untersuchungszeitraum erfragt. Eingabemöglichkeiten bestehen aus Datum und Uhrzeit. Darüber hinaus ist es möglich, einen Notfall einzutragen.

Entsprechend den Eingaben muss das EDV-System den gewünschten Untersuchungstermin oder die nächstliegenden Terminmöglichkeiten anbieten bzw. bestätigen. Durch Mausklick wählt der Kunde den bestmöglichen Termin. Beispielhaft sei hier eine virtuelle Praxis vorgestellt, die eine völlig EDV-basierte, auf Internet-Leitungen aufgebaute Terminvereinbarung führt. Sollte der Kunde mit den vorgezeichneten Möglichkeiten nicht zufrieden sein, wird automatisch die Telefonnummer der Disposition eingeblendet.

Handelt es sich um die Anmeldung einer trivialen Untersuchung, ist die Terminvergabe damit abgeschlossen. Handelt es sich um eine komplexe Untersuchung, überprüft das EDV-System, ob ein bestätigtes Untersuchungsprotokoll vorliegt. Ist dies der Fall, ist die Terminvergabe ebenfalls abgeschlossen. Für alle anderen Fälle empfiehlt die elektronische Anmeldung eine telefonische Kontaktaufnahme.

4.5.1.3 Kontakt per Telefon

Die Telefonzentrale ist über **eine einfache Nummer** zu erreichen. Das Telefonsystem wird derart konfiguriert, dass bis zu 5 Gespräche gleichzeitig auflaufen und bearbeitet werden können. Nach 10 Sekunden muss eine **automatische Telefonansage** den Anrufer über die Möglichkeit einer geringen zeitlichen Verzögerung informieren. Dies ermöglicht dem Anrufer gleichzeitig, eine Nachricht auf Band zu sprechen, die zu einem **Rückruf innerhalb von 15 Minuten** führen soll.

Der Telefonanruf wird von einer administrativen Kraft entgegengenommen. Handelt es sich um Anmeldung einer konventionellen Aufnahme, wird die Anmeldung direkt im EDV-System durchgeführt. Der somit bestimmte Untersuchungstermin wird dem Kunden am Ende des Gesprächs mitgeteilt. Gleichzeitig wird die EDV-gesteuerte Aufbietung des Patienten verschickt bzw. ausgedruckt oder überbracht, also eine **schriftliche Anweisung bezüglich Vorbereitung, Termin und Ort** (Freese 1995).

Handelt es sich nicht um eine konventionelle Aufnahme, wird das Gespräch samt Patientenmaske an die höhere Instanz, die kompetente Aufnahme-RT, weitergegeben. Diese berät den Kunden bezüglich der korrekten Untersuchungstechnik und anhand der Untersuchungsmaske werden Diagnose, Fragestellung, sowie ggf. untersuchungsspezifische Laborparameter eingetragen, z.B.: Kreatinin, Schilddrüsenwerte, bestimmte Medikamente, Diabetes etc. Die Aufnahme-RT legt das Untersuchungsprotokoll fest und übermittelt dem Kunden den Untersuchungstermin. Gleichzeitig wird die EDV-gesteuerte Aufbietung des Patienten initiiert, siehe oben.

4.5.1.4 Schritte nach Terminvergabe

Mit der Terminvergabe werden **durch das EDV-Programm folgende weitere Schritte** eingeleitet:

1. Übermittlung der Patientendaten und Hintergrundinformation an die Modalität.
2. Prüfung, ob Voruntersuchungen durchgeführt wurden. Ist dies der Fall, werden die Patientendaten mit Untersuchungstermin an das Archiv weitergeleitet. Dort werden die Voruntersuchungen zusammengestellt und zum Untersuchungs-Zeitpunkt an den Untersuchungs-Ort gebracht.
3. Bei ambulanten Patienten: Ausdruck und Versand einer Terminbestätigung mit entsprechender Anweisung bzgl. Vorbereitung und Angabe des Wartezimmers. Liegt der Untersuchungstermin mehr als 2 Wochen in der Zukunft, wird eine Woche vor Untersuchungstermin ein Erinnerungsschreiben verschickt.
4. Bei stationären Patienten: Versand der Terminbestätigung mit entsprechender Anweisung bzgl. Vorbereitung an das Pflegepersonal der Station.

4.5.2 Teilprozess 2 – Untersuchungen

Die Mitarbeiter der Radiologie sind auf die verschiedenen Arbeitsplätze verteilt. Neu ist, dass die Befundung zentral für Visite und Lehrfälle, und dezentral an den einzelnen Modalitäten direkt durchgeführt wird. Beispiel: In einem Befundraum, der neben dem Thorax-Untersuchungsraum eingerichtet wird, ist ein Platz für konventionelle Thoraxdiagnostik und ein zweiter Befundplatz für die konventionelle Knochendiagnostik. Die Befundung der angiographischen und interventionellen Radiologie, die CT-, die Ultraschall- und die

Durchleuchtungsarbeit erfolgen direkt per Spracherkennung am Gerät. Die Befundung der in der Notfallstation durchgeführten Untersuchungen erfolgt ebenfalls vor Ort. Die Befundung der MR-Untersuchungen erfolgt in einem „MR-Befundraum“ (Hoppszallern 1991).

Die Patienten werden in den dezentralen Warteräumen von einer administrativen Kraft empfangen und auf die Untersuchung vorbereitet. Für diese Tätigkeit wird vermehrt unterstützendes Personal eingesetzt. Entsprechend der aktualisierten Terminplanung werden die Patienten aus der Wartezone abgerufen.

4.5.2.1 Untersuchungsprotokoll

Die Untersuchung wird von einem Team **entsprechend dem festgelegten Untersuchungsprotokoll** durchgeführt. Anhand der Anmeldung überprüft die RT, ob eine Bildkopie vom Kunden gewünscht ist. Ist dies der Fall, wird das Bildmaterial ein zusätzliches zweites Mal ausgedruckt oder eine DVD gebrannt (zumindest so lange, als überhaupt noch Ausdrucke erfolgen. Anderenfalls kann ein Satz im PACS abgelegt, ein zweiter Satz ausgedruckt und ein dritter Satz auf DVD gebrannt werden). CD und DVD dienen für die nächste Zukunft sowohl der Archivierung als auch der Speicherung der Bildinformation für den zuweisenden Arzt. Die Untersuchung wird einer Überprüfung der technischen Bildqualität unterzogen. Ist die Untersuchung qualitativ ausreichend, wird das Material zur Befundung weitergeleitet. Sind die Aufnahmen nicht adäquat, wird die Untersuchung wiederholt. Bei fraglicher Bildqualität muss der zugeteilte Facharzt konsultiert werden, dieser entscheidet, ob die Untersuchung adäquat ist, oder wiederholt oder ergänzt werden soll.

4.5.2.2 Leistungserfassung

Die RT quittiert die erbrachten Leistungen im RIS direkt an der Konsole, dabei wird berücksichtigt, ob Bildkopien angefertigt wurden und ob eine Demonstration der Befunde gewünscht ist. Beide Leistungen werden zusätzlich verrechnet.

4.5.3 Teilprozess 3 – Befundung und Befundübermittlung

Die Länge des Befundungsprozesses entspricht meist der Komplexität der Untersuchung und schließt mit der Übermittlung des Befundes an den zuweisenden Kollegen. Bilddaten werden, sofern möglich, elektronisch versandt. Ist der elektronische Versand nicht möglich, können Bildkopien abgegeben werden. Die Befunde können ausgedruckt, oder per Fax oder E-Mail versandt werden.

Das Bildmaterial mit Voruntersuchungen wird von der RT **in die Workstation geladen** und die Untersuchung unter Einbezug der in der EDV vorhandenen Anmeldeinformationen sowie bei vorhandenen Voruntersuchungen auch unter Einbezug der im RIS enthaltenen Vorbefunde einer Erstbeurteilung unterzogen.

Der Befund wird durch einen Facharzt erstellt. Überprüft wird bei der Befundabnahme außerdem, ob es sich um einen für den Patienten kritischen Befund handelt. Ist dies der Fall, wird der Kunde durch den befundenden Oberarzt telefonisch informiert. Der Zeitpunkt einer telefonischen Kontaktnahme wird im Befund festgehalten. Die Befundübermittlung fällt in die Verantwortlichkeit des Radiologen und ist ein kritischer Vorgang: die meisten Gerichtsverhandlungen gegen Radiologen werden wegen zu später oder nicht dokumentierter Informationsübermittlung geführt. Die Arbeit endet nicht, sobald ein Befund diktiert („im Kasten") ist (Garvey 2006).

Der Befund wird mittels **Spracherkennungs-System** eingespeichert. Mit Abschluss des Befunddiktats erfolgt die elektronische Befundübermittlung an die Sekretärin, die eine **Kontrolle der Sprachbox mit dem Geschriebenen** vornimmt. Das Spracherkennungs-System in der Abteilung des Autors ist seit 7 Jahren in Betrieb und funktioniert zu über 97 % klaglos.

Nach Befunderstellung prüfen die Ärzte, ob eine Demonstration des Bildmaterials gewünscht oder erforderlich ist. Wenn ja, wird dies im Befund vermerkt, damit die Station Rücksprache halten und die Unterlagen für die Visite vorbereiten kann.

4.5.4 Begleitende Maßnahmen

Ein breiter Einsatz modernster **Informationstechnologie** ist eine tragende Säule jeder Prozessoptimierung (RIS-System und PACS-Bildarchiv). Der mit dem Ausbau der IT verbundene hohe Stellenwert der Radiologie muss seinen Niederschlag in der Verfügbarkeit von **kompetenten, liebenswerten Kollegen** finden (Stern 2002). So ist ein Ausbau der Informatikergruppe dringend angezeigt. Wichtig ist hier auch eine enge **Einbindung aller Mitarbeiter** innerhalb der Radiologie. So könnten auf Rotationsbasis jeweils ein radiologischer Assistent, ein technischer und ein administrativer Mitarbeiter dem Informatikteam für jeweils 3 Monate zugeteilt werden.

Eine sehr wichtige begleitende Maßnahme ist eine **kundenorientierte Schulung sämtlicher Mitarbeiter.** Nur so kann langfristig und nachhaltig ein **Bewusstseinswandel von einem verwalteten staatlichen Betrieb hin zu einem dynamischen Dienstleistungsunternehmen** vollzogen werden (Kasper 1993, Valdez 1995). Erfolg oder Misserfolg dieses Wandlungsprozesses entscheiden über die Überlebensfähigkeit der Radiologie im Krankenhaus. Die Bedeutung dieser Schulungsmaßnahmen kann nicht überschätzt werden.

Die **Optimierung der Prozessstrukturen** muss durch zahlreiche Maßnahmen begleitet sein. Basierend auf einer neuen Situation könnte eine **ISO 9001:2000** Zertifizierung angestrebt werden, bzw. ist im Krankenhaus des Autors vollzogen worden und wird in diesem Buch ausführlich beschrieben (vgl. Kapitel 6). Der Weg zur Akkreditierung stellt eine **hohe Herausforderung an die Kohärenz** der Mannschaft dar. Laut Literatur ist dieser Weg eine „wertvolle Erfahrung“ (Larsen 2006, Valdez 1995). Nach den Erfahrungen des Autors, und Erfahrung kommt von „Fahren“!, kann eine Abteilung **lediglich über gemeinsame Erfahrungen und gemeinsames Leid** „zusammenwachsen“, wie Wolfgang Ambros singt: „... langsam wachs’ ma z’samm“. Dieser Prozess wird in seiner Bedeutung gemeinhin unterschätzt. Der Autor hat höchste Priorität auf dieses „Zusammenwachsen“ gelegt, und die Saat ist aufgegangen, wie noch im Kapitel 8 gezeigt werden wird (Bleicher 2004, Collins 1994, Ulrich 1984).

Der nächste logische Schritt ist dann die Verwirklichung eines **Total-Quality-Management** (TQM)-Konzeptes mit der Zielsetzung einer steten Überprüfung von Organisations- und Prozessstrukturen via **EFQM** mit Implementierung eines **online klinisch-radiologischen Visiten-Surrogats.** Das ist so zu verstehen, dass fragliche oder schwierige Fälle auf Knopfdruck einer second oder höherwertigen Opinion-Einholung zugeführt werden, ohne den Kollegen, der sich hier exponiert, bloßzustellen (Kruskal 2006). Dann ist der Ausbau dieses klinischen Lernwerkzeugs auf 75 % aller Befunde auszudehnen. **Zur weiteren Feinabstimmung der Teilprozesse** sind Fehleranalysen unabdingbar. Ihr Einsatz sollte durch roulierend vierteljährlich stattfindende Analysen der Kennzahlen gesteuert werden. Dies ist ebenfalls im Klinikum des Autors vollzogen worden und wird ausführlich dargelegt. Das Thema der ständigen Verbesserung wurde vom Team aufgenommen und hat jährlich zunächst etwa 1000, später 2500 Meldungen im Qualitätsmanagement-System eingebracht (Ohno 1993, Stockburger 1992, Tomlinson 1998).

Dieses System der kontinuierlichen Qualitätsverbesserung durch beständige Inputs der Mannschaft, im Schrifttum CQI, continuous quality improvement, genannt, ist die Basis des Datensatzes, der letztlich die Qualitätsmanagement-Kosten und -Ertrags-Berechnungen ermöglicht hat, die in Kapitel 9 behandelt werden und die Kernaussage dieses Buches darstellen. Die kontinuierliche Verbesserung wird zu einem Wirtschaftsfaktor!

5 Von der Verwaltung der Hierarchie zur virtuellen Unternehmung

In der Radiologie des Autors wurden beachtliche Anstrengungen unternommen, Managementelemente einzuführen. Die Perspektiven sollen nachfolgend dargestellt werden, um einen Eindruck der Konzepte und der Dynamik zu geben, ohne jedoch den Anspruch auf Vollständigkeit zu erheben. In Teil 6 folgt dann die Beschreibung des Qualitätsmanagement-Systems als Maßnahme der Qualitäts-Sicherung mit implementierter Option der kontinuierlichen Verbesserung.

Um die oft isoliert nebeneinander stehenden Managementansätze zu verbinden, wurde für unsere Radiologie ein Konzept angewandt, das wir hier **Konzept des integrierten Radiologie-Qualitätsmanagement** nennen. Dieses Konzept erlaubt, zahlreiche Managementelemente ordnend in einen inneren Zusammenhang zu stellen (Bleicher 2004). Dazu gehören **normative und strategische Aspekte,** und eine Betonung der **Verhaltensdimension der Mannschaft mit dem Ziel des Selbstverständnisses der Synergetik** (Haken 2006, Ulrich 1984). Diese Art des Managements wurde 1993/94 konzipiert und von dieser Zeit an umgesetzt.

5.1 Rationierung, Rationalisierung, rationale Allokation

Angesichts der knappen Kassen steht das Streben nach hoher Kostenwirtschaftlichkeit derzeit vielfach an erster Stelle. Danach sollen die Leistungen zur Diagnose von Krankheiten, oder Linderung von Schmerzen, mit minimalen Kosten dargeboten werden. Gelegentlich kann der Eindruck entstehen, dass ein **einfaches Sparsamkeitsprinzip dominiert,** das ausschließlich eine Verringerung der Ausgaben anstrebt und durchaus bereit ist, Leistungseinbußen in Kauf zu nehmen (Boyd 1979, Ohno 1993).

Im Hinblick auf den öffentlichen Auftrag, die Forderungen an das, was nach Meinung des Autors „gut und recht" ist und die gewünschte Zielgruppenorientierung, wurde eine solche Vorgehensweise seitens der Mannschaft unserer Radiologie abgelehnt.

5.2 Controlling

Als Reaktion auf das beschränkte Wachstum der jährlichen **Krankenhausbudgets** mit ihrem fixen Vorgabecharakter wurde dem operativen Controlling mit Hilfe von **internen**

Leistungs-, Aufwands- und Ertragsbudgets große Bedeutung beigemessen. Ein kompletter und sehr ausführlicher **Leistungskatalog** wurde 1992 nach dem **Kodierungsmuster des ACR,** des American College of Radiology, der höchsten Lehrbehörde der radiologischen Welt, erstellt.

Das operative Controlling der **Personalkosten,** die mit ca. 65 % den **Hauptkostenblock** darstellen, war der erste Schritt. Mit Hilfe prozessorientierter Methoden wurde der Personalbedarf rechnerisch ermittelt und mit der Praxis abgeglichen. Eine **Kostenträgerrechnung** wurde durch Einzelkalkulationen diagnostischer und therapeutischer Maßnahmen simuliert, um Nachkalkulationen der vorgegebenen Vergütungshöhen zu ermöglichen (Hackländer 2005). **Abweichungsanalysen** wurden roulierend vierteljährlich vorgenommen und die budgetären Grundlagen verfeinert. Die Einbeziehung der zuweisenden Ärzte aus den anderen Abteilungen war eine Herausforderung (Griffith 1976).

5.3 Marketing

Nach dem Aufbau der Controlling-Orientierung als Antwort auf die Rahmenbedingungen kam die Einführungsphase der Marketing-Orientierung (Hinterhuber 2003, Lewitt 1960, Stern 2002). Die zahlreichen, die Radiologie umgebenden **Anspruchsgruppen und Zielgruppen** wurden einer mehr oder weniger umfassenden Pflege zugeführt:

a) **Schlüsselkunden-Management,** um für die zuweisenden Ärzte Anreize für eine enge Kooperation zu entwickeln.
b) **Patientenservice-Management,** um zielgerichtet den Bedürfnissen der Patienten zu entsprechen.
c) **Mitarbeiter-Geistesbildungs-Management,** um zu versuchen, Know-how loyal in der Abteilung zu halten (Osterloh 2006). Leider sind Ärzte schwere Egoisten. Sie lernen nur, was sie gerade glauben, zu brauchen, und dies pragmatisch und praxisorientiert, ohne Rücksicht auf den Lehrzielkatalog der Behörde oder die Vorgaben des „schrulligen“ Chefs (Martocchio 2006, Mintzberg 2005).
d) **Mitarbeiter-Sozialkompetenz-Management,** um Ausfälle durch Absenzen, wie Krankenstand, zu minimieren („Akademenz“ versus „Absentismus“).

Bei den periodischen Einflüssen auf Fehlzeiten war der Einfluss der Entgeltfortzahlung deutlich. Im Institut fanden sich 1992–1994 hohe Krankenstände in den ersten drei Monaten des Jahres und das Maximum der Krankheitsbeginne am Montag. Ein monatliches Charakteristikum an der Verteilung der Fehlzeiten fand sich nicht. Insgesamt waren höhere Fehlzeiten bei Frauen festzustellen und weiters war es Tatsache, dass jüngere Arbeitnehmer/Innen öfter, ältere dagegen länger fehlten. Über den Einfluss des Familienstandes konnte man sagen, dass Ledige ohne Kind mehr Kurzfehltage als Verheiratete hatten. Verheiratete dagegen haben längere Absenzen verursacht. Die Dauer der Betriebszugehörigkeit war ein Faktor, der dafür spricht, dass man sein Personal lange hält (abgesehen davon, dass das Know-how die wichtigste Ressource ist): Mit steigendem Dienstalter haben Fehlzeiten abgenommen.

e) **Krankenhausverwaltungs-Marketing,** um auch unterjährig die Beziehungen auf **einer positiven Grundlage** mitgestalten zu können.

5.4 Leitbild

Hand in Hand mit dem Erwachen der Mannschaft ging die Erstellung des Leitbildes, in dem **Werte, Grundsätze, Einstellungen und Verhaltensweisen** gegenüber den Anspruchsgruppen dokumentiert wurden. Darüber hinaus war die Erstellung des Leitbildes eine methodische Übung für eine Stärken/Schwächen-Analyse (Ingruber 1994). Die Leitbilddiskussion war ein umfassender Einstieg in Qualitätsmanagement.

Wir behandeln unsere Patienten so, wie wir behandelt werden wollen!
Sie haben ein **Recht** auf
- Information und Aufklärung
- freundliche und kompetente Behandlung
- Wahrung der Intimität und Diskretion

Die Zufriedenheit der Zuweiser ist uns wichtig!
Wir haben die **Pflicht** zu
- ständiger Erreichbarkeit der Ansprechpartner
- Einsatz der schonendsten Untersuchungsmethodik
- Flexibilität und Vergabe kurzfristiger Termine

Nur motivierte Mitarbeiter sind gute Mitarbeiter!
Wir **gestalten** unser Umfeld mit
- Freundlichkeit, Teamgeist und Kommunikation
- Wertschätzung, Respekt und Loyalität
- gegenseitiger Motivation, Ausbildung und Toleranz

Wir arbeiten im Interesse der Gesellschaft!
Wir **identifizieren** uns mit ihrem Anspruch auf
- hohe Qualität und Wirtschaftlichkeit
- hohe Kompetenz mit Fortbildung und Wissenschaft
- hohe Sicherheit durch Strahlenschutz und Qualitätsmanagement

5.5 Qualitätsmanagement in unterschiedlichen Versionen

Die in der Abteilung geführte Selbstbewertung um das Thema des Qualitätsmanagements ging weit **über die traditionellen Qualitätssicherungsprogramme der Medizin** hinaus. Unter dem Stichwort **Prozessorientierung** widmeten sich Arbeitsgruppen selbstständig der Gestaltung der Ablauforganisation und deren Dokumentation. Darüber hinaus wurde eine **Zertifizierung nach internationalen Normen** angestrebt, zunächst nach EN ISO 9001-2000, um ein Ordnungsgerüst zu schaffen, innerhalb dessen Grenzen das Team wirksame Selbstordnungsprozesse entwickeln sollte (Dershaw 2000, Dobelbower 2001). Dass diese Übung dann gelungen ist, war wohl ein Erfolg des Ausmaßes an Energie, das in die Mannschaft investiert wurde.

In der Regel bestätigen zertifizierte Abteilungen, auch unsere, dass ihre Hoffnungen auf verbesserte Abläufe in gewissem Maße erfüllt wurden. Dies betrifft die Reduktion des Formularwesens ebenso, wie die verbesserte Organisation an den Modalitäten (Nelson 1977). Gleichwohl sehen sich manche dieser Abteilungen erst **auf dem Weg zu einem umfassenden Qualitätsmanagement,** das auch Struktur- und Ergebnisaspekte aufgreifen muss und die Nachteile des ISO-Systems umgeht, wie z. B. die Vernachlässigung der Kundenorientierung (Mintzberg 2005, Osterloh 2006).

Ein umfassender Ansatz eines Qualitätsmanagement für die Radiologie findet sich im **European Quality Award (EQA) der European Foundation of Quality Management (EFQM).** Im Gegensatz zur ISO orientiert sich dieser europäische Qualitätspreis an zusätzlichen Dimensionen und stellt die Kundenorientierung explizit in den Mittelpunkt. Weiters können Qualitäten verschiedener Abteilungen verglichen, respektive einem Benchmarking unterzogen werden. Seit 1992 zeichnet die EFQM Unternehmen mit herausragenden Leistungen zur Förderung der Qualität aus. Seit 1996 kann auch ein Qualitätspreis im Bereich Gesundheitswesen empfangen werden. Wir dürfen gespannt sein, welche Abteilungen für Radiologie sich als erste bewerben und welche ausgezeichnet werden.

5.6 Neue Organisationsformen

Zugunsten einer **stärkeren betriebswirtschaftlichen Orientierung** wurden Outsourcing- und Profitcenter-Konzepte überlegt (Bleicher 2004, Osterloh 2006). **Vertikale und laterale Kooperationen** mit vordem konkurrierenden Abteilungen wurden eingegangen, um die Wettbewerbsfähigkeit zu erhöhen (Nonaka 1995, Sato 1994).

Im Haus wurden beispielsweise **Profit- bzw. Kompetenz-Center** mit der **Neurochirurgie** (Neuro-Intervention, Schlaganfall-Management), mit der **Kardiologie** (Herz-MR, Cardiac Imaging), und mit der **Chirurgie** (Aorten-Stentgrafts, Gefäßzentrum, Mammakompetenz) begründet; Kooperationen mit der **Urologie** auf dem Sektor Prostata-Spektroskopie und der Nuklearmedizin auf dem Sektor PET-CT sind im Planungsstadium. Zahlreiche Artikel und Buchbeiträge entstammen der engen Kooperation mit der HNO- und der Augenabteilung.

Ein Outsourcing-Programm mit dem Ziel einer Mitarbeiterrotation und -ausbildung wurde mit zwei niedergelassenen Radiologen als intra-extramurales Kooperationsmodell inszeniert (Harmon 1997). Letztlich ging es bei allen dargestellten Managementansätzen um die Sicherung einer hohen Kostenwirtschaftlichkeit und einer ausreichenden Ausbildung, bzw. Kompetenz für die komplexen und immer aufwändigeren Aufgaben (Holman 1998).

Dieser Wandel der Radiologie von der Verwaltung der Hierarchie zu einer kreativen eigenen Unternehmung ist seitdem in vollem Gange (Grant 1997, Hackländer 2005, Schedler 1996). Dabei ist zu berücksichtigen, dass es sich bei unserer Radiologie um ein reguliertes, öffentlich gebundenes Unternehmen handelt, das vielfältig in das Geflecht öffentlich-rechtlicher Normen eingebunden ist.

5.7 Konzept des integrierten Radiologie-Qualitätsmanagement

Eine Zusammenführung unterschiedlicher Managementelemente war notwendig:

a) zur Verhinderung eines Vorgehens, das mögliche Synergien ausblendet,
b) zur Integration strategischer Elemente in die operativen Ansätze,
c) zur Widerlegung des reinen Sparsamkeitsprinzips und somit
d) zur Sicherstellung der Qualifikation für höchste fachliche Kompetenz.

Um Aspekte zu berücksichtigen, die auf ganz unterschiedlichen Managementebenen stehen, wurde ein ganzheitlicher Bezugsrahmen benötigt. Als solcher Bezugsrahmen hat sich das Konzept „Integriertes Management" von Knut Bleicher angeboten, das für privatwirtschaftliche Unternehmen entwickelt wurde, aufgrund seiner Allgemeingültigkeit aber auch für die Radiologie herangezogen werden kann (Bleicher 2004). In der hier vorliegenden Ausgestaltung wird der Bezugsrahmen „Konzept des integrierten Radiologie-Qualitätsmanagement (QM)" genannt. Trotz der Orientierung an Bleichers Werk war, wie wir sehen werden, noch sehr viel neu zu entwickeln.

Das Konzept des integrierten Radiologie-Qualitätsmanagement umfasst ein normatives, ein strategisches und ein operatives Management. Das normative und strategische Management gestalten, und das operative Management lenkt die Abteilungsentwicklung. Dieser Managementansatz ist viel umfassender als ein Planungsansatz, da er zusätzlich Aspekte der Durchführung und Kontrolle aufgreift. Die einzelnen Managementebenen und die jeweiligen Managementelemente stehen untereinander in horizontaler und vertikaler Beziehung. Mission und strategische Programme lassen sich durchsetzen, weil es schriftliche organisatorische Regeln gibt.

5.7.1 Das normative Management

Das normative Management legt die **Grundordnung** und die **Zielausrichtung** mit den **Verhaltensregeln** fest. Die **Spitalsverfassung** hat die Grundordnung definiert. Die Trägerschaft hat die individuelle Spitalsverfassung beigesteuert.

Generell prägt und entscheidet eine **Spitalskultur** das Verhalten der Mitarbeiter. Dies zeigt sich an ihrem kollektiven kognitiven **Wissen** und an der **affektiven Einstellung** zu ihren Leistungen, zu ihren Kollegen und zu ihren Führungskräften. **Kulturen entstehen über einen langen Zeitraum** und können im Rahmen einer **Kulturpolitik** gepflegt und auch längerfristig geändert werden.

5.7.2 Das strategische Management

Ein strategisches Management wird für die **Entwicklung von Erfolgspotentialen** aufgebaut. Ausgangspunkte sind die Vision und das Leitbild. Daneben wirken strategische Elemente aus dem Bereich der Organisationsstrukturen, insbesondere der Planungs- und Kontrollsysteme, denn diese werden zur Entwicklung und Durchsetzung der Strategien benötigt. Weiters geht es um **strategisch intendiertes Problemlösungsverhalten.** Auf der strategischen Ebene stellten sich die Fragen der eigenen **Stärken** und **Schwächen,** der **Sortimentbreite,** der **Produktionstiefe** sowie der internen und externen **Kooperationen** (Hinterhuber 2003, Kehr 1995).

So haben sich zahlreiche Selbstbewertungsrunden damit beschäftigt, welche Dienstleistungsangebote in Zukunft angeboten werden (sollen), und welche Dienstleistungen ausgebaut und welche Dienstleistungen abgebaut werden müssen. Welche Produkte oder Dienstleistungen die Radiologie eigenständig anbieten (**insourcing**), welche in Zukunft nach Außen abgeben soll (**outsourcing**). Die Beantwortung der Frage der Sortimentbreite sowie der Produktionstiefe wurde dadurch erschwert, dass die Leistungskataloge der Radiologie uneinheitlich und mangelhaft definiert sind, demzufolge auch das beauftragte Sortiment nicht klar feststeht. Diesem Mangel wurde vom Autor unter anderem mit aktiver Akquisition neuer Leistungen, bzw., „Geschäftsfelder“, z. B. Herz-MR, begegnet.

Die Vorbereitung des Sortimententscheides wurde weiters dadurch erschwert, dass keine Kostenrechnung mit aussagefähiger Kostenträgerrechnung und Deckungsbeitragsrechnung (vgl. Teil 7) vorhanden war, wodurch Auswirkungen auf das Betriebsergebnis nur sehr schwer abgeschätzt werden konnten. Bei allen Bedachtnahmen und strategischen Überlegungen war die Frage nach der **kritischen Größe des Betriebes** entscheidend (Copeland 2002). Aus der Sicht des Qualitätsmanagements stellt sich hier vor allen Dingen die Frage der **minimal erforderlichen Nachfrage,** um genügend Kompetenz durch Erfahrung aufzubauen.

Nur wer die eigenen Stärken und Schwächen kennt und eine klare Strategie verfolgt, kann als **verlässlicher Partner** nach Kooperationspartnern Umschau halten (Harmon 1997). **Kooperationen mit anderen Fächern zur Bildung von Kompetenzzentren und mit externen Radiologen zur vertieften Ausbildung der Mannschaft waren auf Kerngeschäfte und unterstützende Dienstleistungen zu prüfen.** Dabei konnten die Kooperationen, im Sinne eines Netzwerks mit mehreren Partnern, entsprechend der Komplexität der anzubietenden Dienstleistung von Vorteil, aber auch von Nachteil sein. In den Verhandlungen wurde deshalb dem Aufbau von engen und vertrauten partnerschaftlichen Beziehungen ein großer Stellenwert beigemessen. Entscheidend für die Wahl geeigneter Kooperationspartner waren Attraktivität am Markt, Auswirkungen auf die eigene Unabhängigkeit, zeitliche Realisations-Option und die Verlässlichkeit des Partners, und nicht die primäre Bedachtnahme auf etwaige finanzielle Auswirkung im Vordergrund. Erfahrungsgemäß folgt das Geld der Qualität, nicht umgekehrt. So war die Einnahmensituation kein Grund, eine Kooperation einzugehen.

5.7.3 Das operative Management

Die Elemente des normativen und strategischen Managements wurden im operativen Geschäft umgesetzt. **Das operative Management hatte die schnelle Reaktion auf konkret anfallende Aufträge zur Aufgabe.** Durch eine Zuweisung wird solch ein konkreter Prozess ausgelöst. Zuweisungen korrespondieren und kovariieren mit radiologischen Prozessen. Das operative Management wurde auf **kontinuierlich oder periodisch regelmäßig ablaufende Prozesse** aufgebaut. Mit der direkten Verbindung von Aufträgen zu Prozessen wurde ein kurzfristiger Zeithorizont geschaffen. Für alle Prozesse wurde eine **Prozessstruktur** entworfen (vgl. Kapitel 6, QM-System). Weiters wurde das konkrete **Führungsverhalten** der Oberärzte und der leitenden Mitarbeiter mit eingebunden, das den Vollzug von Aufträgen sicherzustellen hatte. Hier wurde versucht, das konkrete **Leistungsverhalten** und die **Kooperationskultur** zu beeinflussen.

Management des Wandels auf der operativen Ebene

Für die operative Ebene war wichtig, das laufende Geschäft in gewohnt hoher Qualität weiterzuführen und durch eine **umfassende Informationspolitik** der Verunsicherung des Personals entgegenzuwirken. **Nur informierte Mitarbeiter sind auch motivierte Mitarbeiter, was sich bei personenbezogenen Dienstleistungen direkt auf die Kundenzufriedenheit auswirkt.** Dem Personal- und dem Kommunikations-Management wurde besondere Aufmerksamkeit gewidmet.

Das „Management des Wandels“ wurde operativ eingeteilt in:

1. Prozessmanagement
2. Qualitätssicherung
3. Effizienzsteigerung.

Die für die strategische Entscheidungsfindung benötigten Daten mussten mühsam zusammengestellt und Simulations-Modelle für die Auswirkungen möglicher Entscheidungen aufgebaut werden. Auf jeder der drei Managementebenen wurden **Entscheidungen über die Auswahl** der Managementelemente getroffen. Das QM-System wurde so zu einem strategischen Führungsinstrument, das langfristig zur nachhaltigen **Entwicklung und Existenzsicherung der Radiologie** beigetragen hat.

5.8 Integriertes Radiologie-QM: ausgewählte Elemente

5.8.1 Entwicklung von Visionen

Im Bereich der normativen Visionen ging es um die **Transparenz von gesamthaften Werten des Teams** (Collins 1994). Drei Gestaltungsfelder waren zu klären:

2. Das **Menschenbild** der Mitarbeiter
3. Das **betriebswirtschaftliche Verständnis** der Mitarbeiter
4. Das **Selbstverständnis der Mitarbeiter als öffentliche Bedienstete** mit ihren gesellschaftlichen Pflichten, mit dem Motto: „Es ist gut, dass man uns hat, wenn man uns braucht!“.

Wichtig war die **explizite Festlegung der Grundwerte im Leitbild.** In besonders erfolgreichen Unternehmen, die von Collins und Porras als „visionäre“ Unternehmen bezeichnet werden, lagen in allen Fällen solche Grundwerte vor (Collins 1994). In der Festlegung der generellen Zielrichtung sollten die Anspruchsgruppen erkennen, welchen Nutzen die Röntgenabteilung für sie langfristig darstellt

5.8.2 Strategische Erfolgspotentiale

Dem Aufbau und der Pflege strategischer Erfolgspotentiale wurde besondere Bedeutung beigemessen. Denn der Schutzschirm des öffentlichen Zuzahlungs-Prinzips, der vielen Kollegen betriebswirtschaftliche und strategische Überlegungen als übertriebenen Luxus erscheinen lässt, kann de facto jederzeit wegfallen. **In interdisziplinären Teams wurden strategische Optionen erarbeitet.**

Nicht-ärztliche Leistungsangebote wurden ausersehen, die ärztlichen Leistungen zu ergänzen. Dazu zählt das Vorhalten von patientenorientierten Zusatzleistungen in den Bereichen **Gesundheitsinformatik, Prävention oder Nachsorge.** Als optionaler strategischer Erfolgsfaktor wurden Physiker in die Abteilung implementiert, und zwar für Konstanzprüfungen, MR- Physik und die physikalischen Betrachtungen des Weltbildes, die in der Magnetresonanz fußen (Haken 1991,Inman 1998, McCue 1988, Van Loon 1997). Darüber hinaus wurden **Bildungs- und Kulturangebote** für die Mitarbeiter erdacht.

Diese innovative **Konzeption, Planung und Bereitstellung eines ärztlichen und eines nicht-ärztlichen Leistungsangebots** gab dem Institut eine wichtige Wendung hin zu Intellektualität und familiärer Kohärenz (Mintzberg 2005).

5.8.3 Verhaltensdimension des Managements

> ***Da ca. 70 % der laufenden Kosten Personalkosten darstellen, ist den Mitarbeitern in einem Dienstleistungsunternehmen der ihnen gebührende Platz einzuräumen.***

> ***Mitarbeiter sind nicht Produzenten von Fixkostenblöcken, sondern DER KERN der Abteilung.***

Über die Entwicklung der normativen Vision und ihre Dokumentation im Leitbild wurde versucht, die grundlegenden Werte der Mitarbeiter zu beeinflussen. Auf diese Weise hat sich über die Jahre der Leitung durch den Autor die Kultur der Abteilung verändert. Um diese kulturellen Veränderungen und das im operativen Bereich wirksame Kooperationsverhalten zu erreichen, wurde eine systematische Aus- und Weiterbildung realisiert. Die Weiterbildungsquote, also die Weiterbildungskosten als Anteil an den Personalkosten, ist dementsprechend bis zu 20 % pro Jahr gestiegen, war aber retrospektiv die Mühe und den Einsatz wert.

In der Wirtschaft heißt es salopp, dass jeder Fehler das Fünffache koste, ihn zu beheben (Ohno 1993, Sato 1994, Wiswede 1995). Daher ist nachvollziehbar, dass jede Anstrengung gerechtfertigt erschien, individuelle Kenntnisse, Fähigkeiten und Fertigkeiten (Skills), soziale Kompetenzen und die Bildung der Mitarbeiter zu fördern:

a) Weckung von zusätzlichem **Potential durch Kreativität**
b) Freisetzung zusätzlicher **Energie durch Motivation**
c) Neuer Effekt: **Ergebniskostenvorteil durch Kompetenz!**

Wie sind solche Effekte möglich?
Eine brauchbare Arbeitshypothese hat sich für den Autor bei Betrachtung seines Gesamtsystems Radiologie nach den Grundsätzen der Synergetik eröffnet. Synergetik ist ein Managementansatz auf dem Fundament der Chaostheorie. Was so absurd klingt, bedeutet schlicht: **Ordnung durch Selbstorganisation** (Haken 1987, Ulrich 1984), statt Ordnung durch Ordnung (Schrödinger 1944, Schrödinger 1958).

Schrödinger, ein großer österreichischer Physiker, dessen Portrait auf der 1000-Schillingnote, der alten Währung, abgebildet war, übertitelte sein Kapitel: **„Ordnung beruht auf Ordnung!“** Damit blieb die Frage offen, wie **Ordnung aus Unordnung** oder wie **aus Ordnung noch mehr Ordnung** entstehen kann. Die Antworten sind nicht älter als 40 Jahre und beruhen auf den Theorien dissipativer Systeme (Prigogine 1987, Prigogine 1995) und der daraus entwickelten Synergetik (Haken 1995). Die **Fähigkeit zur selbsttätigen Ausbildung von Ordnungsstrukturen** ist eines der besonders beeindruckenden Merkmale ausgezeichneter Systeme, und – entsprechende Kompetenz vorausgesetzt – ein starkes Führungsinstrument!

Das Erfolgsgeheimnis der modernen Naturwissenschaften bestand darin, komplexe Systemzusammenhänge zu analysieren, also zu zergliedern und jeweils isolierte Einzelbeziehungen zu erfassen. Dabei wurde davon ausgegangen, dass die isoliert erfassten Einzelzusammenhänge sich jederzeit wieder zu komplexen Wechselwirkungsgefügen zusammensetzen lassen. Ein System ist aber mehr als nur die Anhäufung von Einzelteilen. Notwendig ist die Existenz einer Beziehungsstruktur zwischen den Elementen (Vester 2000). In der Radiologie sind es die Menschen an den Modalitäten, die untereinander in Wechselwirkung stehen. Die Grenze zwischen der Radiologie und seiner Umwelt sind die Grenzen der Austauschprozesse, aber innerhalb der Radiologie ist das System funktional geschlossen. Ordnung durch Chaos impliziert spontane Ordnungsbildung, die kybernetisch nicht erklärbar ist. **Mittels der Theorie nicht-linearer dynamischer Systeme können Selbstorganisationsphänomene beschrieben und in ihrer Entstehung erklärt werden.**

Ohne dass sich die Radiologie als Ganzes ändert, so lautete die **Arbeitshypothese** des Autors, würde vermehrte Energie über einen Schwellwert hinaus zu einem qualitativ neuen, völlig anderen Verhalten führen. In der Synergetik wird aufgrund der großen Bedeutung, die die Energiezufuhr für ein solches System besitzt, diese Größe **„Kontrollparameter“** genannt (Haken 1983, Haken 1987, Haken 1991).

Die Hypothese wurde so formuliert: **„Unter bestimmten Kontrollparameter-Einstellungen werden bevorzugte Verhaltensmuster ausgebildet, die auch gegen Verstörungen stabil sind und sich in den Key Performance-Indikatoren eines QM- Systems wieder finden.“**

Durch Passieren einer Grenze (**Phasenübergang**) kippt das Verhalten in ein anderes, geordnetes Muster. Der Begriff Phasenübergang stammt aus der Physik und beschreibt dort den Wechsel von Aggregatszuständen. Bei Krisen „steht das Institut auf der Kippe“ und muss eine von mehreren möglichen Verhaltensweisen wählen. Es liegt in der **Verantwortlichkeit der strategischen Führung,** vorhersagbare Fluktuationen ordnend zu beeinflussen.

In ihrer mathematischen Grundlage stützen sich die Theorien der Synergetik auf Werkzeuge, die erst durch die Rechenleistung moderner Computer handhabbar wurden. Viele

Grundlagen zur mathematischen Beschreibung komplexer dynamischer Strukturen wurden z. B. von Poincaré (Poincaré 1908, reprint 1996), Kolmogorov (Kolmogorov 1965) oder Feigenbaum (Feigenbaum 1978) entwickelt. Die Synergetik ist die derzeit umfassendste Theorie unter den Selbstorganisationstheorien (Manteufel 1995).

Selbstorganisation entsteht aus einem Wechselspiel von kohärenten Musterbildungen durch Verhaltenssynchronisation, also Angleichung individueller Verhaltensweisen. Fehlt dem „System Radiologie" die Energiezufuhr, nämlich die Eingabe in die kontinuierliche Verbesserung, so können die einzelnen Teile der Mikroebene „tun was sie wollen". Ihnen stehen viele Freiheitsgrade zur Verfügung. Überschreitet die Energiezufuhr eine kritische Grenze, so ist auf der Makroebene eine schlagartige Ordnungsbildung zu beobachten.

Das grundlegende **Paradigma der Ordnungsbildung ist der „Kontrollparameter",** der das System mit Energie versorgt. Er ist der „Wunsch, die Aufgabe zu lösen". Da ein und dieselbe Abteilung als nicht-lineares dynamisches System potentiell über einen ganzen „Zoo" von unterschiedlichen Ordnungsparametern verfügen kann, von denen sich ein jeder jedoch erst zu bestimmten Einstellungen der Kontrollparameter zeigt, ist es ein wichtiges Ziel, eine Art Kartierung des Verhaltens der Elemente der Abteilung zu erstellen. Als Grundlage der Ordnung in einer Abteilung Radiologie, die aktiv Qualitätsmanagement betreibt, können drei Aspekte genannt werden, von denen ein jeder erfüllt sein muss.

1. **Energiezufuhr.** Das bedeutet: angstfrei in Ausbildung und QM investieren!
2. **Nichtlinearität.** Lassen sich die Relationen zwischen den beteiligten Menschen durch strenge, hierarchische lineare Zusammenhänge modellieren, kann in diesem System kein selbstordnendes Verhalten entstehen.
3. **Gemischtes Feedback.** Verfügt eine Abteilung entweder nur über negative Feedback-Schleifen (Regelkreise) oder nur über positive Feedback-Schleifen (Teufelskreise), so wird das Systemverhalten trivial. Eine komplexe Systemdynamik hat die Vereinigung aller Feedback-Prozesse zur Voraussetzung.

Die Einführung von **Leistungserfassungs-Systemen,** die Installation zeitgemäßer EDV, die eine **Kostenrechnung** in Kombination mit medizinischen Daten zulässt, und das daraus folgende **Berichterstattungswesen** waren die Voraussetzungen, um eine Reorganisation mit QM-Instrumenten aufzusetzen, mit deren Hilfe auch in Zukunft **Entscheidungen umfassend und nachhaltig** getroffen werden können.

5

6
Qualitätsmanagementsystem

Die Erfassung der Ausgangssituation, alle Prozessdarstellungen, das gesamte Konzept der Reorganisation, die Prozessoptimierung, die Erfassung der Prozesslandkarten, alle psychologische und medizinische Ausbildungs-Arbeit am Personal und alle Trainings wurden durch ein umfassendes Qualitätsmanagement ab etwa 1994 fortlaufend festgeschrieben und ab etwa 2000 von Dr. Dürselen, DxD Consulting (www.dxd.de), begleitet. Ihm gebührt hier besondere Würdigung. Die folgende Darstellung der Qualitätsdokumentation beschreibt den Stand der Dinge auf seiner alten Datenbank, etwa drei Jahre vor Veröffentlichung dieses Buches. Die Arbeit am QM wird nie fertig; eine kontinuierliche Adaptation ist ein ganz normaler Vorgang, heute sieht das System schon wieder ganz anders aus. So schnell geht das. Grundlegende Kenntnisse des Aufbaus eines ISO-Systems und Hintergründe zu QM in der Medizin werden hier bitte als bekannt vorausgesetzt.

Das betrachtete Krankenhaus, in dem die hier vorgestellte Qualitätsarbeit noch immer aktiv vollzogen wird, ist ein nicht-universitäres **Schwerpunktkrankenhaus mit Vollversorgung.** Das „Zentrale Institut für Medizinische Radiologie – Diagnostik und Interventionelle Therapie" (im Text „Radiologie") wurde am 1. Januar 1992 vom Autor übernommen. Als wesentliches Ziel seiner Arbeit wurde von Anfang an definiert, die kreative Rolle, die jeder Abteilung Radiologie systemimmanent zukommt, von Qualitätsmanagement begleitet durchführen zu wollen. So wurde bald mit den Vorbereitungen begonnen, das Team zu schulen.

Im Einvernehmen mit der Kollegialen Führung wurde 1993 die Entscheidung getroffen, für die gesamte Organisation ein elektronisches Qualitätsmanagementsystem aufzubauen. 2001, neun Jahre später, war das Reorganisationsprojekt „fertig" gestellt. Nun war der Leistungserstellungs-Prozess in Bezug auf Effizienz und Effektivität „optimiert". Wie gesagt, die Arbeit wird nie fertig. 2005 führten 101 Mitarbeiter/Innen als Team ca. 210 000 Untersuchungen und interventionelle Eingriffe durch, etwa eine Hälfte im Bereich „Zentralröntgen", das im RIS erfasst wird (das sind dann die Zahlen für Kapitel 8) und eine Hälfte im Bereich „Unfallröntgen". Die gesamte Dokumentation wird – bis auf die „Kochbücher" an den Modalitäten, die als mitgeltende Dokumente definiert sind – elektronisch geführt. Diese Qualitätsdokumentation ist auf allen Bildschirmen im ganzen Institut jederzeit einsehbar. Im Folgenden wird ein Abriss dieses Qualitätshandbuches mit wichtigen Dokumenten und Eckdaten vorgestellt, um die Bedeutung dieses Instruments für die Wertschöpfung zu demonstrieren. Manche Abbildungen sind auf Englisch.

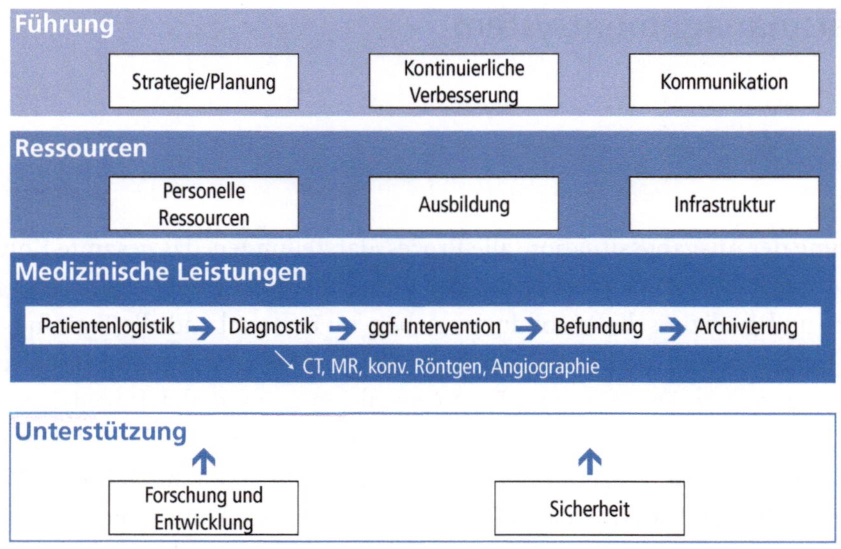

Abb. 7. Wertschöpfungsprozess in seiner Ausrichtung auf Patienten und Überweiser

6.1 Das Prozessnetzwerk

Die Führung ist verantwortlich für Strategie und Planung, kontinuierliche Verbesserung und Kommunikation. Sie kann Ressourcen ansprechen (mittlere Zeile). Die medizinischen Leistungen laufen als schlanke Prozesse in eine Richtung. Sie werden von „Forschung und Entwicklung" und „Sicherheit" unterstützt.

6.1.1 Wechselwirkungsmatrix

Die gegenseitigen Interferenzen der Prozesse können in solch einer Wechselwirkungsmatrix dargestellt werden. Sie ist dem Modell des Papiercomputers nach Vester nachempfunden (Vester 2000).

In Entsprechung des Leitbildes wurden strategische Ziele definiert und ihre Messgrößen dargelegt. Die Ausprägungen wurden und werden jedes Jahr neu definiert und die Maßnahmen zum Erhalt der Ausprägung festgelegt.

Die Verfolgung der zeitlichen Entwicklung der Messgrößen und Ausprägungen in den Bewertungskriterien war und ist allen Mitarbeitern gegenwärtig und entspricht einer Art jährlicher Cockpit-Darstellungen der Performance des Instituts, und wäre im EFQM-System in Form eines Führungs-RADAR abgebildet.

Prozess	ISO-Kapitel	Prozessinhaber	Strategie u. Planung	Patientenlogistik	Aufklärung	Computertomographie	Kernspintomographie	Kontrastmittelgabe	Konv. Röntgen	Unfallröntgen	Angiographie	Sonographie	Befundung	Befunderstellung u. Archiv	Klinische Forschung	Kontrastmittelforschung	Kommunikation	Dokumentenlenkung	Personal u. Schulung	Personal- u. Dienstplanung	Investitionsplanung	Beschaffung	EDV	Prüfmittel	Sicherheit	Summe B	Mittelwert B
Strategie u. Planung	5.4	Institutsleiter	X	4	4	5	5	3	5	5	5	5	5	5	5	5	5	3	5	2	5	3	5	2	1	92	4,2
Patientenlogistik	7.5, 5.5.7	Leiter Patientenlogistik	4	X	1	5	5	5	5	5	5	5	5	1	4	4	5	5	4	5	1	1	5	1	1	82	3,7
Aufklärung	7.2.3,	Ärztliches Personal	1	5	X	5	5	5	5	5	5	5	5	1	5	5	5	5	5	2	1	1	3	1	1	81	3,7
Computertomographie	7.5	RF CT	5	5	5	X	1	4	1	1	1	1	5	1	3	3	2	2	5	5	5	2	5	2	5	69	3,1
Kernspintomographie	7.5	RF MR	5	5	5	1	X	3	1	1	1	1	5	1	3	3	2	2	5	5	5	2	5	2	5	68	3,1
Kontrastmittelgabe	7.5	RF CT, MR, Angio, DSI	5	5	5	5	5	X	5	5	5	1	5	1	3	3	4	2	5	5	5	2	2	1	5	84	3,8
Konv. Röntgen	7.5	RF Konv. Röntgen	5	5	5	1	1	1	X	1	1	1	5	1	3	3	2	2	5	5	5	2	5	2	5	66	3,0
Unfallröntgen	7.5	Ltd. RT URÖ	5	5	5	1	1	1	1	X	1	1	5	1	3	3	2	2	5	5	5	2	5	2	5	66	3,0
Angiographie	7.5	Interventionalist, RF Angio	5	5	5	1	1	5	1	1	X	1	5	1	3	3	4	2	5	5	5	3	5	2	5	73	3,3
Sonographie	7.5	Ärztliches Personal	5	5	5	1	1	1	1	1	1	X	5	1	3	3	2	2	5	5	5	2	5	2	5	66	3,0
Befundung	7.5	Ärztliches Personal	5	1	5	5	5	5	5	5	5	5	X	5	5	5	5	5	5	5	5	2	5	1	1	95	4,3
Befunderstellung u. Archiv	7.5	Sekretariat	1	1	1	1	1	1	1	1	1	1	5	X	1	1	1	5	4	4	2	2	5	1	1	42	1,9
Klinische Forschung	7.3	Institutsleiter	5	2	5	3	3	3	3	3	3	3	3	3	X	3	5	3	4	4	3	3	3	3	2	72	3,3
Kontrastmittelforschung	7.3	Institutsleiter	5	2	5	3	3	3	3	3	3	3	3	3	3	X	5	3	4	4	3	3	3	3	2	72	3,3
Kommunikation	5.5	Institutsleiter	5	5	5	5	5	5	5	5	5	5	1	4	5	5	X	3	3	2	4	3	5	1	3	89	4,1
Dokumentenlenkung	5.5	Q-Leiter	1	5	3	3	3	3	3	3	3	3	4	4	4	4	4	X	3	1	1	2	4	1	1	63	2,9
Personal u. Schulung	6.2	Institutsleiter	2	3	4	5	5	5	5	5	5	5	5	5	5	5	5	3	X	3	1	2	4	4	4	90	4,1
Personal- u. Dienstplanung	6.2	Ltd. RT	1	5	5	5	5	5	5	5	5	5	5	5	4	4	5	1	1	X	1	1	3	1	1	78	3,5
Investitionsplanung	6.1	Institutsleiter	5	1	1	1	1	1	1	1	1	1	1	1	4	4	1	1	3	1	X	5	5	2	2	44	2,0
Beschaffung	7.4	Ltd. RT	1	2	1	3	3	3	3	3	3	3	3	3	3	3	1	1	2	2	3	X	3	1	1	51	2,3
EDV	6.1, 6.3	Ltd. RT	5	5	1	5	5	5	5	5	5	5	5	5	5	5	5	5	5	4	5	4	X	1	1	96	4,4
Prüfmittel	7.6	Ltd. RT	1	1	1	3	3	1	5	5	3	3	3	1	3	3	1	1	1	1	1	1	1	X	5	48	2,2
Sicherheit	6.4	Institutsleiter	1	5	5	5	5	5	5	5	5	5	1	1	4	4	1	1	2	1	1	3	5	1	X	71	3,2
Summe A			78	82	82	72	72	73	74	74	72	68	89	54	81	81	72	59	86	76	72	51	91	37	62		
Mittelwert A			3,5	3,7	3,7	3,3	3,3	3,3	3,4	3,4	3,3	3,1	4,1	2,5	3,7	3,7	3,3	2,7	3,9	3,5	3,3	2,3	4,1	1,7	2,8		

Abb. 8. Wechselwirkungsmatrix des Instituts

6

Leitbild	Strategische Ziele	Messgröße	Zielkennwert	Maßnahmen
PATIENTEN Wir behandeln unsere Patienten so, wie wir behandelt werden wollen! Sie haben ein Recht auf • Information und Aufklärung • freundliche und kompetente Behandlung • Wahrung der Intimität und Diskretion	• Konstante Untersuchungszahl • Informierte und zufriedene Patienten u. Patientinnen	• Untersuchungszahl • Ergebnis aus Zuweiserbefragung • Interne Aussagen und Kommentare: Anzahl Patientenlob und Beschwerde	+/– 5% (250 000 Untersuchungen) konstant zu Zuweiserbefragung 2004 > 1 Lob < 5 Beschwerden	• Infrastruktur lenken • Überprüfen der Informationspolitik • Ressourcen umverteilen (ggf. Erweiterung) • Patientenzufriedenheit kontrollieren
ZUWEISER Die Zufriedenheit der Zuweiser ist uns wichtig! Wir haben die Pflicht zu • ständiger Erreichbarkeit der Ansprechpartner • Einsatz der schonendsten Untersuchungsmethodik • Flexibilität und Vergabe kurzfristiger Termine	• Hochgradig zufriedene Zuweiser • Klinische Visiten • Geeignete Gerätschaft mit hoher Verfügbarkeit	• Befundgeschwindigkeit • Anzahl der am selben Tag befundeten Untersuchungen • Überweiserbefragungen • Anzahl der klinischen Visiten • Gerätedurchschnittsalter	4 Stunden ± 2 Stunden > 85 % alle 2 Jahre täglich Urologie, Intensiv, Unfall, 3M/Ev 1/Woche; Ortho, Neuro/NCH, Kinder, 1. Med Abt. 8 Jahre +/– 1	• Überprüfung des Befundungsprozesses • Intensivierung des Überweiserkontaktes • Geräteersatz
MITARBEITER Nur motivierte Mitarbeiter sind gute Mitarbeiter! Wir gestalten unser Umfeld mit • Freundlichkeit, Teamgeist und Kommunikation • Wertschätzung, Respekt und Loyalität • gegenseitiger Motivation, Ausbildung und Toleranz	• Mitarbeitertreue • Mitarbeiter-engagement • Hohe Mitarbeiterqualifikation • Facharztprüfung für alle Ärzte • Hohe Befundqualität	• Fluktuationsrate • Teilnahme an externen Ausbildungsveranstaltungen • Anzahl Verbesserungsvorschläge • Anzahl der Krankheitstage • Anzahl der Bewerbungen • Qualität der Bewerbungen • Anzahl der Facharztprüfungen • Visitierung von CT, MR	< 8 % > ∅ 2 pro MA/Jahr > ∅ 1 pro MA/Jahr < ∅ 10 pro MA/Jahr 5 +/– 2 2 pro Jahr 80 +/– 10 %	• Überprüfung der Ressourcen • Intensivierung der Mitarbeitergespräche • Überprüfung der Außendarstellung des Institutes • Verstärkte Teilnahme an Kongressen und Messen • Beibehaltung der Visitierungssystematik für die Oberärzte

Abb. 9. Strategische Ziele und ihr Zielerreichungsgrad – Bewertungs- und Zieleblatt 2005

Tabelle 13. Kernkompetenzen für alle essentiellen Partner

Was haben wir besonderes zu bieten, wo sind wir absolut stark, wo sind wir unabkömmlich (was hat der Lutz was ich nicht hab')
Wichtung: 1 bis 10 (10 = Alleinstellungsmerkmal)

	Radiologische Kernkompetenzen	Kompetenzen der Fachabteilung (Spiegelung)	Wichtung
Radiologie	Qualitätsmanagement ZRI	Ökonomische Sicherung im Haus	10
	Doppelbefundung	Medizinische Sicherung	10
	Telemedizin	Medizinischer Beistand	03
	Vorhaltefunktion für Gesetz, Arzt, Patient, Frau, Mitarbeiter „das frau drauf schaut, das frau hat, was frau braucht"	Männliche Pflicht	09
Ärztliche Direktion	Strahlenschutzbeauftragung	Pflicht	05
	Dosimeterverantwortlichkeit	Lästige Pflicht	02
EDV	De-facto-externe-Mitarbeiter für EDV, KIS, RIS, PACS	Notwendigkeit	08
	Informationstechnologie	Hohe Notwendigkeit	09
MTF-Schule	Medizinisch wissenschaftlicher Leiter	Hohes Niveau	08
	Vortragende	Sollstundenplan	05
Anästhesiologie, IMCU, IBS	Vitalradiologie	Vitalmedizin	09
	Schmerztherapie	Schmerztherapie	08
	Intervention	Notmedizin	08
Augenabteilung	HR-CT und HR MR Orbita	Fremdkörperlokalisation Orbitachirurgie: Basedow Orbitatumoren Frakturen	08
	Hirnnervenstudien, Neuro-ophthalmologie	Strabismus und Amblyopie Augenmuskelparesen Opticusneuropathien Neurovaskuläre Erkrankungen Sehbahnläsionen	10
	Bewegungsstudien, Okuloplastische Chirurgie	Neuromuskuläre Motilitätsstörungen FH Hagenberg – Projekt Lidfehlstellungen Lid- und Bindehauttumoren Facialisparese Blepharospasmus Tränenwegserkrankungen Ästhetische Blepharoplastik	10
Chirurgie	Gesamte Angiologie	Gefäßchirurgie	08
	Gesamte Gefäßintervention	Gefäßchirurgie	08
	Aorten- und iliacale Stentgrafts	Gefäßchirurgie	10
	Virtuelle Colonoskopie	GI Schwerpunkt	10
	MR-Enteroklysma	Gastroenterologie	08
	Gallenwegsdränagen und -stents	Gallenwegserkrankungen, Tumore	10
	Mammadiagnostik und -intervention	Mammacenter	06
	MR gezielte Mammabiopsie / -lokalisation	Mammatumoren	10
	CT-gezielten Dränagen	Gastroenterologie, Thoraxchirurgie	08
Dermatologie	Low Dose Screening	Melanomstaging	04
	Small Parts Ultraschall Phlebographie / Duplexsonographie	Kapitel 6 der Speciality Dermatology VEMS, ÖÄG und Ausbildungsverordnung	04

	Radiologische Kernkompetenzen	Kompetenzen der Fachabteilung (Spiegelung)	Wichtung
Gynäkologie und Geburten	Tumordiagnostik im MR	Ovarialkarzinomchirurgie	07
	Beckenbodenmessung	Inkontinenzchirurgie Beckenbodenrekonstruktion	08
	Hochauflösender US und MR	Endometriosetherapie Cervix – Endometriumcarcinom – Chirurgie	08
	Fötale Nabelschnurumschlingung	Pränatale Diagnostik	09
Herzchirurgie	Herz MR (prä- und postoperative Abklärung)	Akutversorgung	10
	Carotisabklärung inkl. Stents	Perioperativer Service	10
HNO	Coronale CT der NNH	Nasennebenhöhlenchirurgie Schädelbasischirurgie	07
	Videokinematographie	Schluckmeister	08
	Hochauflösende MRT des Gesichtsschädels / Halses	Head- and Necktumore Cochleaimplantate Schädelbasischirurgie	10
	Epistaxis und Tumore: Embolisation	Gefäßmissbildungen Blutungen Gefäßtumoren	10
	Dünnschicht HR CT	Gehörumfassende Operationen Gehörnervenstörungen Elektronische Hörgeräte	
Kinder- und Jugendheilkunde	Narkose MR	Hirntumore, Dysplasien	03
	Telemedizinische und Interne Second Opinion	Connections zum Knowhow	05
1.Med Dialyse	KM-Knowhow	Dialyse rund-um-die-Uhr-Dienst	05
1.Med Onkologie	LowDoseScreening CT Hochwertige MR Diagnostik Abdomen	Onkologisches Center	05
	Therapeutische Spezialverfahren, z.B.: Embolisation, LITT	Lebertumoren, Metastasenchirurgie	08
2.Med	Thoraxteam Lungendiagnostik und -biopsie	Pulmologisches Center	09
	Gallenwegsdränagen und -stents	Gastroenterologie	10
Nuklearmedizin	CT Part im PET CT	Onkologie	10
3.Med Cardiologie	Herz MR Herz CT	Perfusion/Vitalität Coronarien: Lumen Wand Flow Coronary flow reserve	10
	Interdisziplinäres Cardiac Imaging Center	Cardiac Schwerpunkt des Hauses	10
	Cardiac Ablationstherapie	Cardiac Intervention	10
Kiefer	Dental / Kiefer CT mit 3 D Rekonstruktion	Skelettale Dysgnathien	08
	HR CT und MR	Traumatologie Tumorchirurgie	08
Neurochirurgie	Neurointervention Funktionelle MR (Diffusion, Perfusion, BOLD Imaging)	Cerebrovaskulären Erkrankungen	10
	Spektroskopie	Hirntumoren, Entzündungen	10
	Schmerztherapie inkl. Vertebroplastie	Degenerative WS Erkrankungen	10
	Neuronavigation	Schädel-, Hirn- und spinale Tumore	10
	Kinematik der Wirbelsäule	Diskusprolaps, Fusionsoperationen	10
	Rund-um-die-Uhr-Dienst	Notaufnahmen	10

	Radiologische Kernkompetenzen	Kompetenzen der Fachabteilung (Spiegelung)	Wichtung
Neurochirurgie	MR-Neurographie	Periphere Nerven	10
	Neurofunktionelle Bildgebung mit Flowmessung	Hydrocephalus, NPH	10
Neurologie	Siehe Neurochirurgie mit Überschneidungen	Stroke Unit	10
	Hochwertige CT und MR Diagnostik	Normal appearing white matter (NAWM) Erkrankungen des ZNS Periphere Nerven Neuromuskuläre Endplatte	10
	Multiple Sklerose Spezialwissen	MS-Spezialeinheit	10
Orthopädie	Orthopädische Spezialaufnahmen	Operationen des Bewegungsapparates	05
	CT-Navigation	Endoprothetik der Gelenke	10
	CT gezielte Punktionsdiagnostik	Histologische Abklärung (Entz. – TU)	10
	Knorpeldiagnostik	Knorpeltransplantationen	10
	HR MR Diagnostik	Behandlung von Entzündungen Tumore der Knochen und Gelenke Postoperativer Meniskus Discus triangularis Labrum acetabulare	08
	MR Kinematographie	Kinematik des Handgelenks	10
Unfallabteilung	Vitalradiologie	Vitalversorgung	09
	Level One Traumadiagnostik	Traumacenter	09
	Becken-Bein-Rotationsmessungen		09
Urologie	Leeraufnahme, IVP, MCU, CT, MRT	Steindiagnostik Tumoren Funktionsdiagnotik	08

6

6.1.2 Bewertungs- und Zieleblatt (Abb. 9)

Sämtliche Kriterien, also Leitbild, strategische Ziele, Messgrößen, Ausprägungen und Maßnahmen, werden in der Vorstellung der Qualitätsdokumentation dargelegt.

6.1.3 Kernkompetenzen (Tabelle 13)

Kernkompetenzen sind definiert als: „Was haben nur wir Besonderes zu bieten, wo sind wir absolut stark, wo sind wir unabkömmlich".
Die Gewichtung erfolgt in Punkten: 1–10, 10 Punkte ist ein Alleinstellungsmerkmal.

Die radiologischen Kernkompetenzen wurden über alle wesentlichen Partner und alle klinischen Teilschwerpunkte der medizinischen Radiologie bewertet. Die Tabelle (2005) ist komplett wiedergegeben. Möglichst viele Alleinstellungsmerkmale aufzuweisen ist ein persönlicher professioneller Wunsch des Autors.

6.1.4 Leitbild (Kapitel 5.4, Seite 59)

Das Leitbild wurde von der Mannschaft allein erstellt. Es umfasst vier Dimensionen:

- Patienten
- Zuweiser
- Mitarbeiter
- Gesellschaft

Der Autor hätte bei der Erarbeitung des Leitbildes gerne Führung, Strategie, Partnerschaften, Ressourcen, Prozesse, Lieferanten, Umwelt und Energie, möglicherweise auch Behörden und Ämter implementiert. Das Leitbild wurde aber auf vier Dimensionen reduziert, die jeweils drei Charakteristika aufweisen sollten.

Es ist ein recht ordentliches Leitbild. Patienten haben Rechte, die Radiologie hat Pflichten, Mitarbeiter motivieren einander durch Gestaltung ihrer Umwelt (was sehr richtig ist) und wir arbeiten alle im Interesse der Gesellschaft.

6.1.5 Organigramm

Im Folgenden ist das letzte Organigramm vor Veröffentlichung des Buches abgebildet (Abb. 10). Es ist selbsterklärend. Warum die Englische Version gewählt wird? Weil die Sprache so cool fließt, z. B.: „legal entity" … Oder „nursing assistants" statt Pflegehelfer … Und weil die Begriffe zur Kollegialen Führung so freundlich den Tatsachen entsprechen.

Tabellen 14 und 15 zeigen die Zunahme des Zeitaufwands im Ausmaß von 25 % von 2004 auf 2005, und eine weitere Zunahme des Zeitaufwands von 2005 auf 2006 um 30 % für die „Saalaufnahmen", also die Röntgenaufnahmen im Bett!

Es muss immer ein Ausbildungs-Oberarzt, also ein Oberarzt mehr als die Anzahl Assistenzärzte vorhanden sein. 2005 war eine Änderung dieser Regelung insofern eingetreten, als der Autor, weil er immer auch am Tisch steht, seitens der Ärztekammer als Ausbildner in diese Struktur integriert worden ist. Zum Zeitpunkt der Veröffentlichung versorgen sieben Oberärzte (plus Chef, sind acht) und neun Assistenzärzte in Rotation das Haus. Dabei ist die Rotation so aufgebaut, dass ein Assistenzarzt auf Gegenfach und ein Assistenzarzt im Rahmen einer extramuralen Kooperation zur Ausbildung bei einem niedergelassenen Radiologen ist.

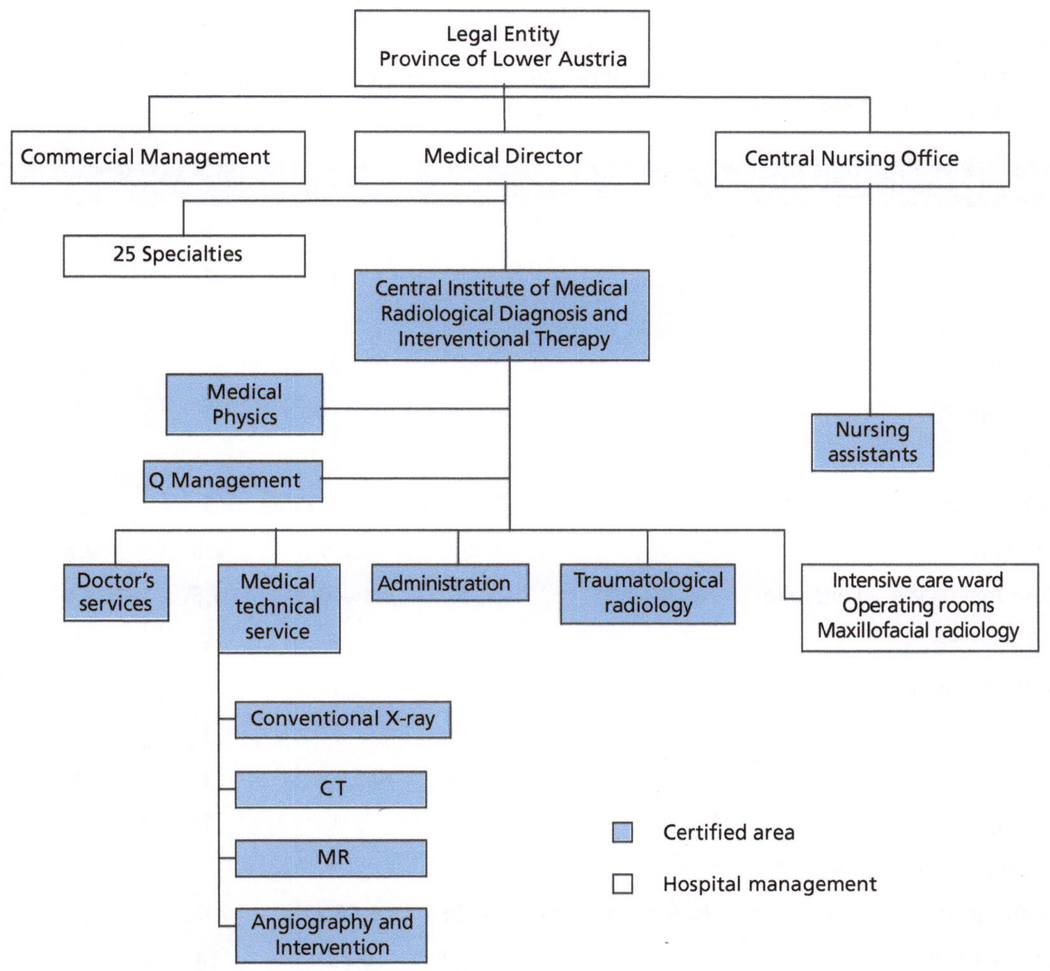

Abb. 10. Organigramm unserer Röntgenabteilung

6.1.6 Schnittstellen

Als zentraler Dienstleistungsbetrieb hat eine Abteilung Radiologie sehr viele Schnittstellen, bei denen das Institut sowohl als Lieferant, als auch als Kunde auftreten kann. Beschreibungen dieser Schnittstellen finden sich in einem Dokument, das in sechs Kapitel eingeteilt ist: Kapitel A umfasst die EDV mit KIS, RIS und Teleradiologie, Kapitel B die Apotheke, Kapitel C die Materialverwaltung, Kapitel D die Stationen, Kapitel E die Operationssäle, Kapitel F den technischen Servicedienst. Einzelheiten würden hier den Rahmen sprengen.

Tabelle 14. Minimalbesetzung. Demonstration der Mindestbesetzung zum Funktionieren der Radiologie als „Öl im Hochleistungsmotor Krankenhaus". Tatsächlich funktioniert eine Radiologie im Krankenhaus dann richtig, wenn man ihre „ganz normale" Aktivität nicht bemerkt, wenn also die Arbeit „just in time" erfolgt.

Modalität/Tätigkeitsbereich	2005	2006		2007
CT Turnus	7 + 1	8 + 1	9	9
PACS	1	1	1	1
CT Raumführung (I+II)	1	1	1	1
CT ZRI	2	2	2	2
Leitende RT	1	1	1	1
EDV			1	1
MR Turnus + 3 Med Notaufnahme	6 + 0,75	6 + 2,75	9	9
MR SBZ	2,5	2,5	2,5	2,5
Terminvergabe + Leitstelle	1	1 + 0,5	1,5	1,5
HR + OP Pav 1	2	2	2	2
Station Pav. 1 + 2	1	1	1	1
Thoramat	1	1	1	1
DSI + Niere	0,5	0,5 + 0,5	1	1
Sonographie	1	1	1	1
Derzeit in Einschulung	2			
Angiographie Wechseldienst + Rufbereitschaft	6,66	6,66 + 1	7,66	7,66
Unfall Turnus + OP	16,75	16,75 + 1	18	18
IBS + IMCU + 3. Med Intensiv + Stationen	0	2	6 + 2	6 + 2
	54,16	60,16	67,66	67,66
Dienstpostenplan	54	60		

6.2 Kundenorientierung

In einem eigenen Kapitel des QM-Handbuchs ist das Netzwerk der Geschäftsprozesse der Radiologie geregelt. Es ist Teil der Leitungsverantwortung, die Prozessführung kundenorientiert zu gestalten, was bedeutet, dass sich alle Tätigkeiten im Unternehmen unter Beachtung wirtschaftlicher Aspekte am Kundennutzen orientieren (vgl. Kapitel 5). Kunde der Radiologie ist, wie wir jetzt wissen, der einweisende klinische Kollege.

Auf die Ermittlung der Kundenbedürfnisse sowie deren Einfluss auf die Qualitätspolitik des Instituts wird unter anderem in der Managementbewertung eingegangen. Die Kun-

Tabelle 15. Personalbedarf für mobile Radiologie

Anzahl der Stationsröntgen	2004	2005 (bis 21.10.)	2005 (Hochgerechnet)	2006 (voraussichtlich)
ZRI	2721	4667	5794	Entwicklung: Notaufnahme Intensivbereiche > 20000
Unfall	10138	7649	9597	
Gesamt	12859	12316	15393	
Zeitaufwand bei 25 Min pro Untersuchung inkl. Leistungserfassung	14,7 Stunden pro Tag		17,6 Stunden pro Tag	22,8 Stunden pro Tag

denbedürfnisse und -erwartungen wurden in Form schriftlicher Forderungen spezifiziert und laufend während aller Beobachtungsjahre durch

- schriftliche Zuweiserbefragungen,
- schriftliche Patientenbefragungen und
- strukturierte Interviews der Patienten während ihres Aufenthalts ermittelt.

6.2.1 Verantwortungen und Befugnisse

Verantwortungen und Befugnisse von leitendem, ausführendem und prüfendem Personal sind in den **Stellenbeschreibungen** dokumentiert. Wechselbeziehungen von Personal und Zuordnungen der Stellen zu den jeweiligen Mitarbeitern sind im Organigramm und in den Arbeitsanweisungen festgelegt. Auf die Arbeitsanweisungen wird hier näher eingegangen, wobei im Folgenden **ein stark verkürztes Verzeichnis der wichtigsten Arbeitsanweisungen** aufgeführt ist, um sich ein Bild vom Umfang der Dokumentation im QM-System machen zu können.

Tabelle 16. Eine kurze Liste essentieller Dokumente

Detaillierte Arbeitsanweisungen gibt es für die Kapitel:
• Führung,
• Dokumentenlenkung
• Kommunikation
• Ressourcen
Personal und Schulung
Dienstpläne
Ermittlung der Fähigkeiten von Turnusärzten
Investitionsplanung
Beschaffung
Aufbau EDV
Wartung EDV
RIS- Administration
Störungen EDV
Prüfmittel
Leistungsprozesse
KM-Gabe
Stufenaufklärung
Korrekturbefund
Normalbefund
Spracherkennung
Schalter und Archiv
Sekretariat
Allgemeine Tätigkeiten im CT
Allgemeine Tätigkeiten im MRT
Allgemeine Tätigkeiten in der DSI
Allgemeine Tätigkeiten im Hauptarbeitsraum
Allgemeine Tätigkeiten in der Sonographie
Allgemeine Tätigkeiten im Nierenraum
Allgemeine Tätigkeiten im Thoraxraum
Kochbuch Angiographie/Intervention
Befundprotokolle
Standardbefunde

Unterstützende Prozesse
Klinische Forschung
KM-Forschung
Not- und Zwischenfälle
Sicherheit im Institut
Prozessvalidierung

Kontinuierliche Verbesserung
Interne Audits
Fehlermeldesystem

6.2.2 Stellenbeschreibungen

Die Stellenbeschreibungen sind für alle Chargen und Räume ad Personam ausgeführt: Terminvergabe, Sekretariat, Archiv, konventionelles Röntgen, CT, MRT, DSA, leitende MTD, Turnusarzt in Fachausbildung, Oberarzt, Raumführung, Pflegehilfe, Reinigungspersonal, medizinische Physik, externer Oberarzt für Kooperationsprojekt, Vorstand Radiologie.

Im Folgenden sind Aufgaben und Verantwortungen des Autors aus seiner Stellenbeschreibung dargestellt.

Stellenbeschreibung der Leitung Radiologie

Aufgabenbeschreibung

- Planung, Koordination und Kontrolle: Interne und externe Organisation
- Radiologische Visitierung, Vidierung und Befundung
- Eigene Weiterbildung, Ausbildung unter laufender Anpassung an das sich entwickelnde Berufsbild, Sicherstellung der berufsorientierten Ausbildung
- Spezialeingriffe, Einführung neue Untersuchungsprotokolle
- Budgetierung, Ressourcenverteilung und Controlling.
- Kommunikation und QM
- Überwachung der Aus- und Weiterbildung des gesamten Personals
- PR und Publikationen der Forschungstätigkeiten
- Wahrnehmung der Kooperationen: ÖRG, WU- Wien, ACR, DRG, RSNA, Direktion, NÖGUS, Magistrat, Landesregierung
- Auswahl der Bewerber nach Kriterien der Berufseignung
- Fachbereichsübergreifendes Schnittstellenmanagement (Koordination)

Ausbildung unter Einhaltung der Qualitätsstandards.
Einhaltung des Disziplinarrechts.

Gesunderhaltung des Umfeldes für MA, Patienten und Überweiser
Verantwortung für das finanzielle Umfeld.

Stellvertretung:
Fachlich: alle Ärzte, je nach Kenntnisstand
Organisatorisch: Leitende MTD, Q-Leitung

Spezialaufgaben:

- Qualitätsbeauftragter
- Strahlenschutzbeauftragter
- Aus- und Weiterbildungsbeauftragter im Institut
- Interventionelle Radiologie inkl. aller Eingriffe
- Facharztprüfungskommission und internationale Gremien
- Gutachtertätigkeit
- Medizinisch wissenschaftliche Leitung der MTF- Schule
- Mitwirkung bei der Planung der strukturellen Veränderungen

Verantwortung und Kompetenzen

- Gesamtverantwortung für Medizin und Organisation
- Weisungsberechtigung für den gesamten Geltungsbereich
- Disziplinarverbindlichkeit für das gesamte Personal
- Budgetentscheidung
- Letztbefundungskompetenz (der Chef hat immer recht, hihi)

6.2.3 Managementbewertung

Die Angemessenheit und Wirksamkeit aller Elemente des Qualitätsmanagement-Systems sowie die Eignung zur Erfüllung der Anforderungen der ISO 9001:2000 Norm werden in regelmäßigen Abständen durch die Institutsleitung überwacht. Eine Managementbewertung 2005 ist hier original wiedergegeben. Sie dokumentiert den Zeitgeist des Berichtsjahres und die Dynamik der Entwicklungen.

Managementreview 2005

Durch den zunehmenden Druck im Gesundheitswesen ist das Management der Radiologie einem unerbittlichen Arbeitstempo unterworfen worden. Entscheidend für die Salutogenese waren 2005 neue Ideen und die Fähigkeiten, Managementvorgaben zu verwirklichen:

1. Konzentration auf Kernaufgaben,
2. Komplexitäts-Reduktion sowie
3. Kultur-, Klima- und Konfliktmanagement.

Die Abläufe sind optimiert. Neue hochwertige Materialien haben nachweislich zu einer weiteren nachhaltigen Verschlankung der Prozesse geführt. Die Kosten des Materials haben sich in den vergangenen zehn Jahren insgesamt verdrittelt! Die Akquisition von Daten im Managementinformationssystem wurde den Gegebenheiten angepasst.

Strategie und Planung

Was man strategisch verbockt hat, kann man operativ nicht aufholen.

Strategie und Planung waren 2005 deshalb keine mystischen Vorhaben der obersten Leitung, sondern wurden in den QD-Sitzungen offen besprochen: GLASNOST!

1. Periodisch operative Ziele aus dem Leitbild in der Praxis prüfen!
2. Nachhaltige Erfolgspotentiale bestimmen und gleich anwenden!
3. Realitätsnah und problemorientiert ideologisch führen!
4. Bildung von Kooperationen!
5. Transparenz und Vertrauen!

Die für den Unternehmenserfolg entscheidend qualifizierten Arbeitskräfte sind zunehmend Menschen, die sich nicht im herkömmlichen Sinne managen lassen. Die Herausforderung, qualifizierte Kräfte zu finden und zu halten, oder unsere Talente und Ressourcen zu vergeuden, wurde 2005 besonders bedeutsam. Maschinen zu kaufen, ist einfach. Das zugehörige Know-how zu entwickeln und zu halten, ist schwer!

Die Institutsleitung hat 2005 bis 2008 zu Jahren vertiefter Ausbildung aller Mitarbeiterinnen und Mitarbeiter erklärt: Zuwendung und Mitverantwortung als Werkzeuge der Personalentwicklung!

Wachstum in Zahlen wird nicht mehr als strategische Option eingestuft!

Patientenlogistik

Hier ist vor allem das SAP-Problem anzusprechen. Es gab über 100 zugehörige Fehlermeldungen. Die Kooperation mit den Stationen wurde sehr schwierig. Dies betraf vor allem Kommunikation und Koordination, aber auch die fehlenden Schulungen auf den Stationen. Hier hat die Radiologie eine Menge Kraft investiert, um einzugreifen und Beschwerden abzuarbeiten.

Der zweite Schwachpunkt ist die Tele-Radiologie. Sie steht neben dem Gesetz und vernichtet radiologisches Know-how! Sie ist kein Ersatz für Kompetenz vor Ort, sondern bestenfalls eine kurzfristige Notlösung. Sie muss auf ein Mindestmaß eingeschränkt werden!

Computertomographie

Lung Care, virtuelle Coloskopie, Cardiac/Coronar CT, Dental 3D, Bandscheiben-LITT, 3D-InSpace, Dual Energy fordern die intellektuellen Ressourcen. Positiv ist hervorzuheben, dass jetzt zwei CT laufen: der 16-Zeiler als Akut- CT rund um die Uhr und der 64-Zeiler für hochwertige Applikationen. Problematisch ist der 16-Zeiler, weil er für die Anforderungen des Hauses, wie sich herausstellt, und obwohl er zum Zeitpunkt der Ausschreibung das tollste Gerät war, viel zu langsam und für beatmete Patienten zu eng ist.

Kernspintomographie

Knorpeldiagnostik Knie/Hüfte, Cardiac Realtime, HR MRMammographie, HWS Kinematik, Hand Angio, WS Meniscoide, IMR, fMRI, DTI, 1H-Spektroskopie. Und alle 3.0T Routine-Protokolle! Wir sind ein Ausnahme-Institut, in dem ein 3.0T-MRT im Nachtdienst lauffähig ist! Narkoseapparat und großes Upgrade am 3.0T MR sind 2006 vorgesehen.

Konventionelles Röntgen

Der **Thoramat** ist glücklich 25 Jahre alt geworden. Das Gerät wurde 1981 installiert. Es gibt jetzt keine Ersatzteile. Im gleichen Raum wie der Thoramat ist auch die **Mammographie** schon recht alt. Sie wird nur für vereinzelte Untersuchungen und für Präparatradiogramme verwendet. Das Mamma-Konzept des Hauses sieht diesen Bereich extramural vor, ein moderner Ansatz zur Integration der Versorgungsbereiche!

Die **Durchleuchtung** ist 15 Jahre alt, ein technisches Unikat, immer noch für 1233 Leistungen des Jahres 2005 gut!

Im **Nierenraum** werden ebenfalls noch Patienten untersucht! Er ist hinten am ehemaligen Hauptarbeitsraum angedockt, der seit 5 Jahren Baustelle ist.

Wir verfügen unverändert über zwei **Ultraschall**-Maschinen, ein Acuson aus dem Jahre 1992, und ein HDI 5000, das zwar nur 4 Jahre alt ist, aber für den Ankauf so abgerüstet wurde, dass wichtige Funktionen fehlen.

Unfall-Radiologie

Es gibt ein eigenes kleines Büchlein mit dem Titel „Probleme des Unfall-Röntgen", die sich vorwiegend dadurch auszeichnen, dass die Ärzte im Haupthaus das Röntgen gar nicht zurückhaltend als Mädchen für Alles missbrauchen. In den Operationssälen wurden vier neue C-Bögen angeschafft. Keiner hat mit uns überlegt, wer sie betreuen soll. **Ohne Überstunden ist im Röntgen schon jetzt nichts zu machen. Sechzehn medizinisch-technische Posten mehr werden ab Sommer 2006 gebraucht werden, nur, um unsere Verbindlichkeiten auftragsgemäß wahrzunehmen.**

Notaufnahme

Die Notaufnahme braucht eine Ärztebesprechung, allein, wir wissen nicht, woher freie Zeit nehmen. Die Notaufnahme hat großen Bedarf an einer eigenen kompakten radiologischen Versorgung, allein, unser seinerzeitiges Anliegen, die Prozesskette mit höchster Kompetenz zu beginnen und diesen Bereich womöglich nach ISO-Norm zu zertifizieren, wurde abgelehnt. Patienten werden ohne Oberarzt-Visum zur Akut-Abklärung vorgestellt.

Diese Methode ergab in drei Monaten 142 Fehlermeldungen. Eine Standortbestimmung und eine Bestimmung des Zukunftsbilds der Unternehmung „Radiologie in der Erstversorgung“ müssen 2006 für die Folgejahre festgehalten werden.

Saalaufnahmen

Die Röntgenaufnahmen im Bett sind für die radiologischen Ressourcen zu einem Problem geworden, weil sie im Verlauf der letzten zwei Jahre um 53 % zugenommen haben. Ein eigenes Dienstrad ist allein dafür erforderlich! Anfangs 2006 wird ein eigener Fragebogen ausgegeben werden, um diesen Bereich zu hinterfragen und statistisch zu erfassen.

Angiographie

Die große uniplanare Angiographie-Anlage im ZRI ist 14 Jahre alt. Für die neue, zweite Anlage im Schnittbildzentrum, die schwerpunktmäßig für Neuro-Interventionen ausgelegt ist, fehlt das Monitoring. Ein Narkosegerät ist auch nicht da. Eine Mannschaft ausgezeichneter technischer Mitarbeiter betreut beide Sites synchron, nämlich die alte Anlage und die neue. Akute Interventionen beim Aortenaneurysma, Stenting der Carotis, das große Feld der Neuro-Interventionen, Aneurysma-Coiling setzen neue Qualitäts-Maßstäbe! Radiologische Leistungen sind hier von langjährig gepflegten Kernkompetenzen unterlegt!

Kommunikation

Die interne Kommunikation ist über die Qualitätsmanagementdatenbank geregelt und wird regelmäßig eingesehen. Alle Protokolle sind aktualisiert. An allen drei Sites, also Zentralröntgen, Schnittbildzentrum und Unfallröntgen, wird die interne Kommunikation aktiv wahrgenommen. Problematisch erscheint die Tatsache, dass wenig Möglichkeit besteht, alle gleichzeitig zu einer Besprechung auszubringen, weil durch die Arbeitszeitregelung immer jemand Wichtiger fehlt. Interdisziplinär hat die ungeregelte und ungeplante Kommunikation dafür zugenommen. Ein penibles Ressourcen-Management wird 2006 erforderlich sein.

Personal und Dienstplanung

Das gesamte Personal, inkl. SBZ und Unfall wurde in die Personaldienstplanung integriert. Auch die Zentral-OP sind hier erfasst. Das Haus B ist unterprivilegiert, da seitens der Bauleitung (unabsichtlich?) kein Röntgenpersonal eingeplant worden ist.

Investitionsplanung

Investitionsplanungen erfolgen zur Adaptation und Sicherstellung der Ressourcen zum einen und zum Erhalt der medizinisch-technischen Erfordernisse des Instituts zum anderen. Im Jahre 2005 ist dem Institut allerdings die Investitionsplanung mehr oder minder aus der Hand genommen worden. Es fehlen Ende 2005 daher die Anpassungen und/oder Aufrüstungen an sehr vielen Geräten und Modalitäten. So sind an den Großgeräten allein zum Zeitpunkt der Schriftsetzung dieses Berichts mehr als eine Million Euro für Upgrades fällig. Bei 209 000 Untersuchungen mit Opportunitätskosten von 18 Millionen Euro zum Kassentarif wäre eine Re-Investition in Werkzeuge kaufmännisch vernünftig!

Sicherheit

Der Punkt Sicherheit wurde im QM als eigene Funktion abrufbar gestaltet. Alle Arten Kontrastmittel-Zwischenfälle werden in die Statistik aufgenommen. Es wurden neue, vereinfachte Sicherheitsrichtlinien für Notfallkoffer und lebenserhaltende Geräte geschaffen. Sicherheit war auch ein ständiges Thema der Mitarbeiterorientierungsgespräche: nur in Sicherheit können wir alle unsere Fähigkeiten entfalten. **Nur in Sicherheit werden bedarfsbezogene Leistungen fachgerecht mit angemessener Qualität erbracht.**

Kontinuierliche Verbesserung

Im Jahre 2005 sind über 1000 Meldungen eingegangen. Die kontinuierliche Verbesserung ist das Herz des Instituts und wurde sehr gut angenommen. Ausdruck unserer fachlichen Kompetenz war auch die Ehrung von Prof. Salomonowitz am RSNA 2005 in Chicago, er wurde „Grand Winner" des RSNA. Bei diesem Wettbewerb geht es ausschließlich um Expertenfragen und besonders seltene und schwierige Diagnosen.

Interne Audits

Am 18. Mai 2005 wurde von der SGS dem Institut für Medizinische Radiologie Diagnostik und Interventionelle Therapie das Zertifikat 0201-11515 ausgestellt, das nunmehr bis 17. Mai 2008 Gültigkeit besitzt.
Der Auditbericht ist extra einzusehen. Das Audit verlief gut.
Wir sind stolz auf unsere Leistung.

Kundenzufriedenheit

Der Hauptkunde des Instituts ist die Gruppe der Überweiser. Im Sommer 2006 wird erneut eine große **Zuweiserbefragung** durchgeführt. Mitte 2006 wird weiters eine **Mitarbeiterbefragung** durchgeführt. Die Auswertung dieser Befragungen wird im nächsten Management Review publiziert.

Gesamteffizienz und Effektivität des QM-Systems werden mit „sehr gut" beurteilt. Ergebnis bedingt Prozess bedingt Struktur!

Der Durchdringungsgrad des Qualitätsmanagement im Institut ist sehr hoch. Jeder Einzelne ist mit der EDV vertraut und arbeitet im QM-System. Es wurde 2005 eine neue Datenbank installiert, 2006 wird ein großes Upgrade erfolgen. So wird sichergestellt, dass das aufgebaute QM-System keine Qualitätsverluste zulässt, und sichergestellt, dass auch 2006 und in Zukunft – datenbasiert und nicht intuitiv – eine weitere Qualitätsverbesserung erlebt werden kann.

6.2.4 Kommunikation intern

Ziel und Zweck einer Arbeitsanweisung zu diesem Thema ist die **Sicherstellung** eines geregelten **Informationsflusses** innerhalb der Abteilung.
Kapitel A – Technisches Personal und Sekretärinnen: Mitte des Monats allgemeine Dienstbesprechung
Kapitel B – Pflegehelfer und Archiv: Ebenso
Kapitel C – Dienstbesprechung der Ärzte: Termin wird mindestens einmal monatlich vereinbart, inkludiert Kontrolle der Dienstplanerstellung
Kapitel D – Jährliche Gesamtpersonalbesprechung
Kapitel E – Qualitätsteamsitzungen: Alle zwei Wochen
Kapitel F – Anschlagbrett: Mitteilungen der Qualitätsleitung, der Hygiene-Beauftragten, des Fortbildungsbeauftragten, der leitenden RT und Bekanntgabe der Rundschreiben
Kapitel G – Allgemeine Informationswand: Steht allen Mitarbeitern für Aushänge zur Verfügung, vom Konzert, das veranstaltet wird, bis zur Geburtsanzeige
Kapitel H – Post: Post wird nach Berufsgruppen sortiert und persönlich ausgeteilt
Kapitel I – Elektrische Türen: Bedienungsanleitungen als mitgeltende Dokumente, Schulungen, Reserveschlüssel
Kapitel J – Telefonanlage
Kapitel K – Stentophon und Pager
Kapitel L – Dolmetscherliste

Alle Besprechungen und Bewegungen, sowie deren Ergebnisse werden als Protokolle in der Qualitätsdokumentation erfasst.

6

6.3 Qualitätspolitik und Qualitätsziele

Qualitätspolitik und Qualitätsziele sollen als **Leitlinien für das Handeln** im gesamten Institut gelten. Den Rahmen für die Verwirklichung der Qualitätspolitik und das Erreichen der Qualitätsziele bilden das Qualitätsmanagementsystem und die zugehörige Dokumentation. Hier werden Zuständigkeiten, Aufbau- und Ablauforganisation im Institut festgelegt, sowie qualitätsrelevante Tätigkeiten geplant und auf die Mitarbeiter, Patienten und Zuweiser ausgerichtet. Schriftlich fixierte Vorgaben und deren interne Kommunikation sollen Klarheit für alle Handlungen im Institut schaffen.

6.3.1 Grundsatzerklärung

Folgende Grundsatzerklärung hat jeder Mitarbeiter gelesen, verstanden und unterschrieben:

Zur Erfüllung unseres gesetzlichen Auftrages zur Patientenversorgung, zur Planung, Durchführung, Überwachung und Verbesserung aller qualitätsrelevanten Tätigkeiten und zur Verbesserung der Kunden- und Patientenzufriedenheit ist im Institut ein Qualitätsmanagementsystem nach DIN EN ISO 9001:2000 eingeführt worden und wird im gesamten Institut praktiziert. Die QM-Dokumentation, die aus diesem QM-Handbuch und den darin zertifizierten Dokumenten wie z.B. Arbeitsanweisungen besteht, ist für alle Mitarbeiter des Institutes verbindlich. Das QM-Handbuch liegt in elektronischer Form vor. Das Inhaltsverzeichnis ist unter Inhalt und Struktur verlinkt.

Der Qualitätsleiter, ebenso wie jeder Einzelne, hat die Aufgabe, zu gewährleisten, dass die erforderlichen Prozesse im QM-System aufrechterhalten werden, und regelmäßig über die Leistungsfähigkeit des QM-Systems und notwendige Verbesserungen zu berichten (z.B. anhand durchgeführter interner Audits), um im Institut das Bewusstsein zur Erfüllung der Qualitätsanforderungen zu fördern. Er soll dafür die Unterstützung der Institutsleitung und aller Mitarbeiter im Institut erhalten. Durch die genannten Maßnahmen soll die Qualitätspolitik des Hauses verwirklicht werden. Dabei dient die Qualitätspolitik allen Mitarbeitern als verbindliche Richtlinie für qualitätsbewusstes, patientenorientiertes und verantwortliches Handeln.

6.3.2 Prozesskennzahlen

Ziel und Zweck ist Sicherstellung einer geregelten Erfassung der Prozesskennzahlen, die in die Managementbewertung einfließen. Es handelt sich um reale Kennzahlen, da sie direkt aus dem RIS zu erheben sind. **Alle Timestamps werden monatlich publiziert.**

Tabelle 17. Beispiel einer Cockpit-Darstellung (2001)

Q-Ziele	Soll	Sollvarianz	Ist	Istvarianz	Kommentar
Wartezeit Termin (h)	48 h	6 h	38,3	0,086	ok
Befundzeit gleichentags (min)	180 min	60 min	239 min		Befundzeit kritisch
Anteil gleichentags	85 %	5 %	73 %		Anteil zu niedrig
Verweildauer	1:30	0,042	0:44	0,008	ok
Fehlaufnahmen	3,00 %	0,50 %	2,16 %		ok
Gerätealter (Jahre)	7	2	8,75		Gerätealter kritisch
Zwischenfälle	0,3 %				noch nicht erhoben
Tagesdosis (Sv/Patient)	2	0,15	0,000		noch nicht erhoben
Krankenstand (Tage/Mitarbeiter/Jahr)	10	5	9,4	2,99	ok
Totalkosten (EUR/Leistung)	65,00	8,00	51,96		ok

Diktierzeit in Stunden
Die Zeit vom Quittieren des Patienten bis Diktieren des Befundes.
Reportzeit in Stunden
Die Zeit vom Befunden bis zum geschriebenen Befund.
Vidierzeit in Stunden
Die Zeit vom geschriebenen Befund bis zur Vidierung.
Gesamtzeit in Stunden
Die Zeit vom Quittieren des Patienten bis zum Vidieren.
Anzahl der gleichentags ausgehenden Befunde
Befundstatistik
Die Befundstatistik wird monatlich erhoben und entspricht der Anzahl der Befunde pro Arzt mit und ohne Spracherkennung.
Erkennungsrate
Die Erkennungsrate der Sprachsoftware wird monatlich erhoben und ist die prozentuelle Erkennung pro Arzt und Zeiteinheit.

Gerätestatistik
Die Gerätestatistik wird monatlich erhoben und entspricht der Anzahl der Leistungen pro Monat und Gerät.
Gerätealter
Das Gerätealter wird kontinuierlich festgehalten.
Zwischenfälle
Zwischenfälle werden kontinuierlich festgehalten und ausgewertet.

6

Patientenzufriedenheit
Die Patientenzufriedenheit wird kontinuierlich aus dem Fehlermeldesystem und aus den abgegebenen Patientenmeinungen erfasst.
Krankenstände
Krankenstände werden monatlich erhoben.
Totalkosten pro Leistung
Totalkosten pro Leistung werden aus dem Controlling einmal jährlich errechnet.
Zuweiserzufriedenheit
Dieser Parameter wird jedes zweite Jahr mittels Fragebogen erfasst.
Downzeiten der Geräte
Die Downzeiten der Geräte werden monatlich tabellarisch dargelegt.

Nach 2 Jahren stillgelegt wurden folgende Indikatoren:

1. Wartezeit auf Termin (im Akutfall keine Wartezeit)
2. Verweildauer des Patienten im Wartezimmer (immer unter 20 Minuten)
3. Anzahl der Fehl- und Zusatzaufnahmen (unter 1 %)
4. Totaldosis (im Rahmen der gesetzlichen Norm)
5. Verfügbarkeit von Voruntersuchungen (aussichtslos)

Diese Indikatoren waren nach Kurzem ausoptimiert: Eine Wartezeit auf einen Termin gibt es in einer Abteilung „Vital-Radiologie" nicht. Umgekehrt müssen weniger dringliche Fälle warten. Die maximale Verweildauer eines Patienten im Wartezimmer wurde mit „unter 20 Minuten" definiert und ist dann unter dieser Marke geblieben. Die Anzahl der Fehl- und Zusatzaufnahmen beträgt konstant unter 1 %. Die Totaldosis liegt seit Jahren im Rahmen der Norm. Die Verfügbarkeit von Voruntersuchungen ist im digitalen Archiv 100 % und im Handarchiv unter 70 %, diese Bilanz ist von der Radiologie nicht beeinflussbar und entsteht schlicht durch Diebstahl.

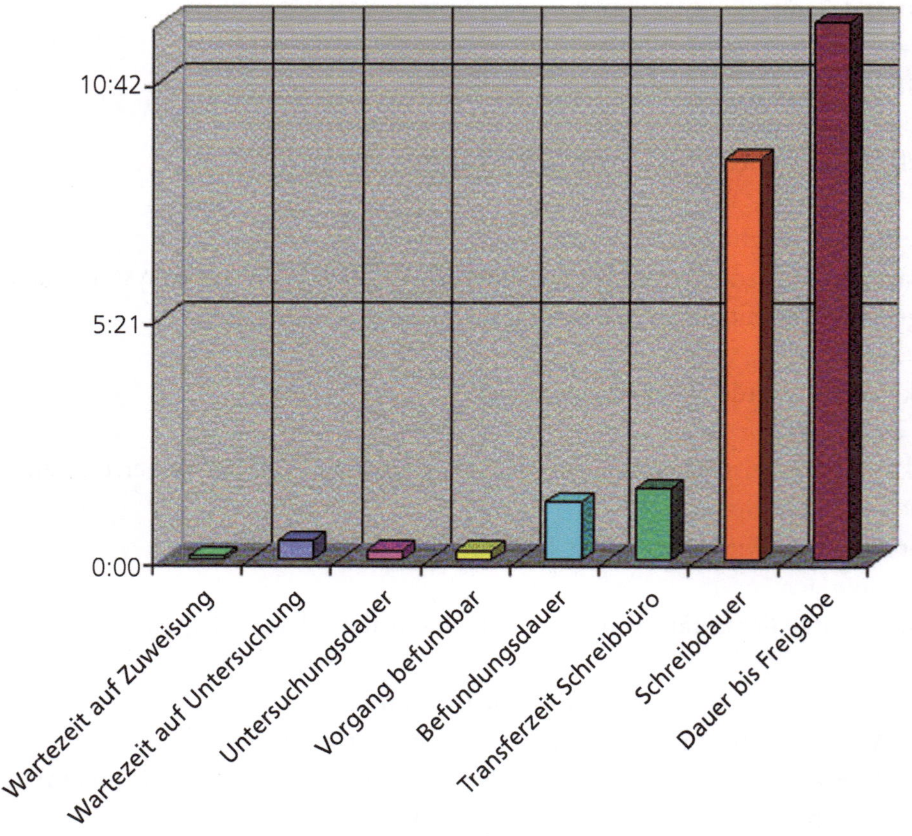

Abb. 11. Vergleich von Wartezeit zu Untersuchungsdauer (2001)

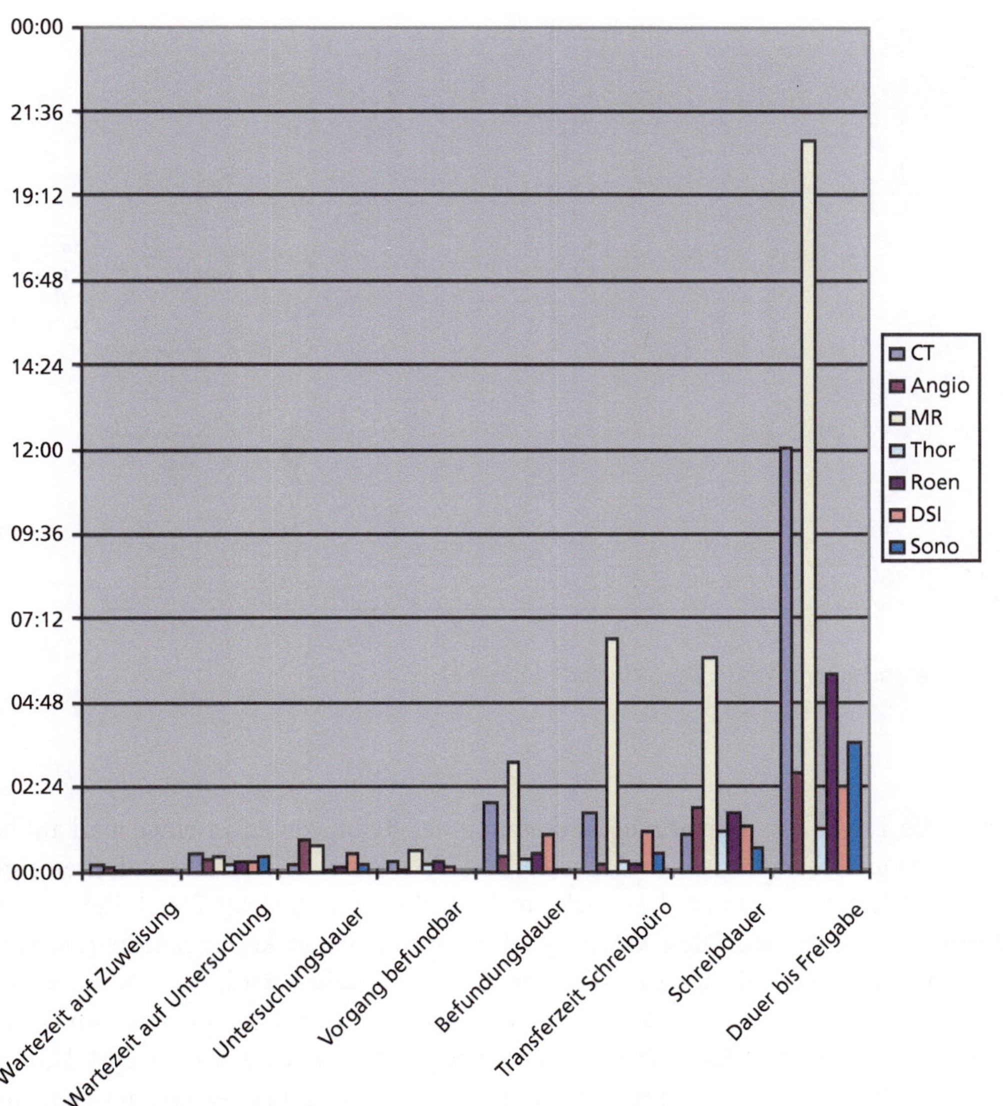

Abb. 12. Der Zeitbedarf an den verschiedenen Modalitäten

Die Zeiten (in Stunden) werden von den unterschiedlichen Modalitäten ganz unterschiedlich verursacht. Es ist unbedingt notwendig, regelmäßig die Zeitfresser zu identifizieren und an der regelgerechten Verteilung der Ressourcen zu arbeiten.

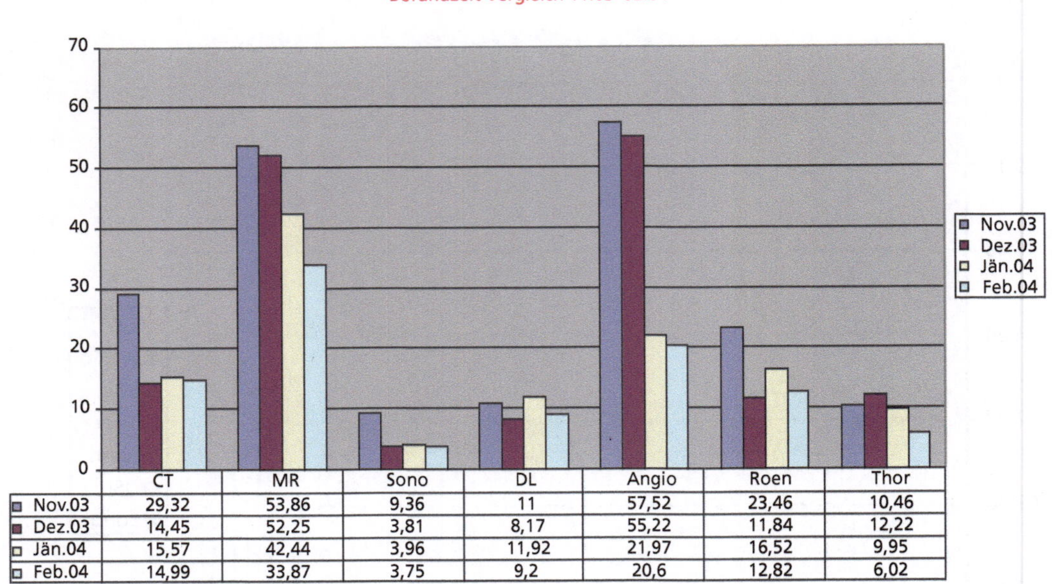

	CT	MR	Sono	DL	Angio	Roen	Thor
Nov.03	29,32	53,86	9,36	11	57,52	23,46	10,46
Dez.03	14,45	52,25	3,81	8,17	55,22	11,84	12,22
Jän.04	15,57	42,44	3,96	11,92	21,97	16,52	9,95
Feb.04	14,99	33,87	3,75	9,2	20,6	12,82	6,02

Abb. 13. Befundzeiten: Was in vier Monaten möglich ist …

Diese Daten zeigen die dramatische Verkürzung der Befundzeiten in einer markanten Periode des Qualitätsmanagements. In allen Bereichen haben sich die Befundzeiten signifikant verkürzt. So ein Effekt lässt sich durch regelmäßige Prüfung aller Teilelemente der Prozesskette erreichen. Diese Vorgänge lebendig zu erhalten, kostet allerdings so viel Energie, dass eine Führungsperson allein optional aufgerieben wird. **Qualitätsmanagement ist nur machbar, wenn mehr als eine kritische Menge der Mitarbeiter mitmacht.** QM lässt sich nicht dekretieren. Der Reboundeffekt nach einer aufgesetzten QM-Aktion ist groß. Der richtige Weg geht über Selbstordnungsprozesse, und diese lassen sich nicht provozieren, sondern können nur von innen entstehen. So war der Weg des Autors in die Synergetik ein natürlicher Weg. Dieser Weg ist beschwerlich, weil sehr viel Energie investiert werden muss, bevor ein Effekt auftaucht, oder nie auftaucht.

Die hier gemessenen Zeiten haben sich natürlich nicht halten lassen. Die Ergebniswerte einer QM-Aktivität schwanken um eine schräge Achse, und wer die starke Hand und den langen Atem nicht hat, soll besser gleich aufhören.
Das ist es, auf den Punkt gebracht.

6.3.3 Prozessoptimierung: Geradlinige Prozessketten

Siehe Abb. 14 und 15.

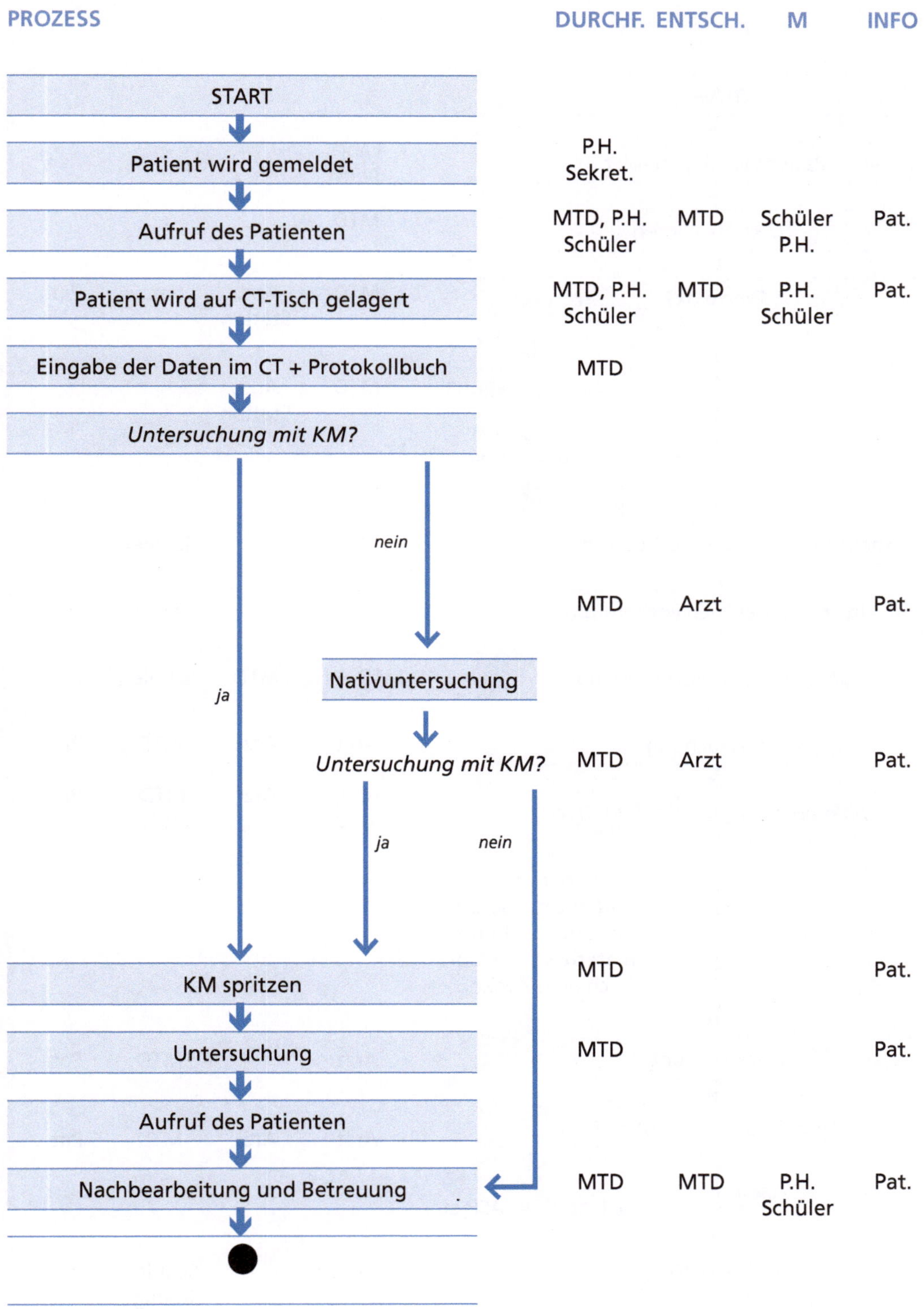

Abb. 14. CT Prozess-Protokoll 2004

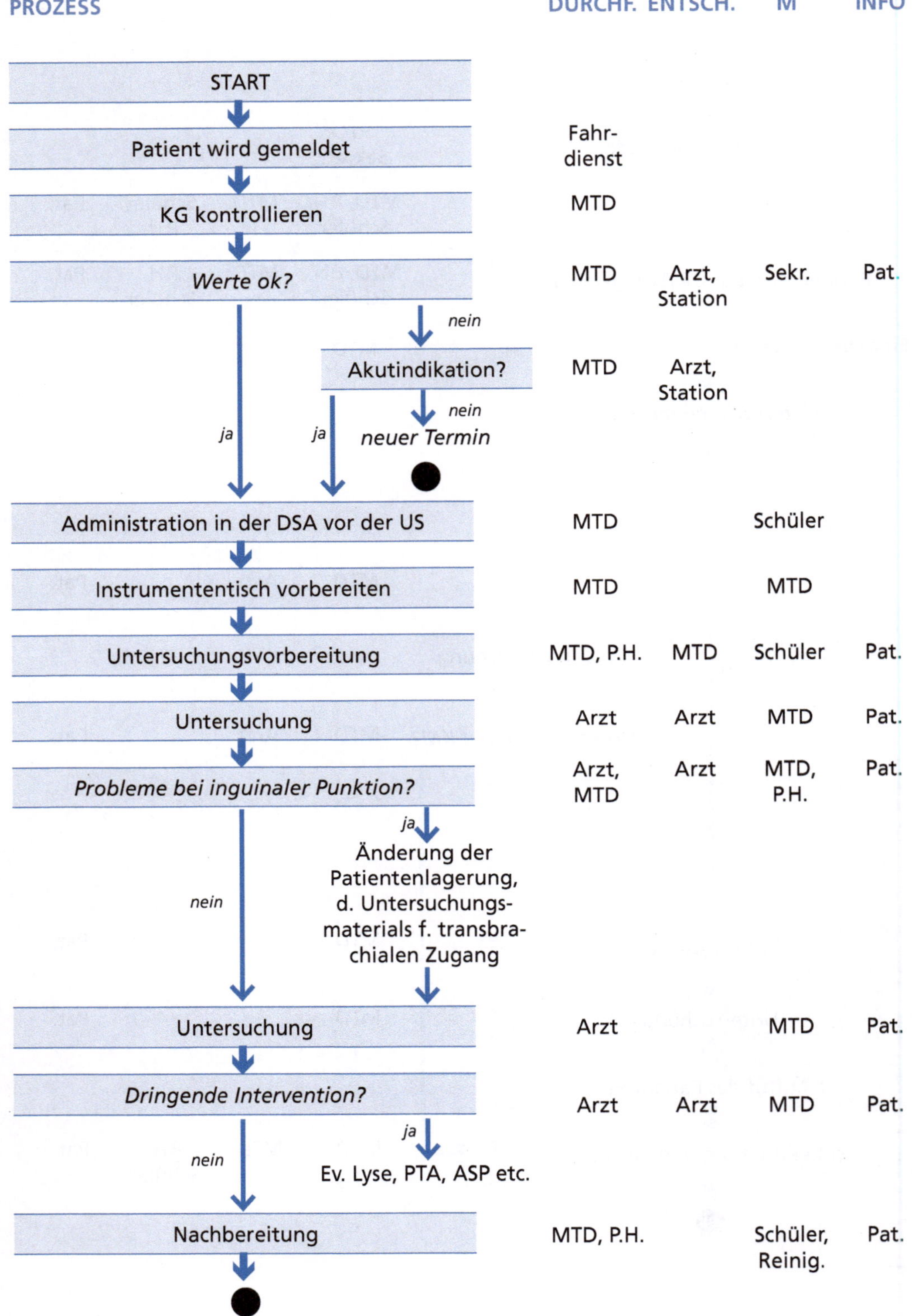

Abb. 15. Prozess der Digitalen Subtraktions-Angiographie (2004)

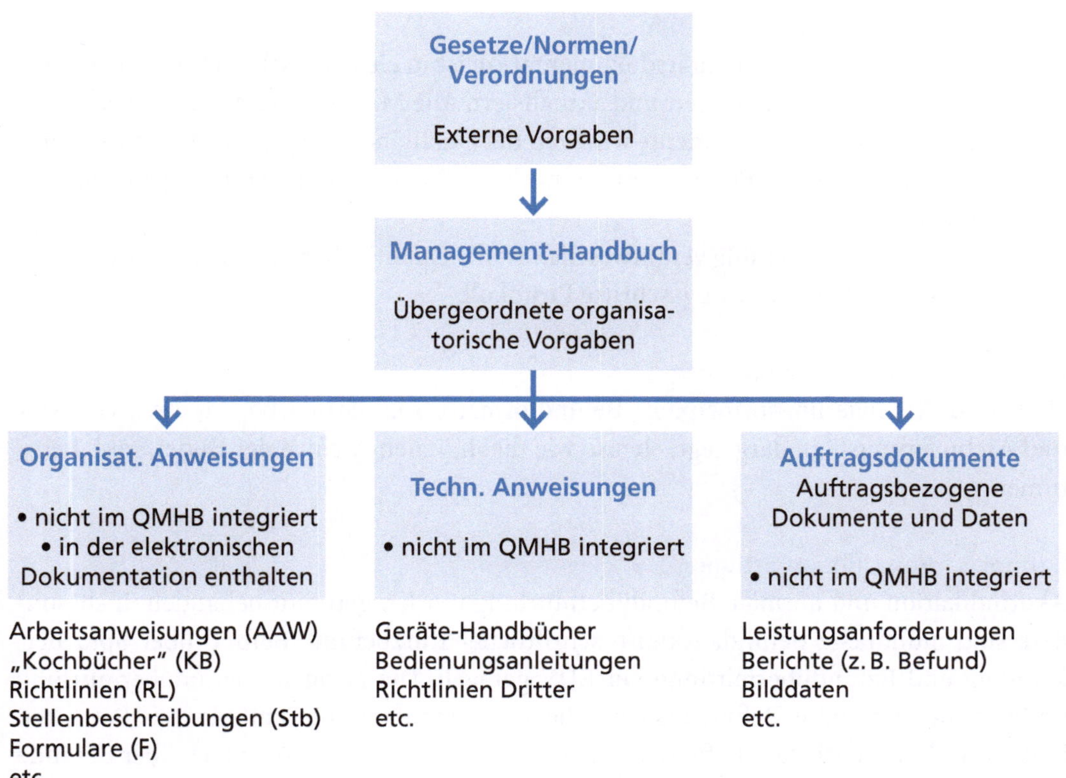

Abb. 16. Überblick der Radiologischen Systemdokumentation

6.3.4 Systemdokumentation

Das Managementsystem der Radiologie ist in einem elektronischen QM-Handbuch beschrieben. Es umfasst die gesamten Aufbau- und Ablauforganisationen und sorgt dadurch für Transparenz und Klarheit. Detailregelungen sind in mitgeltenden Unterlagen enthalten. Der Aufbau der Systembeschreibung ist in den nachfolgenden Kapiteln dargelegt (s. Abb. 16).

Das Qualitätsmanagement-Handbuch zeigt die Struktur des Qualitätsmanagement-Systems und enthält Verweise auf die untergeordneten Dokumente, wie Arbeitsanweisungen, Richtlinien, Prüfanweisungen, sowie relevante Forderungen von Kunden aus Normen und Gesetzen.

6.3.4.1 Dokumentenlenkung

Eine eigene Arbeitsanweisung stellt eine ISO-konforme Dokumentenlenkung sicher. Sie betrifft in Kapitel A die Qualitätsdokumentation, in Kapitel B die Patientendokumente, in Kapitel C die Befundübermittlung und in Kapitel D die Aufbewahrungsfristen.

Kapitel A – Qualitätsdokumentation

1. Die einzig gültige Qualitätsdokumentation ist in elektronischer Form auf einem zentralen Server archiviert und aktualisiert. Alle Mitarbeiter haben Leserechte.
2. Die Freigabe der Dokumente wird von der Qualitätsleitung gesteuert, nur sie hat Schreibrechte. Die Freigabe erfolgt nach der Freigabematrix von Vorgabedokumenten.
3. Für die Aktualisierung verantwortlich ist die Qualitätsleitung. Sie führt über sämtliche Aktualisierungsschritte Protokoll.

Kapitel B – Patientendokumente

Hier sind Archivierungsprinzipien, Befundformate, Aufklärungsbögen, Archivlogistik und Archivierungsplan dargelegt, ebenso wie die digitalen Archive der Bilder, inkl. Lehrfilmen.

Kapitel C – Befundübermittlung

Akutindikation und normale Befundübermittlung werden getrennt behandelt, insbesondere sind mündliche Befundauskunft, schriftlicher Kurzbefund, Befund über Spracherkennung und Befundübermittlung per EDV geregelt. Die normale Befundübermittlung umfasst die stationäre Befundausgabe, die Hausambulanz, die ambulanten Patienten und die außerordentlichen Befundanfragen. Neben telefonischen Anfragen über Befunde durch Krankenanstalten oder behandelnde Ärzte innerhalb und außerhalb des Hauses gibt es auch außerordentliche Bildanfragen für Studien und insbesondere auch für Neuronavigation.

Weiters ist in einer eigenen Richtlinie das Brennen von Untersuchungsdaten auf CD/DVD beschrieben und geregelt.

Kapitel D – Aufbewahrungsfristen

In Kapitel D sind die Aufbewahrungsfristen aller Q-Dokumente, Patientendokumente, Forschungsdokumente, Rundschreiben und sonstige Aufzeichnungen geregelt.

Mitgeltende Dokumente sind Archivierungspläne, Upload-Listen, Freigabe der Faxgeräte, Freigabe-Matrizen von Vorgabedokumenten, Behandlungsrichtlinien privater Röntgenbilder, Brennen von Untersuchungsdaten auf CD und die Führung der Postbücher.

6.3.4.2 Dokumentenverzeichnis

Dieses kurze Verzeichnis aus dem QMHB über die wichtigsten Dokumente dient der Information über die Komplexität und den Umfang einer Dokumentation eines QM-Systems.

1 Hauptinhaltsverzeichnis

1.1 Verzeichnis der Arbeitsanweisungen
1.2 Verzeichnis der Richtlinien
1.3 Verzeichnis der Mitgeltenden Dokumente
1.4 Verzeichnis der Formulare
1.5 Verzeichnis der Stellenbeschreibungen
1.6 Verzeichnis der Abkürzungen

2 Einführung und Prozessnetzwerk

2.1 Das Institut stellt sich vor
2.2 Prozessnetzwerk
2.3 Leitbild
2.4 Organigramm

3 Qualitätsmanagementsystem

3.1 Grundsatzerklärung zum QM-System
3.2 Qualitätspolitik
3.3 Grundlagen des QM-Systems
3.4 Geltungsbereich des QM-Systems
3.5 Systemdokumentation
3.5.1 Aufbau
3.5.2 Verwaltung der Systembeschreibung
3.5.3 Definitionen für die QM-Dokumentation
3.5.4 Lenkung der Dokumente und Daten
3.5.5 Lenkung von Aufzeichnungen
3.6 Relevante gesetzliche Vorgaben

4 Führung (Verantwortung der Leitung)

4.1 Kundenorientierung
4.1 Qualitätspolitik
4.2 Verantwortungen und Befugnisse
4.3 Qualitätsleitung
4.4 Managementbewertung
4.5 Kommunikation
4.5.1 Extern
4.5.2 Intern

5 Ressourcen

5.1 Personelle Ressourcen
5.1.1 Bereitstellung von Personal
5.1.2 Dienstplanung
5.1.3 Schulungen

5.2 Ausbildung
5.3 Infrastruktur

6 Leistungsprozesse
6.1 Patientenlogistik
6.1.1 Termin
6.1.2 Schalter
6.1.3 Sekretariat
6.2 Computertomographie
6.3 Kernspintomographie
6.4 Konventionelles Röntgen
6.4.1 Durchleuchtung (DSI)
6.4.2 Mammographie
6.4.3 Hauptarbeitsraum
6.4.4 Sonographie
6.4.5 Nierenraum
6.5 Thoramat
6.6 Angiographie
6.7 Befundung

7 Unterstützende Prozesse
7.1 Forschung/Entwicklung
7.2 Sicherheit

8 Kontinuierliche Verbesserung
8.1 Messung und Überwachung der Zielgruppenzufriedenheit
8.2 Interne Audits
8.3 Lenkung fehlerhafter Dienstleistungen
8.4 Datenanalyse

Verzeichnis der Arbeitsanweisungen (AAW)

QM-System:
AAW-03-001 Dokumentenlenkung

Führung:
AAW-04-003 Kommunikation intern

Ressourcen:
AAW-05-001 Personal und Schulung
AAW-05-002 Personal- und Dienstplanung
AAW-05-023 Ermittlung der Fähigkeiten von Turnusärzten
AAW-05-301 Investitionsplanung und -beschaffung

AAW-05-302 Beschaffung
AAW-05-304 EDV
AAW-05-306 Wartungen und Störungen für EDV RIS-Admin
AAW-05-308 Störungen EDV
AAW-05-313 Prüfmittel

Leistungsprozesse:
AAW-06-001 i.v. KM-Gabe
AAW-06-004 Stufenaufklärung
AAW-06-005 Korrekturbefund
AAW-06-006 Normbefunde Spracherkennung
AAW-06-102 Schalter und Archiv
AAW-06-103 Sekretariat
AAW-06-201-001 Allgemeine Tätigkeiten im CT
AAW-06-301 MRT
AAW-06-410 Allgemeine Tätigkeiten DSI
AAW-06-430 Hauptarbeitsraum
AAW-06-440 Sonographie
AAW-06-450 Nierenraum
AAW-06-460 Thoramat
AAW-06-501 HS Kochbuch Angio
AAW-06-601 Befundprotokoll
AAW-06-602 Standardbefunde

Unterstützende Prozesse:
AAW-07-120 Klinische Forschung
AAW-07-130 Kontrastmittelforschung
AAW-07-201 Not- und Zwischenfälle
AAW-07-202 Sicherheit im Institut
AAW-07-501 Prozessvalidierung

Kontinuierliche Verbesserung:
AAW-08-001 Interne Audits
AAW-08-002 Fehlermeldesystem

Verzeichnis der Formulare (F)

QM-System:
F-03-318 Funktionskontrolle Belichtungsautomatik bei Aufnahmebetrieb
F-03-319 Funktionskontrolle Durchleuchtungsdosisregelung
F-03-320 Filmkonstanzprüfung
F-03-321 Sensitometerprüfung

Führung:

F-04-001 Bewertungs- und Zieleblatt
F-04-004 Besprechungsprotokoll
F-04-007 Matrix Erfassung Prozesskennzahlen

Ressourcen:

F-05-003 Jahresplan Ärzte
F-05-004 Dienstplan Dienstmannschaft
F-05-005 Wochenkalender Ärzte
F-05-006 Wochenraumeinteilung Ärzte
F-05-007 Abrechnungsdienstplan Verwaltung
F-05-008 Jahresübersicht MTD + Sekretariat
F-05-009 Monatsdienstplan allgem.
F-05-010 Einführung MTD
F-05-011 Monatsdienstplan Angiographie
F-05-012 Reinigungsdienst Wochenende
F-05-013 Mitarbeiterorientierungsgespräch
F-05-014 Schulungsliste
F-05-016 Feedbackbogen Fortbildung
F-05-018 Einführung Ärzte
F-05-021 Fähigkeiten von Turnusärzten und Vidierrechte
F-05-025 Einführungsplan CT
F-05-026 Einführungsplan MR
F-05-027 Einführungsplan Angiographie
F-05-029 Einführungsplan Sekretariat
F-05-120 Schulungsprotokoll
F-05-121 Geräte-Einschulungsbestätigung
F-05-122 Produkte-Einschulungsbestätigung
F-05-203 Einschulungsprotokoll Pflegehilfe
F-05-306-001 RIS-Fehler
F-05-314 Checkliste Archivsicherung

Leistungsprozesse:

F-06-006 Einverständniserklärung
F-06-150 Filmkopieanfertigung
F-06-151 Zeitbestätigung
F-06-152 Narkosetermine
F-06-650 Unfallröntgenvisite
F-06-651 Tagesdiagnoseblatt
F-06-652 Diagnoseblatt-Appendixultraschall

Unterstützende Prozesse:
F-07-150 Projekte + Studie
F-07-250 Checkliste Notfallkoffer
F-07-251 Checkliste Automixer
F-07-252 Checkliste Defibrillator
F-07-253 Checkliste Thoramat
F-07-254 Checkliste HR-NR-DSI
F-07-255 Ceckliste Sonographie
F-07-256 Checkliste Laserprinter
F-07-257 Checkliste Hygiene
F-07-258 Checkliste Dunkelkammer

Kontinuierliche Verbesserung:
F-08-003 Fehlermeldung
F-08-004 Auditplan
F-08-005 Auditbericht
F-08-006 Audit-Tagesplan

Anhang:
F-09-001 Zuweisung
F-09-003 Q-Vorlage

Verzeichnis der Stellenbeschreibungen (Stb)

Ressourcen:
Stb-05-150 Archiv
Stb-05-151 CT
Stb-05-152 DSA
Stb-05-153 konventionelles Röntgen
Stb-05-154 leitende MTD
Stb-05-155 MRT
Stb-05-156 Oberarzt
Stb-05-157 Pflegehilfe
Stb-05-158 Raumführung CT
Stb-05-159 Raumführung DSA
Stb-05-160 Raumführung konventionelles Röntgen
Stb-05-161 Raumführung MRT
Stb-05-162 Raumführung Sekretariat
Stb-05-163 Reinigungspersonal
Stb-05-164 Sekretariat
Stb-05-165 Terminvergabe
Stb-05-166 Turnusarzt in Fachausbildung

Stb-05-167 Vorstand der Radiologie
Stb-05-168 Externer Oberarzt für Kooperationsprojekt

Verzeichnis der Richtlinien (RL)

QM-System:

RL-03-006 Fax-Gerät
RL-03-009 Freigabematrix
RL-03-010 Behandlung von privaten Röntgenbildern
RL-03-011 Liegengebliebene Gegenstände
RL-03-012 Bildversand
RL-03-013 Behandlungen von Punktaten
RL-03-014 Brennen von Untersuchungsdaten auf CD

Führung:

RL-04-002 Externe Kommunikation
RL-04-006 Erhebung Prozesskennzahlen

Ressourcen:

RL-05-019 Benachrichtigungen im Katastrophenfall
RL-05-201 Bildung von Schwerpunkten
RL-05-202 MTF Schüler, RT-Studierende
RL-05-303 Geräteunterhalt
RL-05-311 Beschaffung Röntgenfilmsäcke
RL-05-312 Lagerung

Leistungsprozesse:

RL-06-002 Ordnung Patientenakte
RL-06-003 Patientenidentifikation
RL-06-005 Vorgehen bei bekannter KM-Allergie
RL-06-201-007 Interventionswagen
RL-06-201-008 Vorbereitung des Tisches CT
RL-06-201-009 Produktliste
RL-06-201-010 Apothekenliste
RL-06-205 Besonderheiten CT
RL-06-401 Beschreibung konv. Bereich
RL-06-401-001 Arbeitsplatz IBS-IMCU
RL-06-603 Unfallverantwortlichkeit des Oberarztes
RL-06-604 Klinische Visiten

Unterstützende Prozesse:

RL-07-140 Studien und Geräteevaluation
RL-07-227 Gerätedesinfektion
RL-07-228 Hygiene Ultraschall
RL-07-229 MR-Sicherheit
RL-07-230 Abholungen Altchemie
RL-07-240 Statusbericht CT und MR

Verzeichnis der sonstigen mitgeltenden Dokumente (MD)

Einführung und Struktur:

MD-02-001 Organigramm
MD-02-002 Schnittstellen
MD-02-010 Wechselwirkungsmatrix

QM-System:

MD-03-002 Liste der Bedienungsanleitungen
MD-03-004 Archivierungsplan
MD-03-007 Relevante Gesetze
MD-03-008 Papierdokumente
MD-03-018 Ordner Protokolle Filmkonstanzprüfung
MD-03-019 Ordner Richtlinien Dritter
MD-03-316 Anweisung Filmkonstanzprüfung
MD-03-317 Funktionskontrolle für Belichtungsautomatik und DL-Dosisregelung

Führung:

MD-04-005 Ordner Rundschreiben

Ressourcen:

MD-05-012 Ordner Urlaubsführung und Zeitausgleich
MD-05-015 Spezialaufgaben
MD-05-022 Matrix der Fähigkeiten von Turnusärzten und Vidierrechten
MD-05-024 Einschulungsliste in die Modalitäten
MD-05-029 Ordner Monatsdienstplan
MD-05-030 Ordner Ausgleichstage Ärzte
MD-05-031 Ordner Dienstabrechnung Ärzte
MD-05-032 Ordner Dienstpläne PH
MD-05-033 Ordner Dienstpläne CT
MD-05-034 Ordner Dienstpläne Angiographie
MD-05-035 Ordner Dienstpläne Allgemein
MD-05-305 Produktliste
MD-05-307 Zuständigkeiten Störungen

MD-05-309 Geräteliste
MD-05-310 Geräteliste EDV
MD-05-315 Bandsicherung
MD-05-316 Liste der zu kalibrierenden Prüfmittel

Leistungsprozesse:
MD-06-101 Kochbuch Terminvergabe
MD-06-104 Postbuch
MD-06-105 Liste KIS-Leistungscodes
MD-06-106 Terminvergabebuch
MD-06-203 Protokollbuch
MD-06-204 Punktionsheft
MD-06-302 Kochbuch MR
MD-06-303 Protokollbuch
MD-06-304 Punktionsheft MR
MD-06-305 Punktionsheft Mamma-MR
MD-06-306 Ordner NN-Patienten für Schulungszwecke
MD-06-411 Protokollbuch Videokinematographie
MD-06-412 Dysphagiefragebogen
MD-06-413 Lagerbestand DSI
MD-06-421 Protokollheft Mammographie
MD-06-431 Kochbuch HR
MD-06-432 Ablauf Stationsröntgen
MD-06-502 Protokollbuch Angio
MD-06-503 Terminbuch Angio
MD-06-653 Ordner Diagnoseblatt Appendixultraschall
MD-06-654 Tagesdiagnoseblatt MR
MD-06-655 Ordner Tagesdiagnoseblatt CT

Unterstützende Prozesse:
MD-07-221 Inhalt Notfallkoffer
MD-07-222 Ordner Sicherheit
MD-07-223 Ordner Dosimeteraufzeichnungen
MD-07-224 Ordner Strahlenschutzbelehrungen
MD-07-225 Ordner Zeugnisse Strahlenschutz
MD-07-226 Betriebsbewilligung MR
MD-07-228 Poster Kontrastmittelreaktionen

Name:		Einstellungsdatum:	
	Datum:	Kenntnisnahme:	Freigabe durch:
Durchleuchtung/ GI			
Durchleuchtung/ GU			
Befundraum/ Chest			
Befundraum/ Bones			
Sonographie/ Abdomen			
Sonographie/ Small Parts			
Sonographie/ Duplex			
CT			
Unfall			
Intensiv			
Urovisite			
Angiographie			
Intervention			
MR			
Kinder			
Mamma			
Neuro			
Head-Neck			
Cardiac			
Vidierrechte		**Freigabe durch:**	
Thoraxröntgen			
Durchleuchtung			
Sonographie			
Konventionelles Röntgen			
CT			
Angio			
MR			

Abb. 17. Fähigkeiten von Turnusärzten und Vidierrechte

6.4 Ressourcen: Mitarbeiter, Geräte, Sicherheit

6.4.1 Personal

Personal wird sehr sorgfältig ausgewählt, der Mannschaft vorgestellt, im Rahmen der Qualitätsdelegierten-Runde in Form eines Assessments beurteilt und den jeweiligen Aufgaben zugeordnet. Dadurch soll sichergestellt werden, dass Personal, dessen Tätigkeit sich auf die Erfüllung von Anforderungen an die medizinische Dienstleistung auswirkt, die erforderliche Kompetenz aufgrund geeigneter Charaktereigenschaften, Ausbildung, Fähigkeiten, Fertigkeiten und Erfahrung hat. In den Mitarbeiter-Orientierungsgesprächen wird gesondert auf vier Faktoren eingegangen:

1. **Skills,** Performance an der Modalität
2. **Knowledge,** Basiswissen
3. **Soziale Kompetenz,** Integration in die Gruppe
4. **Titel und Ausbildung,** Nachweis der Lehre

Alle Neueingestellten durchlaufen nach 6 Monaten und nach einem Jahr ein weiteres **Assessment** innerhalb der Radiologie und können während des gesamten Jahres problemlos kündigen bzw. aufgefordert werden, das Institut zu verlassen. Nach diesem Jahr erfolgt die offizielle Anstellung. Ärzte werden laufend evaluiert (vgl. **„Beurteilung der Fähigkeit von Turnusärzten"** als Regel und Arbeitsanweisung). Das Formular ist oben dargestellt (Abb. 17). Die detaillierte Umsetzung dieser Anforderungen ist in einer Arbeitsanweisung **„Personal und Schulung"** geregelt und festgehalten. Dort werden weitere persönliche Daten, wie die Fluktuationsrate, die Anzahl der besuchten Ausbildungsveranstaltungen, die Anzahl eingebrachter Verbesserungsvorschläge und die Anzahl der Krankheitstage festgehalten.

Die Gewinnung, Förderung, Beurteilung und Weiterbildung der Mitarbeiter wird als Existenzbasis des Instituts angesehen. Alle Mitarbeiter sollen sich durch Freundlichkeit, Teamgeist, aktive Kommunikation, Wertschätzung, Respekt, Loyalität, Motivation zur Ausbildung und Toleranz auszeichnen (Beer 1984). Der Ablauf der Mitarbeiteraufnahme und Mitarbeiterführung ist in einem Schaubild mit 12 Schritten festgehalten und wird für jeden Kandidaten verbindlich eingehalten.

Jeder neue Mitarbeiter bekommt neben seinem **Einarbeitungsplan** auch die **Regelung für Geräte und Produktverantwortlichkeit** ausgehändigt, um sich aktiv für die notwendigen Schulungen an die Geräte- und Produktverantwortlichen wenden zu können. In der Einarbeitungszeit wird er durch die **Raumführungen** betreut. Diese begleiten die neuen Mitarbeiter während der Einführungsphase und stellen ein ausreichendes **Training „on the job"** sicher. Der gesamte Einarbeitungsablauf ist im Einarbeitungsplan geregelt, der für die einzelnen Chargen unterschiedlich ist. Am Ende der jeweiligen Einführungsphasen finden Gespräche zwischen Mitarbeiter und Institutsleitung statt, dabei wird verifiziert, ob die Einführung erfolgreich abgeschlossen wurde.

In regelmäßigen Abständen werden mit allen Mitarbeitern **Mitarbeiter-Orientierungsgespräche** (MOG) geführt. Hierbei werden die Vorperiode und die Zukunftsperiode hinsichtlich **Leistungsbereitschaft** und auch **Leistungserbringung** besprochen. Alle Teammitglieder haben die Möglichkeit, Kritik und Verbesserungsvorschläge zu äußern. (Verbesserungsvorschläge lassen sich auch über das Formular der kontinuierlichen Verbesserung einbringen).

Der Inhalt des MOG wird in einem eigens definierten Formular dokumentiert, das ausschließlich bei der Institutsleitung aufliegt und ausschließlich diesem (dem Autor) und dem Kandidaten bekannt und zugänglich ist.

6.4.1.1 Ausbildung

Schulungsbedarf wird aus den Bewertungen der Managementberichte, aus festgehaltenen Schwachpunkten in Audits, im Rahmen der Fortbildungsplanung sowie durch Neuanschaffungen von Geräten, Software, etc. ausgelöst und im Rahmen der regelmäßigen Dienstbesprechungen geplant. Es werden **Schulungslisten** für die einzelnen Chargen geführt, auf denen alle geplanten bzw. durchgeführten Schulungen aufgeführt sind.

Die Schulungspläne werden für den ärztlichen Bereich von der Institutsleitung und für den medizinisch-technischen Bereich von der leitenden RT erstellt. Alle Formulare werden vom Qualitätsleiter elektronisch archiviert. Jede Durchführung der Weiterbildung wird auf dem entsprechenden Formular dokumentiert.

Alle Institutsmitarbeiter sind aufgefordert, regelmäßig an externen Weiterbildungen und Kongressveranstaltungen teilzunehmen. Die Dokumentation erfolgt durch Teilnahmebestätigung und dem Formular **„Feedbackbogen".** Die Teilnehmer jeder Veranstaltung füllen dieses Instrument aus, in dem ein Kurzreferat impliziert ist und darüber diskutiert wird, ob einzelne Inhalte im Institut praktisch umzusetzen sind.

Dokumente, die Ausbildung betreffen:
AAW (Arbeitsanweisung) – Personal und Dienstplanung
AAW – Ermittlung der Fähigkeiten von Turnusärzten
MD (mitgeltendes Dokument) – Liste der Q-Delegierten und Spezialaufgaben
MD – Zusammenstellung der Spezialaufgaben
F (Formular) – Fähigkeiten von Turnusärzten und Vidierrechte
F – Strukturiertes Mitarbeitergespräch
F – Einarbeitungsplan MTD
F – Einführungsplan CT
F – Einführungsplan Konventionelles Röntgen
F – Einführungsplan MR

Tabelle 18. Divisionale Schwerpunkte der Radiologie in Österreich

Thorax-Radiologie
Gastrointestinale Radiologie
Genitourologische Radiologie
Osteo-Radiologie
Kopf/Hals-Radiologie
Neuro-Radiologie
Kinder-Radiologie
Cardiac-Radiologie
Interventionelle Radiologie
Mammographie/Sonographie/Biopsie
(Positronenemissionstomographie)

F – Einführungsplan Angiographie/Intervention
F – Einschulungsprotokoll für Pflegehilfe
F – Schulungsprotokoll
F – Schulungsliste
F – Einführungsplan Sekretariat
F – Feedbackbogen – Fortbildung

Ermittlung individueller Fähigkeiten

Für Ärzte in Fachausbildung erfolgt bei der monatlichen Dienstbesprechung der Ärzte eine Abfrage anhand einer Matrix über die jeweiligen Fähigkeiten (Abb. 17). Die Oberärzte bestätigen die entsprechenden Fähigkeiten bzw. den Ausbildungsstand auf dem Formular „Fähigkeiten von Turnusärzten und Vidierrechte", das an die Q-Leitung zur EDV-Verwaltung eingeht und beim Institutsleiter als Beilage zum MOG aufliegt.

Bildung von Schwerpunkten

Für alle Ärzte in Ausbildung ist die **Ermittlung des Schulungsbedarfs** klar definiert. Assistenzärzte erfahren eine spiralförmige Lernkurve, wo sie zunächst alle **divisionalen Schwerpunkte** kennen lernen, dann in einem zweiten Rundlauf diese vertieft bearbeiten und nach einem dritten Rundlauf Facharztkenntnisse erreichen (sollen). Nach der ersten Spirale ist der Arzt „nachtdienstfähig". Die **Nachtdienste dienen der vertieften Vidierung.** Normalerweise haben in der Abteilung zwei Fachärzte und ein Ausbildungsarzt gemeinsam Dienst.

Jeder Arzt hat nicht nur für sich oder für seine Facharztprüfung zu lernen, sondern auch **Verantwortlichkeiten im Rahmen der Gesamtorganisation** zu übernehmen. Dies geschieht über die Identifikation mit einem Schwerpunkt der Radiologie und mit Übernahme von Spezialaufgaben, die eine vertiefte Übung darstellen.

Das Institut verfügt über alle von der Österreichischen Röntgengesellschaft definierten 10 divisionalen Schwerpunkte laut **Facharztprüfungsordnung.** Jeder Arzt sollte am offiziellen Ende seiner Ausbildung, also wenn die normierte Ausbildungszeit abgelaufen ist, zumindest zwei Schwerpunkte vertieft beherrschen.

Die Subspezialisierung und Ausbildung eines wissenschaftlichen Schwerpunktes innerhalb des Stellenziels „Erlangung der Fähigkeiten zur selbstständigen Berufsausübung“ erfolgt nach persönlicher Begabung und Qualifikationsstand.

Klinische Schwerpunkte

Jeder Arzt übernimmt die Verantwortlichkeit für mindestens einen klinischen Schwerpunkt, sowie Spezialaufgaben. Die Übernahme wird im Formular „Mitarbeiterorientierungsgespräch“ dokumentiert.

Klinische Schwerpunkte: Ausbildungsoberarzt, Qualitätsdelegierter, komplexe Interventionen (z. B. Laserinduzierte Thermotherapie, Ösophagus-Stenting, Gastrostomie, percutan-transarterielle Angioplastie im Unterschenkel, etc), Unfall-Chirurgie, Kinematographie der Wirbelsäule, Strahlenschutzbeauftragung, Informationstechnologie, MR-Physik, cardiologische Radiologie, MR-Angiographie der Coronargefäße, MR-Physiologie, MR- oder CT- Perfusion, Beurteilung von Flow und Funktion mittels MR, Neurointervention, Carotisstents ...

Ähnliche Vorgaben und Anweisungen mit Dokumentationslisten finden sich auch für die Schüler der dem Institut angeschlossenen MTF-Schule, untergliedert in die einzelnen Räume und Modalitäten!

Weil der Bereich **Mammographie** eine zu geringe Frequenz aufweist, ist ein **Rotationssystem mit einer auswärtigen Ordination** festgelegt worden. Jeder Kollege rotiert, Minimum 6 Monate, Maximum 1 Jahr, in diese Sonderausbildung. Während dieser Zeit ist er im Krankenhaus karenziert.

6.4.1.2 Kochbücher

Standard operating procedures, SOP, werden salopp „Kochbücher“ genannt. Diese Protokolle definieren die technische Detaildurchführung einer radiologischen Untersuchung oder Therapie. Sie umfassen im Wesentlichen die verwendeten Geräteeinstellungen, die

6

festgelegte Positionierung des Patienten sowie ggf. erforderliche Vor- und Nachbereitung. Beispiel für ein Protokoll wäre eine „computertomographische Untersuchung des Schädels mit intravenösem Kontrastmittel". Alle Leistungsprozesse und zugehörigen Arbeitsanweisungen sind im Qualitätsmanagement-Handbuch festgehalten. Die **Kochbücher werden roulierend an die technischen Neuerungen adaptiert** und auch durch Lerneffekte aus externen Veranstaltungen und durch Kommunikation mit anderen Häusern einer erforderlichen Adaptation unterzogen. Sie liegen an der Modalität auf und sind modalitäten-spezifisch. Die Kochbücher definieren die Untersuchungsprotokolle.

Nicht adaptierbar sind hingegen die Kapitel und Überschriften der Kochbücher, da sie den **Leistungskatalog des Instituts** darstellen. Die gesamte **Leistungsverrechnung des Instituts erfolgt im Hintergrund** nach Quittierung der Leistung durch die RT an der Modalität über KIS in der Verwaltung des Krankenhauses. Die Leitung der Radiologie (der Autor) kann somit nicht aktiv in die Quittierung der Leistungen und in die Verrechnung eingreifen. Dies garantiert eine saubere hohe Datenqualität.

Kochbücher sind für jede Modalität und in jedem Raum verfügbar, z.B. Hauptarbeitsraum, Nierenraum, Angiographie, Intervention, Neuro-Radiologie, Multislice-CT, Notfall-CT, Standard-MR, Hochfeld-MR, etc. Es ist auch die Terminvergabe mittels SOP geregelt. Das Kochbuch Mammographie wurde an die externe Stelle (siehe oben) adaptiert. Sehr umfangreiche SOP sind für alle Untersuchungen der medizinischen Diagnostik vorhanden, danach kann sich jeder Mitarbeiter orientieren, wie der Patient aufzurufen, zu lagern, einzustellen, zu untersuchen, etc. ist. Auch für die Aufklärung und alle administrativen Tätigkeiten rund um die medizinische Diagnostik sind SOP vorhanden.

6.4.2 Infrastruktur

Zur anforderungsgerechten Dienstleistung ist seitens der Führung die Infrastruktur zu ermitteln, bereitzustellen und instand zu halten. Dazu gehören Arbeitsort, angeschlossene Einrichtungen, Investitionsgüter, Instandhaltungsparameter, Hilfs- und Betriebsstoffe, sowie EDV. Die Umsetzung dieser Forderungen ist in zahlreichen **Dokumenten** geregelt:
AAW – Prüfmittel
AAW – EDV
AAW – Beschaffung
AAW – Investitionsplanung
AAW – Störungen EDV
AAW – Warnung bei EDV-Störung für RIS-Administration
F – Störungen und Stehzeiten der Modalitäten
RL – Statusbericht CT und MR
RL – Geräteunterhalt
RL – Lagerung

MD – Zuständigkeit bei Störungen
MD – Geräteliste
MD – EDV-Geräte
Alle Checklisten

Beschaffung

Zur Sicherstellung einer ordnungsgemäßen **Wiederbeschaffung** von Verbrauchsmaterial und kleineren Geräten gibt es Beschaffungsprotokolle für Apotheke, Verbrauchsmaterial, inventarpflichtiges Material, Mineralwasser und EDV. Für jede Kostenstelle gibt es **Vordrucke** mit den gebräuchlichsten Medikamenten sowie der Produkte, und es ist nur mehr die Menge einzusetzen. Auch die **Entsorgung** ist vorgeschrieben und geregelt.

Dokumentationspflichtige Unterlagen sind die Listen der Aufbrauchfristen, Rundschreiben, Produktlisten und die Regelung für die Beschaffung von Röntgensäcken.

Dienstpläne

Folgende Dienstpläne sind in ihrer Erfassung und im Ablauf geregelt: Aktueller Dienstplan für jede Charge einzeln, Dienstplan Folgemonat, Wochenraumeinteilung der Ärzte, Monatsdienstpläne der Ärzte für diesen und den Folgemonat, MTF-Schule, Urlaubsplanung, Pflegehelfer-Dienstplan und Dienstplan Sekretariat.

6.4.3 Not- und Zwischenfälle

Geregelt sind Notfall, Unverträglichkeitsreaktion, Kontrastmittel-Paravasat, Standort und Gebrauch von Notfallkoffer und Defibrillator sowie Bedienung der Sauerstoff-Flaschen und -Anschlüsse. Das Verhalten beim Notfall ist in einzelnen Tabellen geregelt dargestellt und hängt überall im Institut auf. Diese **tabellarische Darstellung** ist jedem Mitarbeiter vertraut und wird beim Mitarbeiterorientierungsgespräch abgefragt. Zweck der Unterweisungen ist Sicherstellung und ordnungsgemäße Durchführung von Notfallmaßnahmen bei Zwischenfällen. Dies umfasst das klinische Kriterium beim Patienten, alle erforderlichen Maßnahmen, alle durchführenden Mitarbeiter, alle Entscheidungshilfen und alle notwendigen Informationen, wie beispielsweise Alarmierung der Notstation mit deren Telefonnummern. Für jeden Grad einer Unverträglichkeitsreaktion ist ein Dokument der Verhaltensmaßregeln vorhanden.

In der Radiologie sind auch das Verhalten bei und das Dokumentieren von Unverträglichkeitsreaktionen dokumentationspflichtig. Dadurch gibt es eine lange Liste der Reaktionen bei den verschiedenen Kontrastmitteln über viele Jahre, die als Entscheidungshilfe bei Bestellungen mit herangezogen werden kann.

Dokumente:
MD – Inhalt Notfallkoffer
F – Fehlermeldung
F – Checkliste Notfallkoffer
F – Checkliste Defibrillator

6.4.3.1 Sicherheit im Institut

Diese Anweisungen umfassen: Müll, Hygiene, Brandschutz, Strahlenschutz, Magnetschutz, Betriebsbewilligungen für alle Modalitäten, Objektschutz und Umgang mit Chemikalien. Alle Verhaltensmaßregeln sind genau dokumentiert und werden mit der Mannschaft geübt. Der Objektschutzplan beschreibt detailliert, wie die unterschiedlichen Türen geöffnet oder geschlossen zu halten sind. Dies betrifft: Elektrische Türen, Türen mit Türknopf, Türen, die am Ende des normalen Dienstes abgeschlossen werden müssen, Türen der Modalitäten und der Befundräume, und Fluchttüren.

Unterlagen:
MD – Reinigungs- und Desinfektionsplan
MD – Ordner Sicherheit, Müll, Hygiene, Brandschutz, Chemikalien
MD – Ordner Hygiene
MD – Reinigungs- und Desinfektionsplan
MD – Ordner Dosimeteraufzeichnungen
MD – Ordner Strahlenschutzbelehrungen
MD – Ordner Zeugnisse der Strahlenschutzausbildung
MD – Betriebsbewilligung MR
RL – Betriebsspezifische Besonderheiten CT
RL – Hygiene Zusammenfassung
RL – Gerätedesinfektion
RL – Hygiene Ultraschall
RL – Abfallsammelkonzept
RL – Abholung Altchemie
RL – MR-Sicherheit
F – Checkliste Hygiene
F – Checkliste Thorax-Aufnahmeplatz
F – Checkliste Hauptarbeitsraum, Nierenraum, DSI
F – Checkliste Sonographie
F – Checkliste Laserprinter
F – Checkliste Automixer
F – Checkliste Dunkelkammer
Regelungen für Brandschutz- und Strahlenschutzausbildung
Strahlenschutzbelehrungsplan

Eine eigene Richtlinie definiert die Reihenfolge der Mitarbeiter, die im Katastrophenfall zu benachrichtigen sind: **„Benachrichtigung im Katastrophenfall“.** Hier sind alle Telefon-, Pager- und Notfallnummern nach Maßgabe „Reihenfolge ist Rangfolge“ definiert. Diese Liste ist jedem Mitarbeiter gegenwärtig und hängt überall aus. Der **Katastrophenbeauftragte** ist der jeweils diensthabende Oberarzt. Dieser beruft das Katastrophenteam ein.

6.5 Medizinische Radiologie

Dieser Abschnitt der Qualitätsdokumentation umfasst **alle „medizinischen Vorgänge“,** beginnend mit Patientenlogistik, über Aufklärung, die Arbeitsanweisungen zur KM-Gabe, alle Kochbücher der Modalitäten, bis zur Befundung und dem mitgeltenden Dokument über die Dolmetscher. Die Patientenlogistik umfasst die Terminvergabe, die Arbeit am Schalter und im Sekretariat, die Patientenidentifikation, die Behandlung liegen gebliebener Gegenstände und das Kochbuch für die Termine. Die Aufklärung plus Dokumentation erfolgt als **Stufenaufklärung,** dieser Vorgang wurde vom Autor in drei Artikeln beschrieben (Salomonowitz 1997).

Insgesamt umfasst dieser Abschnitt einen Abriss der für die Facharztprüfung erforderlichen Kenntnisse, Fähigkeiten und Fertigkeiten, bzw. einen **Abstrakt des in 6 Jahren Fachausbildung zu akquirierenden Wissens.** Für alle Mitarbeiter sind auch Befund-Vorlagen für alle Untersuchungen laut den Vorgaben der alten „Wiener Schule“ beispielhaft vorhanden. Ziel der **Liste der Standardbefunde** ist die Entwicklung einer gemeinsamen Sprache nach der Schule des AKH Wien, dem Stammhaus des Autors. Für jeden Befund sind Indikation, Aufklärungsgespräch, Technik, Befundelemente, Ergebnis, Prozedere und ein Normalbefund abrufbar, um jedem Mitarbeiter die Möglichkeit zu geben, sich am Standard anzuhalten.

6.5.1 Kontinuierliche Verbesserung: CQI

Das **Formular der kontinuierlichen Verbesserung** ist ein EDV-Kernelement des Qualitäts-Management. Es kann mit Unterschrift oder anonym abgeschickt werden. Nach einer kurzen Eingewöhnungsphase wurde dieses Instrument kreativ genutzt. Nur wenige Mobbing-Aktivitäten, Verleumdungen oder Intrigen sind vorgefallen

Jetzt gehen **jährlich über 1000 (!) Eingaben** in das Qualitätsmanagement-System ein und haben in dieser Arbeit als Basis zur Ermittlung der **Wertschöpfung aus dem QM-System** (vgl. Kapitel 9) gedient.

6.5.2 Forschung und Entwicklung

Forschung und Entwicklung in der Radiologie haben den Zweck, bestehende Methoden weiterzuentwickeln und neue bildgebende Methoden zur medizinischen Diagnostik zu erarbeiten und zu implementieren. Weiters gilt es, neuartige Hilfsmittel zur Untersuchungsunterstützung zu erstellen und zu validieren. Bestimmte pharmazeutische Produkte müssen in ihrer Wirkungsfähigkeit zur Unterstützung der Bildgebung klinisch erprobt und auf institutseigene Modalitäten adaptiert werden.

Die Angaben der Literatur sind nur Anhaltspunkte. Eine individuelle Qualitätssicherung ist immer erforderlich. Zur sinnvollen Unterscheidung von Projekten unterschiedlichen Aufwands wurden drei Projektarten eingeführt, nämlich die klinische Forschung, die Kontrastmittel-Forschung und die studienbezogene Forschung.

A) Klinische Forschung

Die Projektart „Klinische Forschung" betrifft die **Entwicklung neuer diagnostischer Methodik** auf der Basis allgemein anerkannter Methoden und Verfahren oder auf der Basis neu entdeckter Grundlagen, welche aus einem Grundlagenprojekt des eigenen Instituts oder aus einer anderen internationalen Quelle stammen können. Ergebnis eines Projekts ist eine erweiterte diagnostische oder therapeutische Dienstleistung, welche dann in die klinische Routine übernommen werden kann. Einzelheiten dieses Projekttyps werden in einer eigenen Arbeitsanweisung „Klinische Forschung" geregelt. Mit dieser Arbeitsanweisung ist der Entwicklungsablauf festgelegt, weil eine systematische und dokumentierte Projektdurchführung verbindlich ist. **Der Entwicklungsablauf ist in vier Phasen gegliedert:** Die Projektplanung, der Einschluss und die Untersuchung der Studienteilnehmer, die Auswertung und die Übernahme in die klinische Routine. Gerade diese letzte Entwicklungsphase ist für ein Schwerpunktkrankenhaus wichtig.

a) Projektplanung

Die Projektplanung umfasst in Kooperation mit den klinischen Partnern die Definition des Forschungsvorhabens und die Formulierung einer klaren Fragestellung.
Im Studienprotokoll werden festgelegt:

1. Einschluss- und Ausschlusskriterien
2. Untersuchungsprotokoll
3. Methoden zur Befundung und Auswertung

Bei allen Forschungsvorhaben muss ein Votum der Ethikkommission für die beteiligte Forschungsgruppe vorliegen. Die Genehmigung des Forschungsvorhabens durch alle Beteiligte und die Institutsleitung und das positive Votum der Ethikkommission gelten als Projektstart.

b) Einschluss und Ausschluss von Studienteilnehmern

Patienten oder Probanden werden nach den im Studienprotokoll definierten Kriterien in das Projekt eingeschlossen. Voraussetzung ist eine ausführliche Aufklärung und schriftliche Einverständniserklärung. Gründe zum Untersuchungsabbruch, ev. Nebenwirkungen und die Untersuchungsergebnisse müssen schriftlich dokumentiert werden. Weiters ist bei allen Studien ein ausführliches, EDV-gerechtes Protokoll zu führen, meist in Form eines sog. CRF (clinical report form) Heftes.

c) Auswertung

Die quantitative und/oder qualitative Auswertung findet nach den im Untersuchungsprotokoll festgelegten Kriterien statt. Eine statistische Evaluation der Daten soll in Absprache mit dem Institut für medizinische Informatik, Biometrie und Epidemiologie erfolgen. Die Auswertung wird zeitnah durchgeführt, um die Aussagekraft der Studie kurzfristig zu prüfen und systemimmanente Fehler zu eliminieren.

d) Übernahme in die klinische Routine

Nach Abschluss der Auswertung und Diskussion der Ergebnisse mit dem klinischen Partner wird entschieden, ob die im Forschungsprojekt geprüfte Untersuchungsmethode in die klinische Routine der Radiologie integriert werden kann bzw. soll. Kriterien für eine Übernahme sind:

- höhere diagnostische Sicherheit,
- bessere Verträglichkeit, Risikominimierung,
- höherer Patientenkomfort,
- geringere Kosten,
- kürzere Untersuchungsdauer.

6

Informationsaustausch und Berichterstattung

1. Die **übergeordnete Forschungskonferenz** besteht aus der Institutsleitung, den Kernteams aller Forschungsvorhaben und gegebenenfalls aus Gastforschern. Die Sitzungen dieser Forschungskonferenz finden quartalsmäßig statt.
Die **Sitzungen** der Forschungskonferenz dienen der Fortschrittskontrolle, der Berichterstattung, der laufenden Überwachung von Terminen, sowie dem Austausch der verschiedenen Kernteams untereinander. Jedes Mitglied der einzelnen Kernteams protokolliert die für sie/ ihn wichtigen Informationen im **Forschungsbuch.**

2. Das **Kernteam** eines jeden Forschungsvorhabens setzt sich aus Projektleiter und den für die Forschung freigestellten oder beigeordneten Mitarbeitern zusammen. Dieses Kernteam berichtet in der Forschungskonferenz über das Forschungsvorhaben sowie den jeweiligen Stand der Arbeit.

3. Der jeweils erreichte **Entwicklungsstand** soll vom Kernteam intermittierend mit dem eigentlichen Vorhaben und den Projektzielen **vergleichend beurteilt** werden. Dadurch kann der Projektablauf kurzfristig modifiziert und mit dem Ziel neu in Kongruenz gebracht werden.

4. Die Verantwortung für Änderungen und den Abbruch in der Prototypenphase trägt der jeweilige Projektleiter. Änderungen während jeder Projektphase bestimmt der Projektleiter nach Beratung mit dem Kernteam und der Forschungskonferenz. Die Änderungen werden im Protokoll festgehalten.
5. Dokumentation & Archivierung: Die während des Forschungsauftrages angefertigten Aufzeichnungen werden im individuellen Forschungsbuch des Projektleiters festgehalten. Bei Änderungen erfolgt kein Austausch der Unterlagen, so dass der vollständige Forschungsauftragsablauf dokumentiert bleibt. Der jeweilige Projektleiter ist für die Vollständigkeit der Forschungsauftragsdokumentation verantwortlich.
6. Sämtliche Informationen über den Forschungsablauf werden durch das Kernteam gesammelt, analysiert und dokumentiert. Der jeweilige Projektleiter koordiniert etwaige Korrekturen durch das Kernteam.

B) Kontrastmittelforschung

Mit dieser Projektart wird die Unterstützung der Bildgebung durch neu entwickelte pharmazeutische Produkte klinisch an der Modalität erprobt und validiert. Dieser Prozess erfolgt üblicherweise in Kooperation mit den Herstellern dieser Produkte (Scholz 1996). Ergebnis des Prozesses ist eine statistisch bemessene Aussage über das Verhalten eines Produkts, speziell eines Kontrastmittels, in der Anwendung am Patienten und an der individuellen Modalität. Alle Phasen, Verantwortlichkeiten, Validierungskriterien und Dokumentationskriterien sind in Arbeitsanweisungen beschrieben. Der festgelegte Projektablauf gewährleistet eine systematische und dokumentierbare klinische Anwendung neuer Produkte. Der Studienaufbau ist im Wesentlichen mit dem der klinischen Forschung identisch (siehe oben), auch hier ist Ziel und Zweck der Übung die Übernahme der Ergebnisse in die klinische Routine. Obligate Dokumente sind: Forschungsbuch, Studienprotokoll und CRF, wie vom Ethikvotum vorgeschrieben.

C) Studien- und Geräteevaluation

Diese Projektart mit zugehöriger Richtlinie beschreibt kleinere, klar umgrenzte Entwicklungsvorhaben zur Evaluierung und/oder Validierung bestimmter medizinischer Fragestellungen oder Verfahren. Ebenfalls über diese „Projektartstudien“ werden umfassendere Geräteevaluationen durchgeführt. Die Dokumentation erfolgt in der Regel durch eine wissenschaftliche Publikation.

Auslöser für die Durchführung solch eines Projekts ist die Institutsleitung. Dokumentiert wird die Studie in schriftlicher Form. Die Dokumentation enthält mindestens: Name des Projekts, Ziel und Zweck, Projektbeginn und voraussichtliches Projektende, verantwortliche Personen, involvierte Stellen bzw. Personen, ggf. Projektphasen, sofern sinnvoll.

Erforderliche Schulungen werden gemäß der AAW „Personal und Schulung“ geplant, durchgeführt, dokumentiert und archiviert. Alle Projekte sind in der EDV dokumentiert und stellen Grundlagen für strategische Entscheidungen dar.

6.6 Qualitätssicherung und Umsetzung

6.6.1 Messung der Zielgruppenzufriedenheit

Die Überwachung der Patienten-, Überweiser- und Mitarbeiterzufriedenheit erfolgt durch schriftliche Befragungen, schriftlich festgehaltene Meinungsäußerungen und strukturierte Gespräche (Interviews). Patientenmeinungen werden kontinuierlich über einen **Mitteilungsbogen** erfasst und fließen über das Fehlermeldesystem in die Managementbewertung ein. **Zuweisermeinungen** werden 2-jährig in schriftlicher Form mittels Fragebogen durchgeführt. **Mitarbeitermeinungen** werden über die jährlichen Mitarbeitergespräche evaluiert und im zugehörigen Formular dokumentiert.

Interne Audits

Mit der Durchführung regelmäßiger interner Audits wird die Wirksamkeit des dokumentierten Qualitätsmanagementsystems systematisch überwacht. Anhand der Ergebnisse müssen Korrekturmaßnahmen hinsichtlich aller festgestellten Abweichungen eingeleitet werden, um deren wiederholtes Auftreten sicher zu verhindern. Darüber hinaus soll **Verbesserungspotential** aufgezeigt werden.

Es wird überprüft, ob die Elemente der zutreffenden Bezugsnorm ausreichend beschrieben sind, ob diese Beschreibungen bei den betroffenen Mitarbeitern bekannt sind und ob die Festlegungen in ausreichender Form angewandt und durch zweckmäßige Aufzeichnungen nachgewiesen werden. Die Institutsleitung ist regelmäßig über den Stand des Qualitätsmanagementsystems informiert.

Das **Prozess-Audit** (oder Verfahrens-Audit) dient der Überprüfung der Qualifikationsfähigkeit der Leistungsprozesse und Verfahren, bzw. Abläufe. Zum Prozess gehörige Arbeitsanweisungen sowie Prüfunterlagen, und die Angemessenheit der Arbeits- und Umgebungsbedingungen werden mit überprüft.

Die Detailplanung interner Audits wird durch das Qualitätsdelegierten-Team vorgenommen und in den entsprechenden Protokollen dokumentiert. Audit-Termine und -Intervalle werden im Rahmen der Managementbewertung festgelegt. **Einmal jährlich erfolgt ein internes Audit gemeinsam mit einer beauftragten externen Stelle.** Der Qualitätsbeauftragte schlägt im Falle der Häufung interner Fehler der Institutsleitung zusätzliche Audits vor.

Circa eine Woche vor Durchführung interner Audits wird ein **Audit-Tagesplan** erstellt und mit allen Modalitäten und Institutsbereichen abgestimmt. Alle Beobachtungen werden mit den Verantwortlichen der jeweils betroffenen Fachbereiche besprochen. Sind Abweichungen aufgetreten, werden vom Auditor und Leiter des Fachbereiches gemeinsam die Ursachen analysiert und Korrekturmaßnahmen festgelegt. Vorgeschlagene Verbesserungen werden analysiert, diskutiert und ggf. ergänzende Maßnahmen erarbeitet. Der

Leiter des Fachbereiches ist verantwortlich für die Durchsetzung der Korrektur- und Verbesserungsmaßnahmen.

Der Qualitätsbeauftragte überwacht die Termine und überprüft bei Terminerreichung die Wirksamkeit der durchgeführten Maßnahmen, sei es durch einfache Überprüfung oder ein Nachaudit. Bei positivem Ergebnis wird die QM-Dokumentation angepasst!

Die mit der Durchführung beauftragten Personen dürfen nicht mit den Personen, welche die auditierten Tätigkeiten durchführen, identisch sein. **Interne Auditoren müssen die erforderliche Qualifikation haben** und diese umfasst:

1. Basiskenntnis der Normen und Richtlinien,
2. Methodenkenntnisse zur Bewertung der Untersuchung, Befragung, Beurteilung und Berichterstattung,
3. Fertigkeiten, die für die Leitung eines Audits erforderlich sind, z. B. Planung, Organisation, Kommunikation und Führung, sowie
4. persönliche Eigenschaften, wie, z. B. Integrität, Urteilsvermögen, analytische Fähigkeiten, Aufgeschlossenheit.

Aufzeichnungen

Die Audit-Ergebnisse werden in einem **Audit-Bericht** aufgezeichnet und den Verantwortlichen bekannt gemacht. Diese müssen rechtzeitig Korrekturmaßnahmen im Hinblick auf die beim internen Audit gefundenen Unzulänglichkeiten ergreifen, bzw. Verbesserungsmaßnahmen vorschlagen, wo diese aufgezeigt werden. Die Verwirklichung und Wirksamkeit der ergriffenen Korrektur- und Verbesserungsmaßnahmen müssen überprüft und aufgezeichnet werden. Falls erforderlich, werden die **Qualitätsmanagement-Dokumentationen aktualisiert,** um die dauerhafte Umsetzung der wirksamen Maßnahmen zu gewährleisten.

Dokumentation:

F Auditplan, F Auditbericht, F Audittagesplan

6.6.2 Prozessvalidierung

Ein eigenes Verfahren sichert die Überprüfung neu eingeführter Untersuchungsmethoden und Techniken auf ihre Tauglichkeit. **Neue Untersuchungsmethoden werden nach einer der folgenden Regeln eingeführt:**

1. Start einer Studie gemäß der Richtlinie „Studien“ oder eines Projekts gemäß der Arbeitsanweisungen für Projekte (siehe oben)
2. Festlegen der Vorgehensweise in Entsprechung der Vorgabedokumente
3. Durchführung von parallelen Vergleichsuntersuchungen, wobei die Zahl der Probanden bei Start der Studie oder des Projekts statistisch festgelegt wird.
4. Erfahrene Mitarbeiter schlagen die Durchführung einer Verbesserungsoption

vor und werden dann mit der Durchführung betraut. Diese Aktivität fließt in die Personalbeurteilung, gemäß der Arbeitsanweisung für diesen Bereich, ein.

5. Nach Abschluss von Paralleluntersuchungen wird im Team die diagnostische Aussagekraft verglichen. Die Freigabe des neuen validierten Prozesses erfolgt durch den Institutsleiter.

Dokumentationsunterlagen sind die AAW „Klinische Forschung" sowie „KM-Forschung", die AAW „Personal und Schulung", sowie die Richtlinien zu Studien und Geräteevaluation.

6.6.3 Geräte- und Produktverantwortlichkeit

Alle Modalitäten und alle Produkte im Institut sind jeweils mindestens einer Person als Verantwortliche zugeordnet. Dadurch ist gewährleistet, dass jeglicher Fehler gemeldet wird und der gesamte Betriebsablauf störungsfrei sein kann.

a) Einarbeitungsplan

Jeder Mitarbeiter obliegt dem oben beschriebenen Einarbeitungsprozess. Zudem steht jedem Mitarbeiter immer ein raumverantwortlicher Oberarzt zur Seite. Auf diese Strukturen wurde bereits eingegangen.

b) Liste der Qualitätsdelegierten

Für jede Tätigkeit gibt es im Institut spezielle **Ansprechpartner, die auf die durchgeführte Qualität achten.** Die Liste der Qualitätsdelegierten umfasst auch die Liste der Delegierten für Spezialaufgaben. Alle Chargen sind vertreten. Die Personenliste umfasst die Qualitätsleitung, die Qualitätsdelegierten, die internen Auditoren, die Hygienebeauftragten, die Sicherheitsvertrauenspersonen, die Schulungsbeauftragten, die Gewerkschaftsvertreter und die Beauftragten zur Konstanzprüfung.

c) Spezialaufgaben

Ärztliches und medizinisch-technisches Personal hat neben der Durchführung der Untersuchungsstandards wissenschaftliche und organisatorische Spezialaufgaben.

Beispiele:
Unterricht in der Schule oder für die interne Fortbildung
Projekte und zugehörige Interventionen
Prozesseignung
Strahlenschutzbeauftragte
Gutachtertätigkeit
Facharztprüfungskommission
Qualitätsbeauftragte/Qualitätsdelegierte
KIS/RIS-Administration

6

Hygienebeauftragte
Sicherheitsbeauftragte
Raumführung
Gewerkschaftsvertretung ...

d) Fähigkeiten von Turnusärzten und Vidierrechte

Neben dem Einarbeitungsplan begleitet jeden neu eingetretenen Arzt ein Formular zur laufenden Evaluierung seiner Fähigkeiten und der daraus erwachsenden Rechte im Institut. Das Formular sieht eine klare Reihenfolge vor, um jedem Kollegen das oben beschriebene **spiralförmige Lernmuster** zu ermöglichen. Der Kollege beginnt mit den einfachsten Untersuchungen im Durchleuchtungsraum, geht auf höherwertige Techniken über und ist bei „Computertomographie" im Status der Nachtdienstfähigkeit. Mit der Zunahme der Zeilen werden die diagnostischen Fähigkeiten und Anforderungen größer und kulminieren in der Herz-Bildgebung. Parallel dazu werden Vidierrechte quittiert und freigegeben.

6.7 Key Performance Indikatoren

Ausgehend von dem Ansatz, dass hohe Mitarbeitermotivation zu gut beherrschten Prozessen führt, welche wiederum Kundenzufriedenheit und finanziellen Erfolg bringen, wurden Key Performance Indikatoren festgelegt, die vier wichtige Perspektiven der Radiologie integrieren: Mitarbeiter, Prozesse, Zuweiser und Finanzen. Diese Key Performance Indikatoren werden im Institut an der Anschlagtafel im gemeinsamen Gesellschaftsraum veröffentlicht. In der Literatur ist dieses Vorgehen in der Balanced Score Card (BSC) beschrieben (Kaplan 1997, Kaplan 2001).

Eine solche Indikatorenliste kann auf unterschiedlichen Ebenen aufgestellt werden. Auf der Ebene des Teams ist eine Vielzahl von Detaildaten für die Teammitglieder eine wertvolle Arbeitshilfe. Für übergeordnete Stellen ist eine solche Datenflut nicht interpretierbar. Um verwertbare Angaben für die unterschiedlichen Ebenen der Prozessleitung, Bereichsleitung und Geschäftsleitung machen zu können, müssen die Daten verdichtet werden. Im Nachfolgenden werden Key Performance Indikatoren beschrieben, die sich in der Radiologie bewährt haben. Solche Indikatoren werden sinnvollerweise im Team von den Prozesseignern erarbeitet.

Für die Auswahl der Indikatoren wurde ein Fragekatalog verwendet:

1. Ist die Messgröße verständlich und hilft sie bei der Diagnose von Problemen?
2. Kann die Messgröße von ihrem Benutzer beeinflusst werden?
3. Verursacht die Messgröße eine rasche Rückkoppelung, damit die Wirkung einer Maßnahme schnell wirksam wird?
4. Kann die Messgröße mit der Unternehmensstrategie verknüpft werden, um das Verhalten der Mitarbeiter zu beeinflussen?

5. Können die Messgrößen aggregiert werden und korrespondieren sie mit über- und untergeordneten Hierarchiestufen?

Aufgrund dieser Fragestellungen wurden **drei zentrale Indikatoren** festgelegt:

- **durchschnittliche Befunddauer** (Zeitraum zwischen Quittieren der Anmeldung und Visum des erstellten Befundes),
- **Untersuchungszahlen** (Pro Monat pro Modalität), sowie
- **durchschnittliche Arbeitsstunden pro Befund** (Quotient der geleisteten Arbeitsstunden durch die totale Befundzahl).

Diese zentralen Indikatoren bilden in Teil 9 die Maßgrößen des Inputs bei der Evaluation des QM-Systems mittels Bewertung der Eingaben in die kontinuierliche Qualitätsverbesserungsoption (CQI).

6.7.1 Zentrales Cockpit

Diese drei Parameter stehen im Mittelpunkt des „Cockpits“. Sie werden von vier Quadranten umrahmt, welche weitere Indikatoren zur detaillierten Betrachtung der Hintergründe liefern.

Eine stetige Messung der Performance gibt der Institutsleitung Feedback auf die getroffenen Initiativen und ermöglicht eine Schwachstellen-Analyse in Bezug auf die Erreichung der strategischen Ziele. Die Messung der Performance ist somit Basis für weitergehende Untersuchungen bei unzureichenden Ergebnissen und leitet eine neue Allokation von Ressourcen und entsprechende Managementleistungen ein. Für die betroffenen Mitarbeiter dient eine solche Messung als Feedback für die erbrachten Leistungen und als Motivation für zukünftige Tätigkeiten. Letztendlich könnte bei Privatisierung eine individuelle Performance-Messung als Basis für Entlohnung und Belohnung dienen.

6.7.2 Mitarbeiterperspektive

In der Mitarbeiterperspektive ist die **Mitarbeitermotivation** (Anzahl Überstunden plus Anzahl Fehlstunden durch Anzahl Arbeitsstunden) ein Zentralindikator. Die Mitarbeitermotivation dient als Maß für Arbeitsbelastung und Zufriedenheit.

Weitere optionale Indikatoren:

- Fehlstunden für Aus- und Weiterbildung (Motivation für das eigene Fortkommen)
- Mitarbeiterfluktuation
- Entwicklung des Anteils IT-Stunden ...

6.7.3 Prozessperspektive

Die Beurteilung der Prozesse erfolgt vorwiegend aus dem Gesichtspunkt der **Geschwindigkeit** und der **Qualität.** Die verfügbaren Daten können in folgende fünf Indikatoren verdichtet werden:

- Telefonische Erreichbarkeit
- Durchschnittliche Wartezeit auf die Untersuchung (Zeit zwischen Anmeldung und Untersuchungsbeginn)
- Bildfehlerrate
- Anzahl erneut einberufener Patienten (sehr sensibler Parameter für Prozessqualität und Patientenzufriedenheit)
- Geräteauslastung

6.7.4 Kundenperspektive

Dieser Quadrant gibt eine Übersicht über die nachgefragten Produkte, was der erbrachten Leistung entspricht. Es wird die **Anzahl Untersuchungen** dokumentiert, die jeweils an den Modalitäten angefallen ist. Diese Vielzahl an Informationen kann in folgende sechs Indikatoren verdichtet werden:

- Anzahl Befunde
- Anzahl komplexer Untersuchungen
- Anzahl interventioneller Eingriffe
- Anzahl „wissenschaftlicher" Fragen
- Anzahl Neuüberweiser
- Anzahl externer Überweiser

Diese Angaben machen Aussagen über den Attraktivitätsgrad der Abteilung und sind daher von strategischer Bedeutung.

6.7.5 Finanzperspektive

Dieser Bereich fasst die Auswirkungen der Einzelparameter der drei vorgelagerten im Hinblick auf die finanziellen Auswirkungen auf den Betrieb zusammen. Da es sich bei unserem Krankenhaus um eine Non-Profit-Organisation handelt, ist die Verwendung von herkömmlichen Finanzperformance-Messgrößen nur bedingt möglich. So werden Parameter verwendet, welche für die Institutsleitung aussagekräftig und gleichzeitig beeinflussbar sind:

- Materialkosten pro Untersuchung
- Personalaufwand pro Modalität pro Untersuchung
- Entwicklung der Wartungskosten
- durchschnittliches Gerätealter

7
Beurteilung der Wertschöpfung I

7.1 Kostenermittlung im Gesundheitswesen

Im Rahmen von Diskussionen im Gesundheitswesen kommt es vielfach zu Unklarheiten über die Grundbegriffe der Kostenrechnung (Böing 1990, Kemmetmüller 1995, Wiswede 1995). Im Folgenden seien deshalb die gängigsten Begriffe aus der Kostenrechnung definiert und beschrieben (Kehr 1995, Kilger 1993), und ein spezielles Augenmerk auf die Evaluation der Kosten unter dem Einfluss von Qualitätsmanagement im Krankenhaus gelegt (Anthony 1999, Remer 1997, Röniger 1997).

7.1.1 Zielsetzungen einer Kostenrechnung

1. Kostenplanung und Kostenkontrolle
2. Controlling des Faktors „Wirtschaftlichkeit“
3. Interne und externe Prozessvergleiche

7.1.2 Ergebnisse der Kostenrechnung

1. Kostenstellenrechnung über den Betriebsabrechnungsbogen (BAB)
2. Produkt- und Prozesskalkulationen
3. Kurzfristige Erfolgsrechnung

7.1.3 Grundbegriffe

Im Laufe der Zeit haben sich 6 Teilgebiete der Kostenrechnung entwickelt (Kemmetmüller 1995):

1. Kostenartenrechnung
2. Kostenstellenrechnung
3. Kostenträger-Stückrechnung
4. Kostenkontrolle
5. Ergebniskontrolle
6. Kostenträgerrechnung

7.1.3.1 Kostenartenrechnung

Die Kostenartenrechnung dient dazu, den mengenmäßigen Verbrauch von Arbeit, Betriebsmittel und Kapital (Produktionsfaktoren) periodengerecht zu erfassen und anzugeben, wie diese Beträge im System der Kostenrechnung weiter zu verrechnen sind. Die Kosten sind sachlich und zeitlich abgegrenzt. Die kalkulatorischen Kosten, also z.B. Anlagenutzung, sind einbezogen und ihre Weiterverrechnung festgelegt.

7.1.3.2 Kostenstellenrechnung

Alle nicht als Einzelkosten verrechneten Kosten gehen von der Kostenartenrechnung in die Kostenstellenrechnung ein. Die erste Aufgabe der Kostenstellenrechnung besteht darin, die von der Kostenartenrechnung **übernommenen primären Kosten** auf die Kostenstellen zu verteilen, die zweite Aufgabe, die von den Hilfs- und Nebenkostenstellen gelieferten Leistungen mengenmäßig zu erfassen, mit Kostensätzen zu bewerten und als **sekundäre Kosten** auf die leistungsempfangenden Kostenstellen weiterzuverrechnen.

Das Ergebnis ist, dass man a) weiß, welche Kosten in einer bestimmten Periode auf den einzelnen Kostenstellen angefallen sind. und dass man b) die erbrachten Leistungen kennt. Die Kostenstellenrechnung ist ein Ergebnis, das für die Abteilungen im Krankenhaus vom Controlling freigegeben wird. Die Kostenstellenrechnung bietet eine gute Grundlage für Datenanalysen.

Ein Profitcenter ist eine spezielle Kostenstelle, die Gewinn macht. Es handelt sich um einen organisatorischen Teilbereich, für den ein eigener Periodenerfolg ermittelt wird. Profitcenter-Leiter operieren gewissermaßen wie selbstständige Unternehmer. Die Beurteilung und Steuerung solcher Profitcenter ist nur dann möglich, wenn die wichtigsten Aufwands- und Ertragsgrößen klar zurechenbar und beeinflussbar sind.

Als **Profitcenter** aufgebaute Kostenstellen können ihre Leistungen an externe Auftraggeber zu Marktpreisen, wie auch an interne Auftraggeber zu internen Verrechnungspreisen „verkaufen". Die Ergebnisse eines Profitcenter werden nicht weiter aufgeteilt, sondern dem bereinigten Betriebsergebnis gutgeschrieben oder belastet. Die Bedeutung für die Radiologie liegt darin, dass erlösführende Kostenstellen im Rahmen der ordentlichen Kostenrechnung als Art selbstständige Unternehmung geführt werden können. Damit wird ihre Wirtschaftlichkeit besser beurteilbar. Die Computertomographie ist hier ein gutes Beispiel. Andere erlösführende Kostenstellen im Spital wären optional Labor, Physiotherapie oder Restaurantbetrieb.

7.1.3.3 Kostenträger-Stückrechnung

Aus der Kostenartenrechnung werden die Einzelkosten direkt und die übrigen Gemeinkosten indirekt über die Kostenstellenrechnung auf die betrieblichen Leistungen (Erzeugnisse, Produkte) übertragen. Für die Radiologie liegt das Ergebnis darin, das man weiß, wie viel eine bestimmte Dienstleistung (Stückrechnung) für einen bestimmten Patienten (Kostenträger) kostet.

7.1.3.4 Kostenkontrolle

Die Kostenkontrolle umfasst die Prüfung der Einzel- und der Gemeinkosten und geht von den Verantwortungsbereichen der Kostenstellenrechnung aus. Als Maß für die Kostenkontrolle dienen das Kostenstellenbudget und die Leistungsrechnung. Man kann die absoluten Kosten pro Kostenstelle überwachen, mit dem Budget vergleichen und anhand der erbrachten Leistungen beurteilen (Kennzahlen).

7.1.3.5 Ergebniskontrolle

Mit der Ergebniskontrolle wird der Periodenerfolg monatlich oder quartalsweise ermittelt. Dabei werden die Erfolgsbeiträge der einzelnen Dienstleistungen oder Leistungsgruppen ausgewiesen. Grundlagen für die Ergebniskontrolle stammen aus der kurzfristigen Erfolgsrechnung (Kostenträger-Zeitrechnung). Die Bedeutung für die Radiologie liegt darin, dass man weiß, welche Kosten in einer bestimmten Periode angefallen sind und wie hoch die entsprechenden Erlöse waren.

7.1.4 Kostenträgerrechnung

Die Kostenträgerrechnung wird **als höchste Stufe der Kostenrechnung definiert,** bei der die anfallenden Kosten auf die Kostenträger verteilt werden, nachdem sie in der Kostenartenrechnung erfasst und in der Kostenstellenrechnung auf die Endkostenstellen weiterverrechnet worden sind. Die Kostenträgerrechnung zeigt, wofür die Kosten in den verschiedenen Kostenstellen entstanden sind.

Die Kostenträgerrechnung zerfällt in zwei Bereiche:

a) die Kostenträger-Stückrechnung = Kalkulation und
b) die Kostenträger-Zeitrechnung = kurzfristige Erfolgsrechnung.

7

7.1.4.1 Kostenträger in einem Krankenhaus

Als Kostenträger bezeichnet man alle betrieblichen **Leistungen, durch die Kosten verursacht werden und die dementsprechend die entstandenen Kosten „tragen"** müssen. Die wichtigsten Kostenträger sind die Marktleistungen oder Endleistungen. Beispiel sind Radiologie- und Laboruntersuchungen. Im weiteren Sinne zählen hierzu jedoch auch innerbetriebliche Leistungen, soweit sie erfasst, kalkuliert und abgerechnet werden können.

7.1.4.2 Kostenträger-Stückrechnung oder Kalkulation

Die Aufgabe der Kostenträger-Stückrechnung besteht darin, die **Gestehungskosten pro Erzeugniseinheit** oder Auftrag, beispielsweise pro Untersuchung, zu bestimmen. Jeder Behandlungsfall ist dabei Leistungsbezieher aus einer oder mehreren Hauptkostenstellen (z.B. den Abteilungen), Empfänger von direkten Kosten (z.B. Material, wie Röntgenfilm, Stents und Implantate), sowie Leistungsempfänger aus Vorkostenstellen, wie Labor und Hotelkomponente. Diese Kostenbestimmung bezeichnet man als Kalkulation und unterscheidet zwischen Vorkalkulation, Nachkalkulation und Plankalkulation.

Eine **Vorkalkulation** für jeden einzelnen Patienten, bzw. für jede einzelne Behandlung, scheidet aus Gründen der Praktikabilität aus. Die Patientenkalkulation orientiert sich deshalb an Patientengruppen, bzw. Fallgruppen, die übereinstimmende Betriebsleistungen erfordern. Diese Behandlungsfälle können zu **Behandlungsfallgruppen** zusammengefasst werden. In der **Nachkalkulation** werden die effektiven Leistungen pro Behandlungsfall erhoben, bewertet und zur Kontrolle mit den Werten aus der Vorkalkulation verglichen.

Um sich bei den Verhandlungen über die Fallpreispauschalen richtig zu verhalten, braucht jede Radiologie **Kenntnisse über die eigenen effektiven Kosten pro Behandlungsfall.** Mit dieser Kenntnis können angemessene Preise ausgehandelt werden oder man akzeptiert, dass sich die Abteilung für bestimmte Behandlungsfälle außerhalb der eigenen Kostenspanne bewegt.

7.1.4.3 Kostenträger-Zeitrechnung oder kurzfristige Erfolgsrechnung

Mit der Kostenträger-Zeitrechnung erfasst man die während eines bestimmten Zeitraums für den Kostenträger insgesamt angefallenen Leistungen. Werden die entsprechenden Erträge miteinbezogen, wird die Kostenträger-Zeitrechnung zur kurzfristigen Erfolgsrechnung.

7.1.5 Schwierigkeiten rund um die Kostenträgerrechnung

7.1.5.1 Vollständigkeit und Richtigkeit der Kosten

Öffentliche Krankenhäuser erfassen nicht sämtliche Kosten. Insbesondere fehlen die kalkulatorischen Kosten für Zinsen und Abschreibungen, bzw. die Kosten für die Anlagennutzung, wie Gebäude (Schneider 1993), und die Kosten für Patientenklagen, Versicherungen und Rechtsbeistand (Studdert 2005). Weiters tragen öffentliche Krankenhäuser gemeinwirtschaftliche Kosten, wie Bereitschaftsdienst und Ausbildung (Kane 2005, Scholz 1996, Willatt 2006), die ebenfalls nicht separat ausgewiesen werden.

Durch diese unkorrekte Kostenartenrechnung ergeben sich Verzerrungen. Eine Abteilung Radiologie mit einem Computertomographen (CT), beispielsweise, muss nur das Verbrauchsmaterial und die Betriebskosten verrechnen. Eine Abteilung ohne eigenen CT muss hingegen im Outsourcing die gesamten Kosten, inkl. Zinsen und Abschreibungen eines privaten Röntgeninstituts bezahlen.

Eine Kostenrechnung ist zudem nur richtig und aussagekräftig, wenn zeitgerecht detaillierte und lückenlose Informationen über die Leistungen jetzt und für die Zukunft vorliegen. Die dazu notwendigen Leistungsrechnungen gibt es heute nicht. Der Pflegedienst kann, z.B., nicht auf die einzelnen Kostenträger zugewiesen werden, womit immerhin ca. 40 % der Lohnkosten nur über Umlagen zu verteilen sind. Die Leistungserfassung im Arztdienst ist, mit Ausnahme von Operationen, ebenfalls mangelhaft.

7.1.5.2 Erlöse

Für eine aussagekräftige Erfolgsrechnung müssen den effektiven Periodenkosten die Erlöse für die gleiche Zeitspanne gegenüber gestellt werden. Für Behandlungsfälle, die in zwei oder mehrere Abrechnungsperioden fallen, ist dies sehr schwierig.

Weil für die gleiche Leistung an unterschiedlichen Orten unterschiedlich viel Geld bezahlt wird, ist eine objektive Wirtschaftlichkeitskontrolle nicht möglich, wenn man allein die fakturierten Erlöse mit den Kosten vergleicht. Für einen Leistungsvergleich muss man deshalb mit Standarderlösen rechnen.

7.1.5.3 Betriebsvergleiche (Benchmarking)

Um die Kosten eines Behandlungsfalles (Kostenträger-Stückrechnung) oder das Periodenergebnis (kurzfristige Erfolgsrechnung) einer Abteilung mit dem Ergebnis einer anderen zu vergleichen, müssen nicht nur die technischen Grundvoraussetzungen für die Erstellung einer Kostenträgerrechnung gegeben sein, also eine vollständige und rich-

Lfd. Nr.	Leistungsbezeichnung	Dimension	Minutenwert					
			MIN		MAX		Mittel	
			AD	MTD	AD	MTD	AD	MTD
1	Ultraschall							
2	- Sonographie	Anzahl	20	20	20	20	20	20
3	- Doppler-Sonographie	Anzahl	25	25	25	25	25	25
4	- Duplex-Sonographie	Anzahl	25	25	25	25	25	25
5	- Schockraum Ultraschall	Anzahl	10	10	30	30	20	20
6	- Sonographie im OP, IBA	Anzahl	30	30	30	30	30	30
7	Röntgendiagnostik							
8	- Einfache Untersuchung	Anzahl	10	10	10	10	10	10
9	- Tomographie	Anzahl	10	10	10	10	10	10
10	- Mammographie	Anzahl	20	20	20	20	20	20
11	- Kontrastmittel-Unters.	Anzahl	30	60	30	60	30	60
12	- Schichtaufnahmen	Anzahl	30	60	30	60		60
13	- Angiographie	Anzahl	45	90	45	90	45	90
14	- Phlebographie	Anzahl	45	90	45	90	45	90
15	- Interventionen	Anzahl	60	120	60	120	60	120
16	- CT	Anzahl	45	65	45	65	45	65
17	- CT (Teleradiologie Sender)	Anzahl						
18	- Teleradiologie Empfänger	Anzahl						
19	- MRT	Anzahl	60	60	60	60	60	60
20	- Zuschlag Narkoseuntersuchung	Anzahl	10	10	75	90	41	41
21	- Zuschlag Röntgen auf Station	Anzahl		10		20		11
22	- Zuschlag Röntgen im OP	Anzahl		10		35		24
23	- Zuschlag Schockraum Röntgen	Anzahl		10		20		13
24	- Archiv Röntgen	Leistungen		3		3		3
25	- Filmentwicklung	Leistungen		2		2		2
26	Angiographie		10	10	45	60	28	35
27	- Herzfunktionsprüfung	Anzahl	90	60	90	60	90	60
28	- Koronarangiographie	Anzahl	180	180	180	180	180	180
29	- PTCA	Anzahl						
30	- Patienten	Anzahl						
31	Nuklearmedizin							
32	- Schilddrüsenuntersuchung in vivo	Anzahl	30	40	30	40	30	40
33	Organisation/Administration							
34	- Notarzteinsätze	Std. p.a.	750		750		750	
35	- Freizeitausgleich	Std. p.a.	96	24	1408	1894	552	553
36	- Transportbegleitung	Std. p.a.						
37	- Fortbildung (excl. Sonderurlaub; im Dienst)	Std. p.a.	24	36	600	450	204	157
38	- Fortbildung (excl. Sonderurlaub; Freizeit)	Std. p.a.	24	120	1440	720	303	326
39	- Wissenschaftl. Arbeiten (exkl. SU; im Dienst)	Std. p.a.	360		360		360	
40	- Wissenschaftl. Arbeiten (exkl. SU; Freizeit)	Std. p.a.	2400		2400		2400	
41	- Kongressvor/nachbereitung	Std. p.a.	12	72	840	72	296	72
42	- Team-, Interdisziplinäre Besprechung	Std. p.a.	18	8	720	732	272	180
43	- Qualitätssicherungsprojekte	Std. p.a.	16	6	352	750	167	307
44	- Lehrtätigkeit/Unterricht	Std. p.a.	12	72	498	612	148	272

Abb. 18. Eine externe Berechnung von Ressourcen mit „Zeit" als Kostentreiber

tige Kostenarten-, Kostenstellen- und Leistungsverrechnung (!), sondern vielmehr auch die Schlüsselbegriffe Leistung, Kostenträger, Standarderlöse, etc., und der Umgang mit den gemeinwirtschaftlichen Leistungen (Bereitschaftsdienst, Lehre und Forschung), den Arzthonoraren, der Anlagenutzung und der Kostenumlage gleich geregelt sein.

7.2 Kostenermittlung in der Radiologie

Die Entstehung von Kosten und Erträgen steht in direktem Zusammenhang mit der Abwicklung betrieblicher Abläufe, also betrieblicher Prozesse. Eine Ermittlung der Prozesskosten in der Radiologie ist schwierig, da eine Kosten- bzw. Ertragstransparenz nicht besteht. Somit ist eine finanzielle Auflistung der Kosten nach einzelnen Leistungen (derzeit) nicht möglich.

In Ermangelung konkreter finanzieller Daten bietet sich der Faktor „Zeit", der zur Bewältigung einzelner Prozessschritte benötigt wird, als Maßgröße zur Quantifizierung der Prozesse und damit als Kostentreiber an.

Der Autor hat seit 1994 quartalsmäßig Controlling-Berichte erhalten, in denen die Kostenentwicklungen für alle variablen Kosten, stratifiziert nach Kostenstellen innerhalb der Radiologie, veröffentlicht sind. Auch die Fixkosten (Personal, Abschreibung, Raum, Energie, etc.) sind in Entsprechung der Betriebsabrechnungsbögen berücksichtigt, wodurch eine **Zeitspanne von 11 Jahren (1994–2004) lückenlos** überblickt werden kann. Diese Zahlen des Controllings sind die Grundlage für die folgende **vierdimensionale Betrachtung der Kostenermittlung** und können mit den Maßgrößen, die über den Faktor Zeit erfasst sind, verglichen werden.

Eine fremde Zeitermittlung wurde dem Autor von der Direktion 1999 als Vergleich zur Verfügung gestellt und ist auf Seite 128 (Abb. 18) abgebildet.

7.2.1 Kostentreiber

Die Kostentreiber stellen das Mengengerüst für die prozessorientierte Radiologie dar. Aufgabe der Kostentreiber ist es, den Verbrauch von Ressourcen in Form geleisteter Kostentreiber-Einheiten abzubilden. Für die Beurteilung der Prozesse innerhalb der Radiologie wird **als Kostentreiber die „Zeit"** verwendet und nachträglich mit den Berichten des Controllings verglichen. Die für die einzelnen Tätigkeiten innerhalb der Prozesskette aufgewendete Zeit wird festgehalten. Dabei wird die Tätigkeit in vier Personalbereiche unterteilt: Fachärzte, Assistenzärzte, Radiologie TechnologInnen und administrative Mitarbeiter. Die Berechnungen der prozentualen Arbeitszeitauslastung basieren auf 200 Arbeitstagen pro Jahr pro Mitarbeiter bei einer Wochenstundenzahl von 40 Stunden. Die Zeitnahmen wurden 1995, 1997, 1999, 2001 und 2004 schlicht mit der Stoppuhr erfasst. Die Analyse der Prozessketten „Alt" (bis 1997) und „Neu" (ab 2001) erfolgte mit Korrektur der Beschäftigungszahl zur Anzahl Untersuchungen. In Anbetracht gleicher, im QM abgebildeter Untersuchungsabläufe wurde von gleichem Materialverbrauch ausgegangen. Das Ergebnis des Vergleichs zeigt die Leistung der Prozessoptimierung und der zunehmenden Fachkompetenz.

Die Kostentreiber-Analysen der Prozesse ergaben ab 2001 und mit nur geringen Änderungen (!) auch im Jahr 2004 einen „Produktivitätsgewinn" von knapp 18 % Zeit über das gesamte Institut. Am meisten haben davon die Assistenzärzte profitiert (24 % mehr Zeit), am wenigsten die administrativen Kräfte (5 % mehr Zeit). Laut Kostentreiber-Analyse hat das Institut des Autors somit **18 % Freiheit durch Qualitäts-Management** „gewonnen". Es sind aber virtuelle Ressourcen: fällt QM weg, fällt der „Gewinn"! „When Wichita falls, so falls Wichita Falls". Über „Zeit" lässt sich QM quantitativ bewerten.

Es ist verlockend, Qualitätsmanagement kostenneutral darzustellen, mit dem Verständnis, dass es sich selbst erhalte. Dieser Ansatz ist falsch: Nach den Anstrengungen des Aufbaus braucht das System einen Erhaltungsenergiebeitrag. In weiteren Kapiteln dieses Buches wird diese Organisationsentwicklung mit drei anderen, neuartigen Methoden evaluiert.

7.2.2 Kostenvorteile durch Qualitätsmanagement

7.2.2.1 Rohdatentabelle: Elf Jahre Kosten und Erträge

Die **Gesamtkosten** unseres Instituts entwickelten sich von € 4,586 Mio. auf € 7,005 Mio, somit auf etwas weniger als das Doppelte, für den Ertrag von 72204 (1994) auf 254502 (2003) und 209300 (2004) Untersuchungen; knapp das Dreifache (Tabelle 19).

In Tabelle 19 sind die **Leistungen nach Modalitäten unterteilt**, nämlich Röntgen, Computertomographie, Angiographie/Intervention und Magnetresonanz (die erst 1997 als eigene Kostenstelle aufscheint). Innerhalb der einzelnen Modalitäten kann man die Personalkosten pro Leistung und die Kosten der Gesamtleistung ablesen.

Interessant ist die Entwicklung der **Kosten der „medizinischen Güter"**, also jener Verbrauchsmaterialien, auf die heute im Rahmen der **Sparmaßnahmen** soviel Wert gelegt wird. Die medizinischen Güter haben sich nämlich über den gesamten Zeitraum kaum verteuert. Dies muss in Relation zur Anzahl der Untersuchungen gesehen werden, die sich praktisch verdreifacht hat.

Die Kosten der medizinischen Güter im CT sind, beispielsweise, von 1994 auf 2001, wo die Dokumentation abbricht, gleich geblieben. In der Angiographie, wo immer komplexere Untersuchungen erfolgen, sind die Kosten für medizinische Güter (Nadeln, Katheter, Tuben, Stents, Kontrastmittel ...) deutlich gefallen, nämlich unter die Hälfte. Dies ist nur mit der Zunahme von „Kompetenz" zu erklären! Die Eingriffe sind um Vieles komplexer geworden. Die Kosten der medizinischen Güter in der Magnetresonanz haben sich verdoppelt, dies ist durch die weitaus umfangreicheren Fragestellungen und den vermehrten Aufwand plausibel zu erklären.

JAHR	1994	1995	1996	1997	1998	1999	2000	2001	2002	2003	2004
Gesamtkosten (× 1000)	4586	4763	4586	5023	4779	5186	5081	6374	6210	6773	7005
Gesamtzahl Untersuchungen	72204	80277	75768	79017	86784	101371	102431	167035	173862	254502	209300
Gesamtleistungen Roentgen	63325	72344	63374	59119	62984	67697	66517	127760	133550	134275	161637
Personalkosten / Leistung Roe	16	15	15	14	11	10	11	9			
Kosten / Gesamtleistung Roe	35	32	33	37	27	27	25	24			
Gesamtleistungen CT	5161	4793	9769	11802	14502	19584	22447	25196	26607	27467	28523
Personalkosten / Leistung CT	76	86	51	31	38	29	27	28			
Kosten / Gesamtleistung CT	202	233	106	87	82	73	69	64			
medizinische Gueter CT (× 1000)	306	287	326	340	309	346	382	359			
Ergebnis CT	–100	–12	78	124	88	72	103	126			
Gesamtleistungen DSA	3718	3140	2625	2665	2658	2177	2051	1955	2206	2603	2607
Personalkosten / Leistung DSA	104	131	208	144	146	187	208	249			
Kosten / Gesamtleistung DSA	351	420	558	428	414	482	519	561			
medizinische Gueter DSA (× 1000)	634	552	439	410	359	285	297	263			
Gesamtleistungen MR				2431	4640	8913	11416	12124	11499	13287	16533
Personalkosten / Leistung MR				175	175	103	110	123			
Kosten / Gesamtleistung MR				378	331	228	226	250			
medizinische Gueter MR (× 1000)				71	94	162	126	149			
Ergebnis MR				–19	–87	–115	–67	–53			
Personalkosten (× 1000)	1757	1885	2010	1898	1984	2072	2163	2831	3134	3445	3585
medizinische Gueter (× 1000)	1262	1129	1016	1088	1004	1064	1020	1093	1194	1406	1465
Ambulanzkosten (× 1000)	267	99	82	160	264	306	247	246	398	519	543
Einnahmen (× 1000)	169	80	172	268	252	302	320	625	410	532	553
Ergebnis (× 1000)	–98	–19	90	108	–12	–4	73	386	–104	27	32

Tabelle 19. Elf Jahre Rohdaten aus dem Controlling

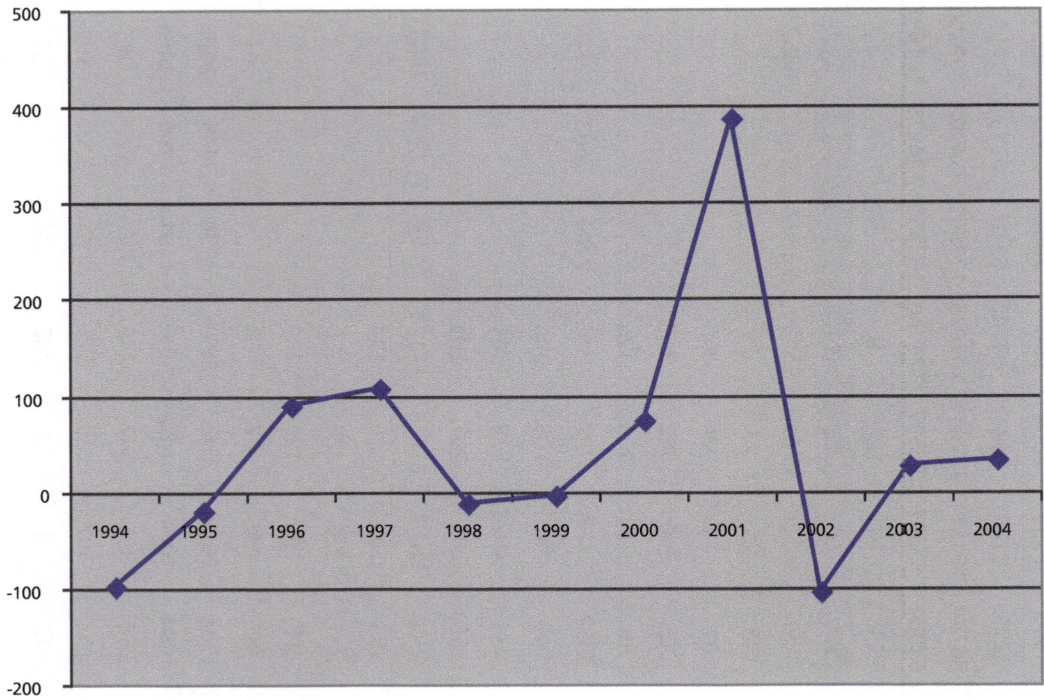

Abb. 19. Graphik der Einnahmen 1994–2004

Parallel zu den Gesamtkosten und den Aufschlüsselungen in die einzelnen Modalitäten kann man die **Personalkosten** erkennen, die sich von € 1,757 Mio. im Jahr 1994 auf € 3,585 Mio. im Jahr 2004 entwickeln. **Die Kurven der Gesamtkosten und der Personalkosten laufen parallel.** Die Personalkosten sind somit innerhalb der Kostenstruktur der Radiologie als **Fixkostenblock** zu betrachten.

In Abb. 21 weiter unten sind unter den Personalkosten vergleichend die medizinischen Güter dargestellt, deren Kosten von 1,262 Mio. im Jahr 1994 auf 1,465 Mio. im Jahr 2004 gering steigen, aber über den Zeitraum von 11 Jahren keine relevante Erhöhung aufweisen. Die Teuerung ist geringer als die Geldentwertung.

Die **Einnahmen der Radiologie im Krankenhaus** schwanken mit den jeweils unterschiedlichen politischen Gegebenheiten der einzelnen Jahre. Man erkennt aber, dass das Institut dreimal deutlich positiv abschneidet, also dem Haus Geld bringt. Abbildung 19 zeigt die Einnahmen × 1000 in Euro.

Die graphische **Darstellung dieses Betriebsergebnisses** zeigt, dass es gelungen ist, das Institut wiederholt „ins Positive zu heben". Die Verlustzuweisung erfolgte 1997/98 durch Einführung des LKF und den damit veränderten Zuweisungs-Richtlinien und im Jahr 2001/02 durch die Übernahme der Unfallradiologie, die als nicht qualitätsoptimierter Betrieb zum damaligen Zeitpunkt äußerst verlustreich geführt werden musste.

Die neue Unfallradiologie belastete die radiologische Stammmannschaft allerdings wenig, weil die Untersuchungen als diagnostische Kurzinformation von den Unfallchirurgen selbst bewertet und abgelegt wurden.

7.2.2.2 Elf Jahre Kosten und Anzahl Untersuchungen

Der visuelle Plot (Abb. 20) zeigt die ausgeprägte Differenz, die von 1994 bis 2004 zwischen den Gesamtkosten und der Anzahl Untersuchungen aufgetreten ist.

Dies ist die graphische Aufbereitung der oben dargestellten Zahlenreihen der Gesamtkosten und der Gesamtzahl Untersuchungen, damit für die folgenden Ausführungen klar wird, dass die Gesamtkosten sich flach darstellen bzw. einen „natürlichen" Verlauf zeigen (und zu den Personalkosten parallel laufen!), während durch Maßnahmen, die noch zu besprechen sind (Qualitätsmanagement?!), sich die Gesamtzahl an Untersuchungen verdreifacht hat.

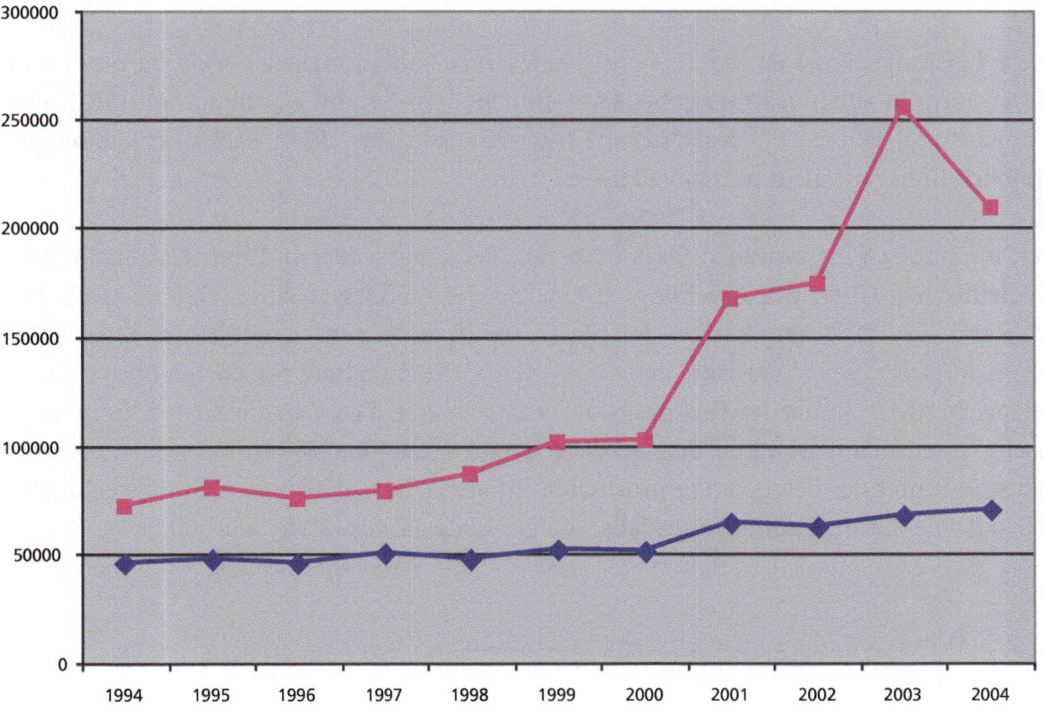

Abb. 20. Gesamtkosten (blau) zu Gesamtzahl Untersuchungen (violett)

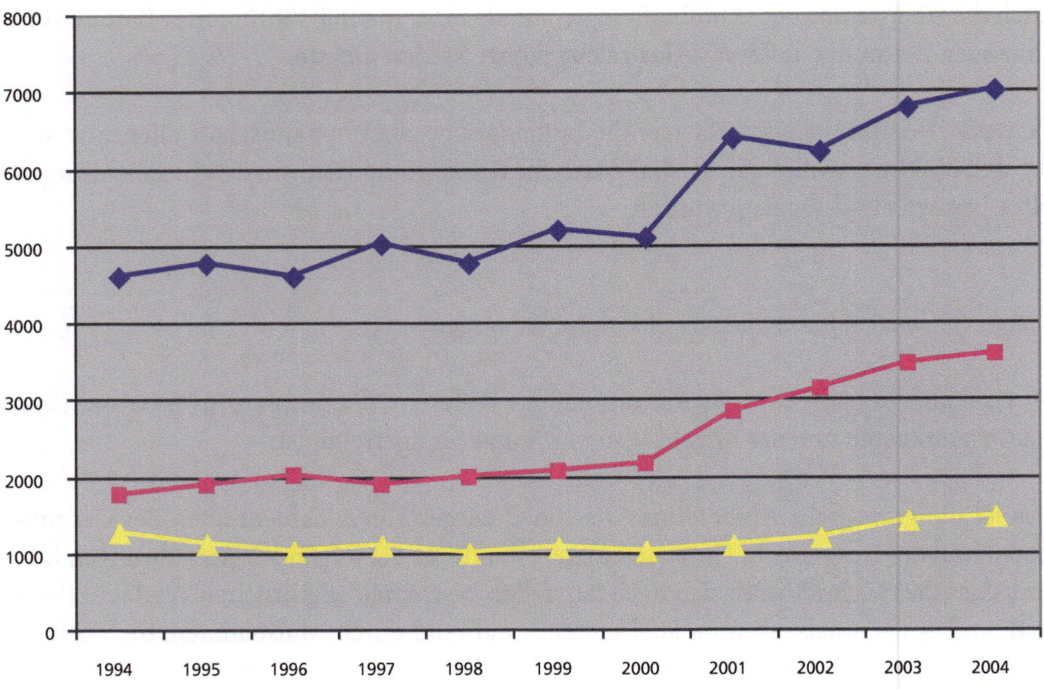

Abb. 21. Gesamtkosten (blau), Personalkosten (violett) und Kosten für medizinische Güter (gelb)

Diese Leistungsbilanz ist durch „politischen Druck" allein nicht zu erklären und ist in dieser Form in anderen Krankenhäusern ähnlicher Größe und Konfiguration (SMZ Ost – Donauspital, Wien; KFJ – Kaiser-Franz-Josef-Krankenhaus, Wien; Klinik für Radiologie, Freiburg/Breisgau) nicht nachzuvollziehen.

Der 1994–2004-Plot zwischen Gesamtkosten, Personalkosten und den Kosten für alle medizinischen Güter der Abteilung ist eine der Kernaussagen dieses Buches (Abb. 21). **Während sich die Gesamtkosten und die Personalkosten parallel entwickeln, bleibt die Kurve der Ausgaben für medizinische Güter flach.** Die Zunahme der Kosten über 11 Jahre entspricht nicht einmal der Teuerungsrate, was bedeutet, dass sich die Kosten für medizinische Güter über diesen Zeitraum verdrittelt haben, also um zwei Drittel weniger geworden sind (unter der bereits angesprochenen Prämisse, dass die Untersuchungstechniken gleich geblieben sind, somit keinesfalls weniger Material verwendet wurde!).

7.2.2.3 Untersuchungszahlen an den Modalitäten

Im Beobachtungszeitraum ist die Anzahl der Computertomographien deutlich gestiegen. Es sei betont, dass es sich hier um ein einzelnes Gerät gehandelt hat. Diese Entwicklung

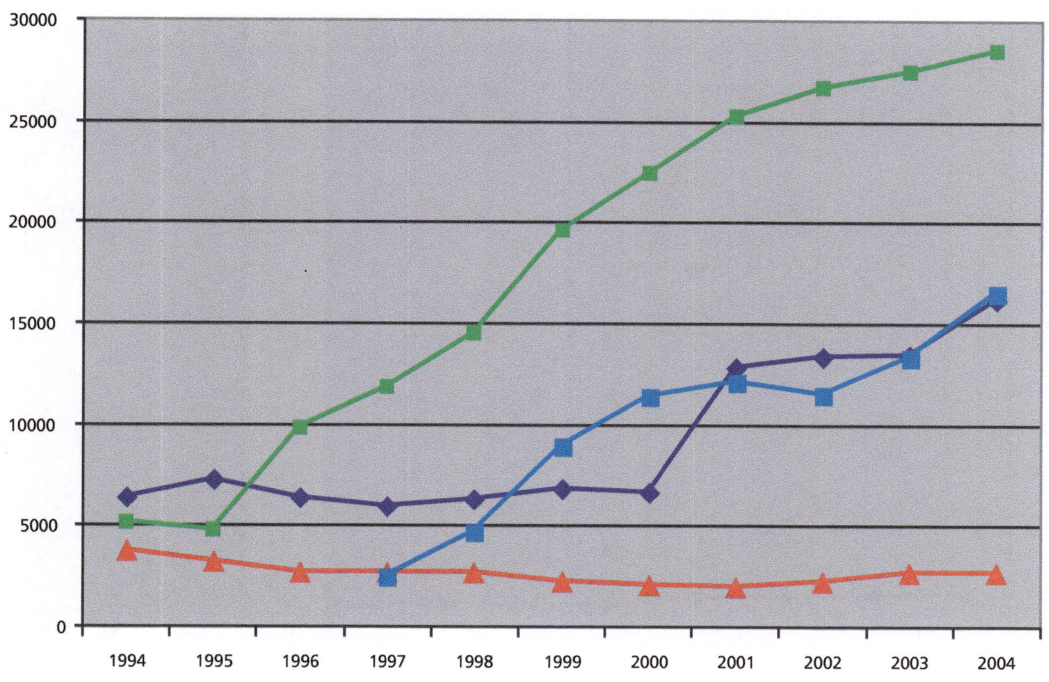

Abb. 22. Anzahl Untersuchungen an den verschiedenen Modalitäten. CT = grün; X-ray = dunkelblau; MR = hellblau; DSA = rot

widerspiegelt den weltweiten Trend, die Computertomographie anstelle des Nativröntgen als Arbeitspferd der Radiologie zu nutzen (Beinfeld 2005, Brandt 1997, Lumsdon 1992, Nisenbaum 2000).

Die sprunghafte Zunahme an Nativröntgen 2001 ist durch die Übernahme der Unfallradiologie bedingt. Die Frequenzen der Magnetresonanz entwickeln sich flacher als die der CT, auch dies entspricht dem internationalen Trend (Hoppszallern 1991).

Die Dreiecke dokumentieren die Untersuchungszahlen der Angiographie/Intervention. Hier versteckt sich eine dramatische Zunahme der Untersuchungsintensität und der Untersuchungszeiten durch stark zunehmende Komplexität der Eingriffe. Die trivialen Angiographien, also Darstellungen der Gefäße, sind nämlich zwischenzeitig von CT und MR übernommen worden. Zur Modalität „Angiographie" kommen nur schwere Fälle vor einer geplanten Intervention. Die Flachheit der Kurve täuscht.

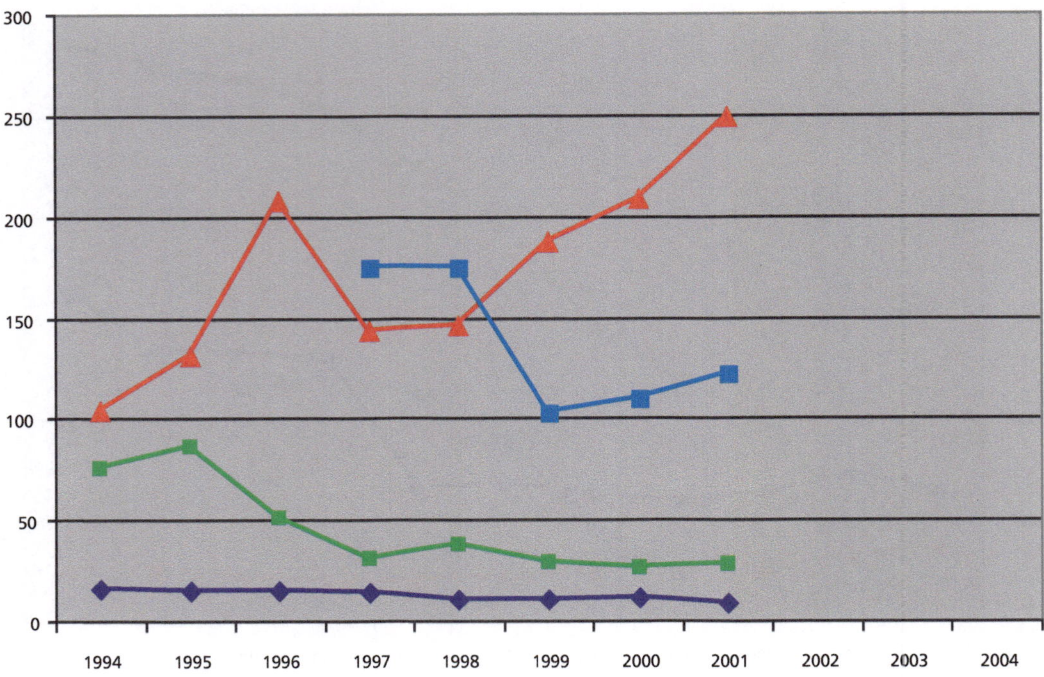

Abb. 23. Vergleich der Personalkosten pro Service (1994–2001). CT = grün; X-ray = dunkelblau; MR = hellblau; DSA = rot

7.2.2.4 Personalkosten pro Leistung

Sehr interessant sind Beobachtung und Analyse der Personalkosten pro Leistung, die in Abb. 23 graphisch aufbereitet sind.

Am Boden finden sich blaue Rauten, die die Kostenentwicklung der Nativradiologie zeigen. Die Kurve flacht ab, was bedeutet, dass mit zunehmender Übung und Kompetenz sogar diese Untersuchung (bis zu einem Grenzwert) einfacher wird.

Die grünen Quadrate der CT weisen zunächst einen Anstieg der Kosten auf. Dies entspricht der Implementierung des Qualitätsmanagements im CT und es dauert dann **zwei Jahre** (1995–1997), um einen **Lerneffekt** aufzubauen. Diese zwei Jahre Lernzeit finden sich auch an den anderen Modalitäten!

Das bedeutet, dass es zwei Jahre braucht, bis eine Mannschaft genügend eigene Kompetenz aufgebaut hat, um eine Modalität proprietär zu führen.

Nach 1997 verläuft die Kurve weitgehend flach. Jetzt ist die Wissensbasis aufgebaut und sind die reellen Personalkosten im CT dargestellt.

Eine ähnliche Entwicklung findet sich in der Magnetresonanz, die 1997 in Betrieb ging (blaue Rauten). Auch hier finden sich zunächst hohe Personalkosten durch die erforderlichen Schulungen. Über zwei Jahre (1998/99) verflacht die Kurve, was den Lerneffekt abbildet. Die erneut geringe Zunahme der Personalkosten 1999–2001 ist auf die Zunahme der Komplexität und die hohe Inanspruchnahme der intellektuellen Ressourcen der MR-Mannschaften zurückzuführen.

Die roten Dreiecke demonstrieren die Personalkosten in der Intervention. Auch hier findet sich ein großer Personalkostenanteil durch Schulungen für die Eingriffe. Die Abnahme 1996/97 ist auf den Schulungseffekt zurückzuführen, gleichzeitig wird ein Teil der Angiographien durch DSA und MRA übernommen. Der steile Anstieg der Personalkosten von 1998 an ist auf die zunehmenden Schwierigkeitsgrade der therapeutischen Eingriffe zurückzuführen.

7.2.2.5 Analyse der Erfolgsfaktoren

Dass mit einer mehr oder minder unveränderten Mannschaft, die nur deshalb teurer wird, weil sie älter wird, eine mehr als doppelte Leistung erbracht werden kann, spricht dafür, dass Kostenvorteile durch Kompetenz generiert werden. Kompetenz wird hier als **Ergebnis ständiger Verbesserung** verstanden. Verbesserungen entstehen durch Training bzw. Qualitätsmanagement, **Verbesserungen wachsen nicht von allein.**
Zur **Verifizierung der Hypothese, dass „Ergebniskostenvorteile durch Kompetenz"** erwachsen, wurden zwei Realitäten herangezogen:

1. Die Tatsache, dass das Ergebnis der Radiologie der Befund ist.
2. Die Tatsache, dass Diagnosen als Abrechungsmodus dienen, wobei die Angabe von Differenzialdiagnosen Geldwerten entsprechen kann.

Die folgende Graphik (Abb. 24) zeigt die Anzahl an Differenzialdiagnosen aus einem Sample von jeweils 200 Befunden pro Jahr. Diese Befunde wurden zufällig gezogen und die Anzahl angegebener Diagnosen und Differenzialdiagnosen gesamthaft quer durch alle Modalitäten addiert. Man erkennt, dass mit zunehmender Kompetenz insgesamt mehr

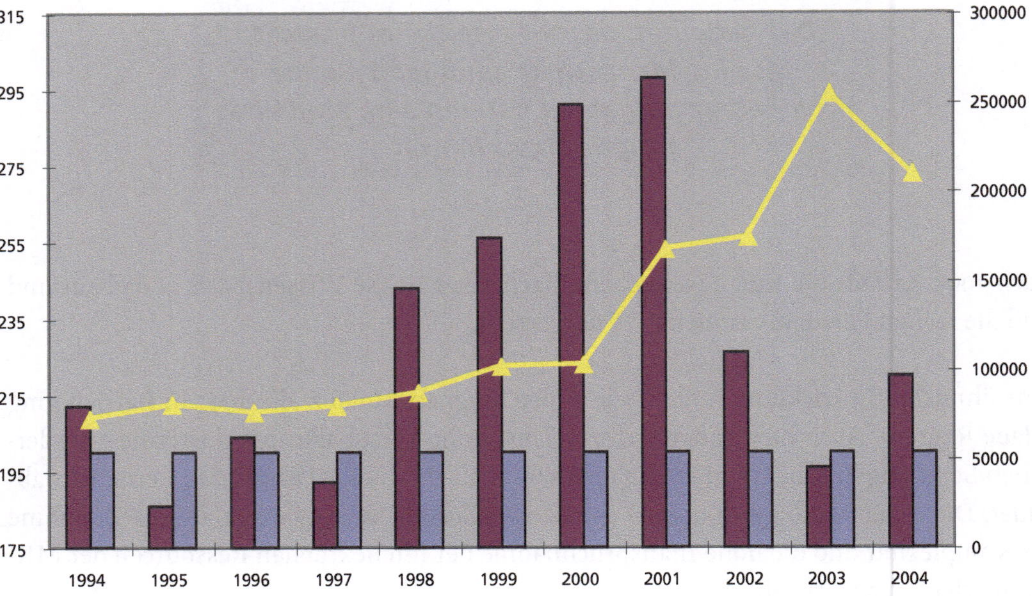

Abb. 24. Differenzialdiagnosen für jeweils 200 Befunde pro Jahr

Diagnosen abgegeben werden. Differenzialdiagnosen= rote Balken; Sample = blaue Balken; Gesamtzahl Untersuchungen = gelb.

Differenzialdiagnosen sind wichtige Elemente eines Befundes, ein Aushängeschild der fachlichen Kompetenz des Facharztes, der nicht nur eine „Läsion" beschreibt, sondern diese nach den Kriterien der Fachqualifikation weiter charakterisiert und diese Spezifikation auch in einer Reihung ausdrückt (z.B.: Tumorentität X, Tumorentität Y, Abszess, Reihenfolge ist Rangfolge).

Im Jahr 2002 findet sich ein starker Rückgang an Differenzialdiagnosen. Dies ist eine Phase, in der die Anzahl an Untersuchungen sprunghaft gestiegen ist. Hier ist laut dem visuellen Eindruck der Graphik und nach den Mitarbeiter-Orientierungsgesprächen, wie sich nachträglich herausgestellt hat, ein Burnout-Effekt vorgelegen. Mit anderen Worten, die Arbeit wurde der Mannschaft zu viel und die Zeit für Differenzialdiagnosen blieb aus. Die Befunde wurden schnell abgegeben, um mit der Menge zurechtzukommen.

Wenn die gezählten Differenzialdiagnosen nach den Regeln der leistungsorientierten Krankenhausfinanzierung in LKF-Punkten abgerechnet würden, ergäbe sich ein „Ergebniskostenvorteil durch Kompetenz" von über 15 % gegenüber der Abrechung der Untersuchungen ohne Differenzialdiagnostik. **Das Ausmaß dieses Ergebnis-Kostenvorteils entspricht in etwa dem der Zeitnahmen mit der Stoppuhr.**

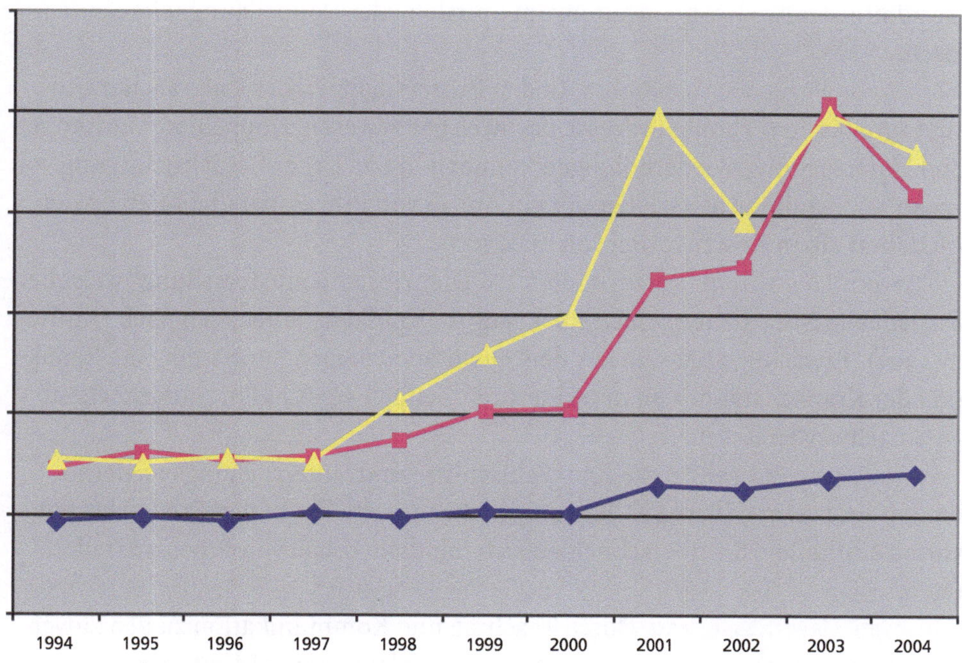

Abb. 25. Gesamtkosten (blaue Rauten) versus Anzahl Untersuchungen (violette Quadrate) versus Anzahl an Differenzialdiagnosen (gelbe Dreiecke)

7.2.2.6 Struktur- und Prozesskostenvorteile

Prämisse: Der Gesamtkostenvorteil GKV ergibt sich aus der Summe von Strukturkostenvorteil SKV + Prozesskostenvorteil PKV + Ergebniskostenvorteil EKV.

Durch laufende Investitionen in Räume und Geräte und durch hohe Investitionen in Mitarbeiterqualifikation ist der **Strukturkostenvorteil** in der Radiologie praktisch immer negativ, somit ein Strukturkosten-Nachteil. Mit anderen Worten, man muss immer neu investieren, um am Stand der Technik zu bleiben.

Der **Prozesskostenvorteil** in der Radiologie ist positiv, erreicht aber nicht die Größe des Ergebniskostenvorteils durch Kompetenz (siehe unten):

1. **Prozessbeschleunigung.** Durch Verkürzung der Durchlaufzeit (z. B. Tür-Tisch-Zeit, Untersuchungszeit, schnellere CT-Akquisition, schnellere Rekonstruktionsrechner) ergeben sich Vorteile in Faktorengröße: Halbe Durchlaufzeit ergibt doppelte Produktivität. Im Kapitel 7.2.1. ist aber darauf verwiesen worden, dass sich trotz der optimierten Abläufe die Untersuchungstechnik wenig verändert hat. Der wesentliche Vorteil des Qualitätsmanagements ergab sich durch

die administrative Reorganisation, um Spiralen oder Doppelläufigkeiten aufzulösen.

2. **Abbau von Prozessparallelitäten.** In den Prozessmappen der Untersuchungen sind 15 % bis 20 % Parallelprozesse nachweisbar gewesen. Doppeluntersuchungen und Untersuchungswiederholungen kommen hinzu. Unter Berücksichtigung von 75–80 % Leistungsarbeitszeit ergibt ein Abbau von Prozessparallelitäten an der Modalität einen Kostenvorteil von max. 10 %.
3. **Steigerung der Mitarbeiterzufriedenheit.** Die „Absentismusforschung" weist bei zufriedenen Mitarbeitern einen Rückgang an Krankenstandstagen nach (Anthony 1999). Tatsächlich hat sich aus dem Qualitätsmanagementsystem eine Reduktion der Krankenstände von in „schlechten Zeiten" –30 % auf in „guten Zeiten" –5 % nachweisen lassen.
4. **Verminderung der Fehlleistungen.** Fehlschüsse und Untersuchungswiederholungen sind vermeidbare Fehlleistungen, die unmittelbar in den Prozesskostenvorteil einfließen. Sie überschneiden sich mit dem Abbau von Prozessparallelitäten.
5. **Informationsverbesserung.** Durch Teaching und Kommunikation zu den zuweisenden Ärzten lassen sich verbesserte Prozessabläufe durch Minderung optionaler Schwierigkeiten am Anfang der Prozesskette generieren.
6. **Prozessoptimierung.** Die oben angeführten Leistungszahlen vor und nach Qualitätsmanagement mit der gleichen oder ähnlich strukturierten Mannschaft sprechen eine eigene Sprache. Die Leistungszahlen sind allerdings durch Prozessoptimierung allein nicht erklärbar und auch nicht durch vermehrte Leistung pro Mitarbeiter. Es ist das Gesamtsystem, das hier diese Abläufe gestaltet und ermöglicht (Haken 2006, Ulrich 1984).

7.2.2.7 Nebeneffekte des Ergebniskostenvorteils

In der Abrechnung der radiologischen Differenzialdiagnosen ergibt sich ein Ergebniskostenvorteil von über 15 %, der noch weitere Nebeneffekte hat:

a) Eine bessere Diagnostik erlaubt eine **„gezieltere" Therapie.** Diese indirekten Erträge lassen sich schwer beziffern, aber vielleicht in einer Größenordnung von weiteren 10–15 % plausibel diskutieren.

b) Durch Differenzialdiagnostik ergeben sich **Nebenbefunde** und dadurch auch Nebendiagnosen. Diese führen als Abklärungshinweis oder als tatsächlich vorhandener Zweit- oder Drittbefund zur **Früherkennung von Krankheiten.**

c) Verbesserte Differenzialdiagnosen verhindern auch **falsche Therapien bei zu engem Blickwinkel,** wenn nicht-radiologische Ärzte als „Fachleute" nur ihr Fachgebiet am Röntgenbild suchen und nicht die gesamte Information ausschöpfen (Brealey 2001, Dalla Palma 2000, Garvey 2006, Glaser 1980, Henshaw 1990, Inman 1998, Inoue 2004, Knollmann 1996, Kruskal 2006, Levin 1994,

Ollenschläger 2000,Pentecost 1998, Schneider 2005, Studdert 2005, Weiner 2005, Young 1994).

7.2.2.8 Nebeneffekte des Qualitätsmanagements

7.2.2.8.1 Modell 70 % Ecomony of Scale

Prämisse: Der Gesamtkostenvorteil GKV ergibt sich aus der Summe von Strukturkostenvorteil SKV + Prozesskostenvorteil PKV + Ergebniskostenvorteil EKV.

Der Strukturkostenvorteil (SKV) ist negativ, weil die Radiologie ein technisches Fach ist und ständig in Aufbaustrukturen investiert. Im Modell 70 % Economy of Scale, das vom Autor von 1994 bis etwa 1997 verwendet wurde (**man erhöht die Leistung unter Druck um 30 %**), hat die Abteilung Controlling des Krankenhauses 80 % „Investition über die Norm" festgehalten. Diese Gelder sind für Gerätschaft, für außergewöhnliche Reparaturen, Service-Sonderleistungen und Schulungen ausgegeben worden. Zu dieser Zeit sind auch die Durchleuchtung und die Angiographie mehrfach ausgefallen. Im Modell 70 % Economy of Scale gab es keinen Strukturkosten-Vorteil, sondern einen 80 % Strukturkosten-Nachteil.

SKV war von +1,0 auf –0,8 reduziert.
Grund war Materialüberlastung; die Intensität ist als SKV = –0,8 ausgedrückt.

Prozesskosten rekrutieren sich aus Kosten für Leistung, Krankenstand und Material. Die Leistung wurde per definitionem um 30 % gesteigert, ergibt einen Faktor von 0,3 × 80 % Prozesskosten, somit 0,24, oder 24 % Kostenvorteil. Der Krankenstand hat in dieser Zeit tatsächlich zugenommen und zwar um 20 %, ergibt einen Faktor von –0,2 × 15 % (Maß des Krankenstands an den Prozesskosten), sohin 3 % Kostennachteil. Material wurde billiger, weil mehr gekauft wurde, ergibt einen 1,5 % Kostenvorteil.

PKV: Performance + 30 %	0,3 (× 0,8)	=	+ 0,24
Absenzen	– 0,2 (× 0,15)	=	– 0,03
Material	0,3 (× 0,05)	=	+ 0,015

Keine Qualitätssteigerung: kein Ergebniskostenvorteil.

Somit ergibt Strukturkostenvorteil (– 0,8, entspricht – 80 %) + Prozesskostenvorteil (0,225, entspricht + 22,5 %) + keine Qualitätssteigerung (kein Ergebniskostenvorteil), einen negativen Wert und zwar – 57,5 % = negativer Gesamtkostenvorteil, mit anderen Worten, **eine Leistungssteigerung von plus 30 % ist mit Druck um den Preis von plus 60 % Ressourcen zu erreichen.**

SKV (–0,80) + PKV (+0,225) + EKV (0,0) = GKV (–0,575)

7.2.2.8.2 Modell Qualität

Das Modell Qualität wurde vom Autor in den Jahren 1998 bis 2001 verfolgt. Weihnachten 2001 kam eine wunderbare Reaktion der Mannschaft: Der Autor erhielt „als Beitrag zur Kommunikation" (sic!) ein Lehrbuch der „Muttersprache" des Landes (Bruckner 2001). Während dieser Jahre ergab sich folgendes Bild:

Der Strukturkostenvorteil war etwa 20 % negativ. In dieser Zeit waren keine gröberen Investitionen in die Maschinerie erforderlich, vielleicht, weil sie sorgsam behandelt wurde (Ohno 1993).

SKV war von + 1,0 auf – 0,20 reduziert.
Grund war normaler Gebrauch des Equipment, ausgedrückt als SKV = – 0,2

Der Prozesskostenvorteil ist genauso gehandhabt worden wie im Modell 70 % Economy of Scale, nur ohne Druck. Die Leistung der Mitarbeiter hat sich um 30 % gesteigert, ergibt 24 % Kostenvorteil, die Krankenstände haben sich vermindert, ergibt 3 % Kostenvorteil, das Material hat sich verbilligt, ergibt 1,5 % Kostenvorteil.

PKV: Performance + 30 %	0,3 (× 0,8)	=	+ 0,24
Absenzen	0,2 (× 0,15)	=	+ 0,03
Material	0,3 (× 0,05)	=	+ 0,015

Der Ergebniskostenvorteil hat sich oben mit 15 % berechnen lassen.

EKV war + 0,15.

Hier wird die **Auswirkung der Modellstrategie „Qualität"** sichtbar: Strukturkostenvorteil plus Prozesskostenvorteil plus Ergebniskostenvorteil ergibt einen positiven Wert und zwar 0,235, das entspricht **23,5 % Ressourcenersparnis** bei Anwendung von Training – **gegenüber 60 % Ressourcenvergeudung** bei Anwendung von Druck.

SKV (–0,20) + PKV (+0,285) + EKV (+0,15) = GKV (+0,235)

Die Ergebnisse unterstützen das Konzept gezielter konstruktiver Investition in Qualität, Know-how und Skills, statt ungezielter destruktiver Sparmaßnahmen.

7.2.2.9 Abschließende Bewertung

Um die Vergleichbarkeit der einzelnen Prozessabläufe zu ermöglichen, wurden jahrelang aufwändige Messungen und Zeitnahmen, aber auch Annahmen und Schätzungen für bestehende Prozesse vorgenommen. Die **quantitative Analyse des Kostentreibers Zeit** zeigte erhebliche Potentiale, Ressourcen freizusetzen, **im vorliegenden Fall 18 % zusätzliche Zeit.** Dieses Ergebnis ergibt sich aus dem Vergleich zwischen dem alten und dem neuen Gesamtprozess.

In einem zweiten Ansatz wurde nun eine virtuelle Abrechnung der abgegebenen Differentialdiagnosen nach den Gesetzen der LKF, der leistungsorientierten Krankenhausfinanzierung, durchgeführt und ergab **im vorliegenden Fall 15 % mehr Geld:** Fachkompetenz generiert also einen **„Ergebniskostenvorteil".**

Es ist bei jedem Wandel sehr wichtig, die menschliche Komponente zu berücksichtigen (Miller 1984, Spencer 1999, Svetlik 2006, Watkinson 1985, Yamamoto 2003). Sinnhaftigkeit diverser Analysen darf bei einer so spezialisierten Profession, wie der Radiologie, ebenso, wie bei anderen wissensbasierten Berufen, nicht der unreflektierte Stellenabbau sein. Das Know-how der Mannschaft ist unsere wertvollste Ressource – und Geldquelle!

Vielmehr gilt es, darauf hinzuweisen, dass innerhalb eines (jeden) Systems **optionale Freiheiten zur Verfügung stehen** (könnten), **die bei entsprechender Führung zur Bewältigung neuer Herausforderungen herangezogen werden** (könnten).

8 Beurteilung der Wertschöpfung II

8.1 Benchmarking im Krankenhaus-Verbund

Die Effizienz seiner Krankenhausabteilungen zu analysieren, ist in Zeiten begrenzter finanzieller und personeller Mittel ein wichtiges Anliegen. Insofern gebührt dem Krankenhausverbund, in den unsere Abteilung eingebettet ist, die Anerkennung, sich mit dem schwierigen und komplexen Thema des Benchmarking innerhalb seiner 27 Krankenhäuser auseinander zu setzen, und zwar in einem für unsere Arbeit günstigen Zeitraum von Herbst 2006 bis Sommer 2007, nach Abschluss unserer eigenen Berechnungen der Effekte von QM zur Reflexion der Plausibilität der Daten. **In dieser objektiven Fremdbeurteilung wurde unsere Abteilung als über „20 % effizienter als die vergleichbaren Abteilungen des Landes" bewertet. Sie wurde in einer öffentlichen Veranstaltung im Juni 2007 als „best-practice Abteilung" bezeichnet.**

Die wesentlichen Maßnahmen, die diese Abteilung von anderen unterscheiden, liegen in der langjährig gepflegten Organisationsentwicklung. Dem Benchmarking-Ergebnis kommt eine hohe Bedeutung zu, weil kausale Zusammenhänge zwischen den unterschiedlichen QM-Maßnahmen und monatlichen Änderungen in der Gesamtbefundzahl, der durchschnittlichen Befundungsdauer und einem durch die Befundung durchschnittlich generierten Erlös in der Literatur nicht beschrieben sind und auch nicht einfach bewiesen werden können. Wir hatten als Beleg für die Kausalität als zentrale Arbeitshypothese angenommen, dass die formulierten Anregungen, Beschwerden, Kommentare und Fehlermeldungen der Mitarbeiter eine „positive Wirkung" auf die Gesamtleistung haben müssten, weil „sich in ihnen die Energie und der Verbesserungswille der Abteilung manifestierten". Es gibt allerdings keine schriftliche wissenschaftliche Herleitung dieser These, dass nämlich Eingaben in eine Art elektronischen Kummerkasten die Ursache für Änderungen betrieblicher Leistungszahlen seien, ja, dass dieses Instrument des QM unmittelbar ursächlich sei für ein verbessertes Betriebsergebnis. Es gibt keine Quellen, die eine derartig direkte Kausalität nachweisen.

Auch stellen die als bewusste Eingaben definierten Meldungen, die Sie im Kapitel 9 kennen lernen werden, nur etwa 2–3 % von über 1000 Meldungen pro Jahr dar. In den letzten Jahren wurden im Fehlermeldesystem sogar mehr als 2500 Eingaben registriert. Anregungen seitens der Mannschaft sind allerdings prospektiv und lange vor der Idee, diese Daten einmal statistisch auszuwerten, abgegeben worden. Die Filterung der „Anregungen, Beschwerden und Fehlermeldungen" aus der heterogenen Gruppe aller Meldungen ist prospektiv und verblindet erfolgt. Es liegt kein Selektionsbias vor. Deshalb können die folgenden anspruchsvollen Statistiken als reliable Grundlage einer wissenschaftlichen Forschung gelten. Es bedarf keiner Klärung des Selektionsalgorhythmus. Die Anregungen, Beschwerden und Fehlermeldungen haben definitionsgemäß zu einer Reaktion innerhalb von 9 Tagen geführt. Diese Abläufe haben somit einen definierten Input in QM dargestellt.

Den Eingaben werden zentrale Prozess-Leistungszahlen der Abteilung gegenübergestellt. Bei diesen Zahlen handelt es sich um die monatliche Anzahl der Befunde, die durchschnittliche Befundungsdauer und den daraus berechneten Quotienten „Befundanzahl durch Befunddauer". Hier wurde definiert, wie die Dauer der „Befundung" gemessen wurde, nämlich als Zeitraum von der Disposition des Patienten am Schalter bis zu jenem Zeitpunkt, zu dem der Befund ausgegeben wurde. Diese durchschnittlich 16,61 + –6,27 Stunden waren die Zeit vom Eintreffen des Patienten am Schalter, über die Wartezeit, die Zeit für die Untersuchung und Nachsorge, die diktierte Befundung, die Schreibarbeit und die Kontrolle der second opinion mit dem Visum eines Oberarztes. Die Zeit der Informationsweitergabe nach dem Visum war nicht inkludiert. Auch ein Kurzbefund war nicht vorgesehen, sondern lediglich der endgültig abgezeichnete Befund nach zweifacher Durchsicht.

Da dieser Leistungsparameter alle weiteren Berechnungen erheblich beeinflusst, war hier eine klare Definition unerlässlich. Dieser Leistungsparameter stellt die zentrale Komponente eines „Befundraumes" dar. Der Befundraum ist jener Raum, wo alle Prozesse einer Radiologie zusammenlaufen, und wo jede Fehlsteuerung eines Prozesses die Gesamtzeit beeinflusst, beispielsweise Prozessfehler im Archiv, Prozessfehler des Sekretariats, Prozessfehler im ärztlichen Bereich bei der Untersuchung, oder Prozessfehler in der Beurteilung durch den Oberarzt.

Dann wurden mittels statistischer Analysen zweiseitig Zusammenhangshypothesen zwischen der quantitativen Anzahl der monatlichen Meldungen in den drei Subgruppen und dem leistungsbezogenen Quotienten geprüft. Die Zeitreihen wurden saisonbereinigt und trendbereinigt, und es erfolgte eine Mittelwertglättung. Die dazu verwendete Software SPSS Rel12 stellt den allgemeinen statistischen Standard mit der breitesten Verteilung und Benutzungsfrequenz dar. Die statistische Aufbereitung der Daten hatte keinerlei exotischen Charakter.

Als Ergebnis des Vorgehens wurde ermittelt, dass zeitversetzt um jeweils 2 Monate der leistungsbezogene Kennwert mit der Anzahl der Anregungen hochsignifikant steigt.

Die Berechnungen haben ergeben, dass nur diese einseitige Kausalität zwischen den Meldungen und dem Leistungsquotienten besteht.

Für die Praxis wäre nämlich ein bekannter Effekt der Auslastungsprobleme einer großen radiologischen Krankenhausabteilung zu bedenken, dass nämlich in den Monaten nur moderater Personalauslastung, also mit weniger Patienten bzw. Befunden, ohne dass aber zwangsläufig die Befundungsdauer entsprechend minimiert ist, sich für viele Mitarbeiter Zeit und Muße zum Einreichen für QM-Meldungen findet. Steigt dann, zum Beispiel, 2 Monate später die Arbeitsbelastung bei mehr Untersuchungen wieder an, steigt der Leistungsquotient, also „Anzahl durch Dauer", und die QM-Meldungen reduzieren sich, aber eben erst als Reaktion auf die gesteigerte Leistungsanforderung! Berücksichtigt man also auch eine mögliche umgekehrte Kausalität, hat es sich als sehr wichtig erwiesen, dass die autoregressiven Modelle nicht nur einseitig ausgetestet wurden. Allein schon die singuläre Einflussgröße der Berechnungen, nämlich die Meldefrequenz in einem digitalen Meldesystem, hat einen Beleg für den betriebswirtschaftlichen Nutzen von QM ergeben. Dieser methodische Ansatz ist bislang in der Literatur nicht beschrieben.

8.2 Projektteam Radiologie

Zur Schaffung von Transparenz über den Personalbedarf der einzelnen Häuser, zur Darstellung objektivierter Kennzahlen und zur Klarheit über personelle Auswirkungen unterschiedlicher Qualitätsstandards hat im Verlauf etwa einen Jahres (von Herbst 2006 bis in den Sommer 2007) die Leitung des Krankenhauskonsortiums in drei Phasen ein Benchmarking über relevante Abteilungen des Landes vollzogen. Impulssetzungen waren die unterschiedliche Personalausstattung auf Abteilungsebene, die unterschiedlichen Planungsprozesse und das Fehlen gemeinsam anerkannter Management-Verfahren. Kurzfristiges Ziel des Projektes war offiziell die Entwicklung und Umsetzung eines Standardplanungstools. Nebenziele waren die Erarbeitung einer transparenten Entscheidungsgrundlage für Dienstposten, die Erarbeitung eines strukturierten Tätigkeitskatalogs mit der Ermittlung erforderlicher Zeitwerte und die Schaffung eines gemeinsamen Verständnisses für Qualitätsstandards. Langfristige Ziele waren natürlich nachhaltige Verbesserungen.

Die Meetings der Gruppe Radiologie vom 3. und 28. November 2006, 7. Dezember 2006 und 18. Januar 2007 haben am Tätigkeitskatalog gearbeitet. Am 31. Januar, 14. Februar und 15. März 2007 wurden die Datenanalysen vorgestellt. In der dritten Phase vom 17. April bis 14. Mai 2007 wurden die Ergebnisse berechnet und der Betriebsvergleich gezogen. Alle Sitzungen wurden von führenden Radiologen und vom Management des Krankenhauskonsortiums, sowie durch Vertreter und Experten einer externen Consulting-Firma begleitet. Die Namen der vierzehn dem Autor übergeordneten Personen werden hier bitte aus Gründen der Loyalität und Schweigepflicht nicht genannt. Aus dem Institut waren viele Personen beteilig, vor allem: Leitende RT Frau Margit Thür, RT Frau Elisabeth Dittrich in ihrer Funktion als oberste Qualitätsdelegierte, alle Stationsassistentinnen der Modalitäten, die Leiter der krankenhausinternen Verrechnung für die Datenerfassung in den Systemen SAP und SAS, Experten der Leistungs-Statistik des Krankenhauses, Herr Bittermann, Fa. Siemens AG (EDV und Physik, RIS-Experte), Herr Retzmann, Fa. Siemens AG (EDV und Technik, RIS-Experte), sowie Herr Mag. Knoll der Firma Consulting AG zur abschließenden Ermittlung des „Salo-Faktors". Es war eine große Gruppe.

8.3 Initiale Leistungsdaten

In den Einführungsrunden ab 3. November 2006 wurden die Teilnehmer jeweils von ihrem Sitznachbar vorgestellt. Man kennt einander in der kleinen Fachgruppe Radiologie. Dabei wurden Namen, Funktion und Hobbys der Kollegen dargelegt. Die Zielsetzungen der Workshops wurden erläutert und in ihrer Funktion anerkannt. Ziel war die Erarbeitung einer Leistungsgliederung für den Fachbereich Radiologie. Die Leichtigkeit der Sprache ist der Grund, warum hier der Mindmap als zweite Abbildung in dieser Arbeit – neben dem Organigramm – in Englisch dargestellt ist. Die Daten wurden gemeinsam erarbeitet. Aus der Leistungsgliederung erfolgte die Definition der Leistungstreiber (Tabelle 20).

In den Meetings wurden jeweils Folgeschritte vereinbart, beispielsweise die Erstellung von Listen klinischer Visiten und den zugehörigen Stundenplänen pro Haus, die Auflistung aller klinischen Abteilungen unter Darlegung von Abteilungsklassen nach Dringlichkeit für klinische Visiten, Darlegung der Abteilungsdienstpläne, geordnet nach Ärzten, MTD und Schreibkräften, die Abstimmung der entwickelten Leistungsgliederung mit den MTD, oder ähnliche Aufgaben.

Die MTD als direkte Mitarbeiter der Ärzte wurden in diese Definitionen einbezogen. Auch hier wurden die Leistungen gesammelt, gegliedert und die Leistungstreiber definiert.

Eine Tabelle „nächste Schritte" vom 3. November 2007 wird hier illustrativ dargestellt, um erkennen zu lassen, mit welchem Engagement und in welcher Intensität die Daten erhoben, kontrolliert und begleitet wurden (Tabelle 21).

In den konsekutiven Meetings wurde die Vollständigkeit der Leistungsgliederung überprüft, die Berechnungsmethodik festgelegt, eine Einschätzung der Datenverfügbarkeit vorgenommen und die Zeitschätzungen für die definierten Leistungen eingetragen. Gleichzeitig wurde die Vollständigkeit der Gliederung anhand der individuellen Abstimmungsergebnisse mit den MTD aufgenommen.

Qualitätsmanagement

Für die Arbeitsleistung „Qualitätsmanagement" wurde zunächst die Hypothese angesetzt, dass der Erfolg der Qualitätsarbeit den Aufwand für den Betrieb eines QM-Systems kapazitativ rechtfertigt, und somit kein expliziter Ressourcenaufwand für den Betrieb eines Qualitätsmanagements ausgewiesen werden muss. Dieser Ansatz wurde später revidiert.

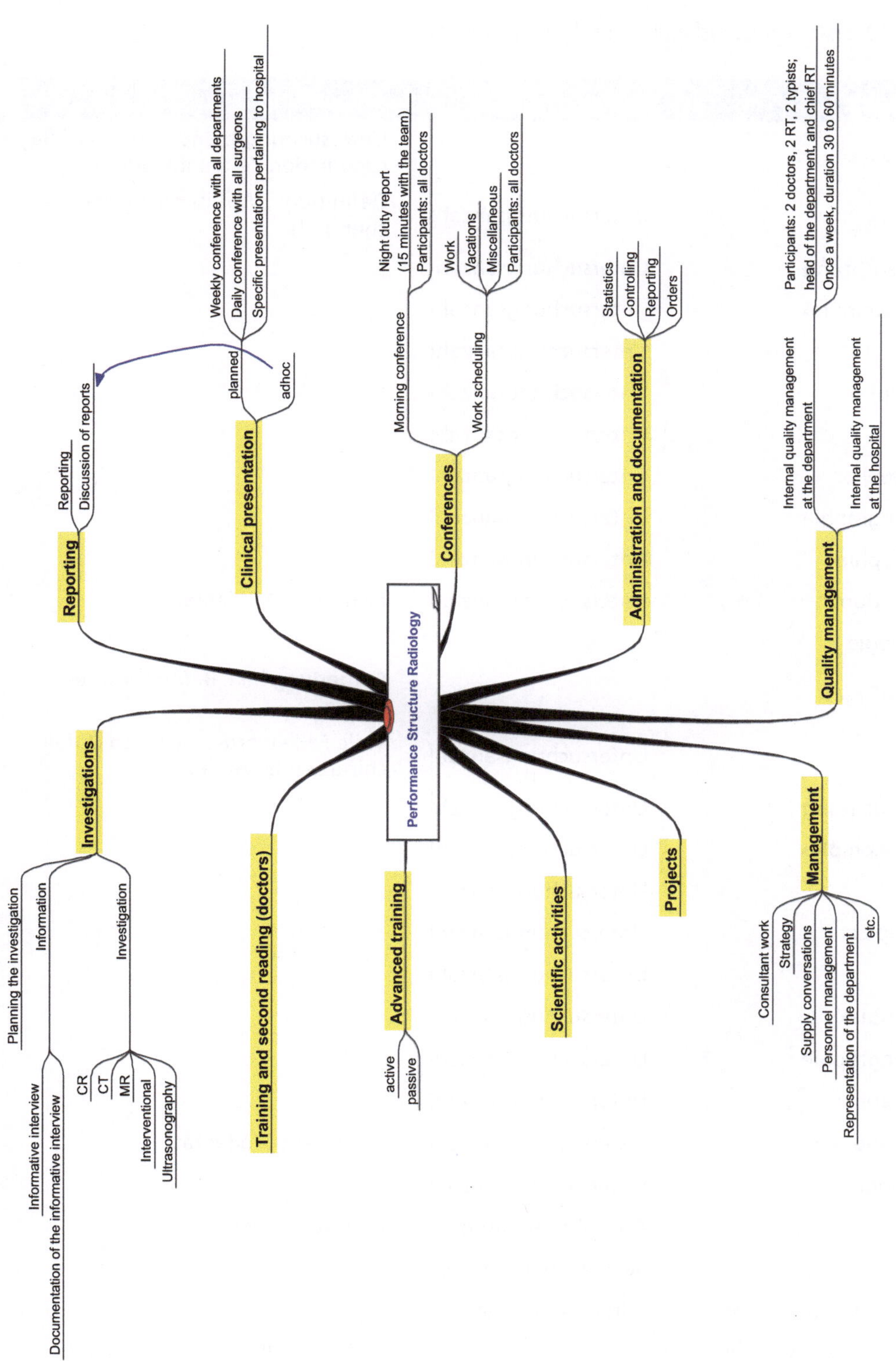

Abb. 26. Initiale Vorstellung der Struktur einer Radiologie, November 2006

8

Tabelle 20. Erster Leistungskatalog für die Berechnungen

Leistungen	Treiber	Anmerkung
Untersuchungen		Untersuchungsplanung und Aufklärung in den Zeiten inkludiert
CR	Untersuchungsanzahl	Definition: „Was ist eine Untersuchung" !!
Durchleuchtung	Untersuchungsanzahl	
Durchl. komplex	Untersuchungsanzahl	
CT	Untersuchungsanzahl	
CT komplex	Untersuchungsanzahl	
MR	Untersuchungsanzahl	
MR komplex	Untersuchungsanzahl	
Mammographie	Untersuchungsanzahl	
Sonographie	Untersuchungsanzahl	
Interventionen	Untersuchungsanzahl	nicht nach Modalität
Kardiologie		
Befundungen		Befundung inkl. Befundbesprechung
CR	Untersuchungsanzahl	Viele Fälle werden von den Unfallchirurgen befundet
Durchleuchtung	Untersuchungsanzahl	
Durchl. komplex	Untersuchungsanzahl	
CT	Untersuchungsanzahl	
CT komplex	Untersuchungsanzahl	
MR	Untersuchungsanzahl	
MR komplex	Untersuchungsanzahl	
Mammographie	Untersuchungsanzahl	
Sonographie	Untersuchungsanzahl	
Interventionen	Untersuchungsanzahl	nicht nach Modalität
Kardiologie	Untersuchungsanzahl	
Klinische Visiten	Anzahl Abteilungen	nach Abteilungen
Besprechungen	Besprechungsanzahl	
Qualitätsmanagement	Mitarbeiteranzahl	**logarithmisch**
Administration und Dokumentation	Offen	50 % Schreibkraft, 10 % FA und MTD
Führung	Mitarbeiteranzahl	Pro 6–10 MA × h
Projekte	Projektanzahl	

Leistungen	Treiber	Anmerkung
Wissenschaft	Publikationen	
QM-Studien	Studien	
Weiterbildung aktiv	Vorträge	
Weiterbildung passiv	Mitarbeiteranzahl	(Ärzte und MTD)
Ausbildung und Vidierung	Anzahl Assistenzärzte	
Telemedizin	Untersuchungen	externe Zuweiser
Vorhaltefunktion	Zeit	

Dafür wurde der Zeitaufwand der Leistung „Administration und Dokumentation" für Ärzte und MTD in die Zeiten der Untersuchungs- und Befundleistung inkludiert, da die Administration und Dokumentation dieser Berufsgruppen an die Kernleistung gekoppelt ist, das heißt, durch diese notwendig wird. Für die Leistungsbereiche der klinischen Visiten hat jedes Haus die Anzahl und Dauer der Visiten in seinem Haus erhoben.

Aus diesen Ergebnissen wurden drei Klassen von Visiten definiert, nämlich a) die tägliche Visite mit einer Standarddauer von 30 Minuten, b) die wöchentliche Visite mit einer Standarddauer von 60 Minuten und c) die interdisziplinäre Visite mit einer Standarddauer von 120 Minuten. Eine individuelle Liste der Projekte mit Zeitaufwendungen wurde von den Teammitgliedern im Leistungskatalog eingetragen.

Unterschiedliche Leistungskataloge waren in den Häusern im Einsatz. Damit erfolgten

Tabelle 21. Beispiel für „nächste Schritte" (November 2006)

Was	Bis wann
Zusammenstellung und Verteilung einer Liste klinischer Visiten inkl. Stundenplan	17.11.
Auflistung aller Abteilungen und Bildung von Abteilungsklassen für klinische Visiten	17.11.
Erstellung und Verteilung einer Liste von internen Abteilungsbesprechungen	17.11.
Alle Projektteammitglieder nehmen den Abteilungsdienstplan (Ärzte, MTD, Schreibkräfte) beim nächsten Termin mit	17.11.
Leistungslisten aus allen Abteilungen zur ersten Überprüfung (Datenverfügbarkeit)	17.11.
Abstimmung der gesamten entwickelten Leistungsgliederung mit MTD in den jeweiligen Häusern	17.11.

Tabelle 22. Erhebung klinischer Visiten nach Abteilung, Frequenz und Zeitbedarf

Abteilung	Visitenbedarf (Frequenz)	Zeitbedarf	FA	Ass	MTD	Anmerkung
Chirurgie/Urologie	täglich	30	30	0	15	
Unfallchirurgie	täglich	30	30	0	15	Radiologe immer dabei
Interne	wöchentlich	60	60	0	0	
Intensiv	täglich	30	30	0	0	
Neurologie	wöchentlich	120	120	0	0	
Onkologie	wöchentlich	120	120	0	0	
Arbeitsgruppe	wöchentlich	60	60	0	30	
Kinderheilkunde	wöchentlich	60	60	0	0	
Neurochirurgie	wöchentlich	120	120	0	0	

unterschiedliche Leistungszählungen. Für eine Anpassung der Leistungskataloge und der Zähllogik waren folgende Leistungskataloge vorhanden: a) Katalog Salomonowitz 1993, der 13 Jahre unverändert geblieben ist und dessen Daten Sie in diesem Buch nachlesen können, b) Katalog RIS: dieser war jeweils hausspezifisch adaptiert worden und somit nicht anwendbar, c) Katalog der „MEL-Leistungen" in Österreich: dieser respektiert zu wenig radiologische Leistungen, und war auch für dieses Projekt nicht geeignet, d) Kataloge der Krankenkassen, e) Kataloge der Selbstzahler, f) andere Kataloge, die für radiologische Leistungen vorhanden sind, beispielsweise der Katalog „Lofert&Lofert", ein Katalog radiologischer Leistungen des Deutschen Krankenhausinstitutes DKI und der TARMED-Katalog aus der Schweiz.

Die Vereinheitlichung der Leistungskataloge und der Zähllogik der Leistungen, und die individuelle Dokumentation in den Häusern waren zunächst nicht Gegenstand des Benchmarking. Erste Anwendungen der Zeitwerte bestätigten nämlich durchwegs plausibel die angesetzten Zeitschätzungen des Projektteams für die definierten Leistungen. Eine weiterführende und genauere Betrachtung der Zeitwerte sollte nach dem Befüllen des Modells mit den Leistungsdaten und den ersten Simulationsrechnungen erfolgen.

Zu diesem Zeitpunkt wurde die kontinuierliche Verbesserung der Leistungserbringung und somit auch die Leistung „Qualitätsmanagement" in die Gliederung erneut aufgenommen. Für die Berechnung des Personalbedarfs wurde ein fixer Prozentsatz von 1,5 % der Mitarbeiterkapazität festgelegt.

Tabelle 23. Intermediäre Kalkulation der Leistungstreiber, November 2006

Leistung	Treiber	Zeitschätzung			Berechnung	Anmerkung
Untersuchung		**FA**	**Ass**	**MTD**		**Untersuchungsplanung und Aufklärung inkludiert.**
CR	Anzahl	0	0	16	Anzahl Untersuchungen × Zeit	
Stationsröntgen	Anzahl	0	0	40	Anzahl Untersuchungen × Zeit	
Intraoperatives Röntgen	Anzahl	0	0	60	Anzahl Untersuchungen × Zeit	
Durchleuchtung	Anzahl	5	0	20	Anzahl Untersuchungen × Zeit	
Durchleuchtung komplex	Anzahl	25	0	40	Anzahl Untersuchungen × Zeit	
CT	Anzahl	8	0	50	Anzahl Untersuchungen × Zeit	
CT komplex	Anzahl	38	0	110	Anzahl Untersuchungen × Zeit	
MR	Anzahl	10	0	80	Anzahl Untersuchungen × Zeit	
MR komplex	Anzahl	50	0	120	Anzahl Untersuchungen × Zeit	
Mammographie	Anzahl	5	0	25	Anzahl Untersuchungen × Zeit	
Sonographie	Anzahl	20	0	20	Anzahl Untersuchungen × Zeit	
Interventionen	Anzahl	55	0	110	Anzahl Untersuchungen × Zeit	nicht modalitätsbezogen
Cardiac-MR	Anzahl	90	0	270	Anzahl Untersuchungen × Zeit	
Herzkatheter	Anzahl	90	0	270	Anzahl Untersuchungen × Zeit	
Befundung						**Mit Befundbesprechung!**
CR		5	0	0	Anzahl Untersuchungen × Zeit	
Stationsröntgen		5	0	0	Anzahl Untersuchungen × Zeit	
Intraoperatives Röntgen		5	0	0	Anzahl Untersuchungen × Zeit	
Durchleuchtung		5	0	0	Anzahl Untersuchungen × Zeit	
Durchleuchtung komplex		5	0	0	Anzahl Untersuchungen × Zeit	

Leistung	Treiber	Zeitschätzung			Berechnung	Anmerkung
CT		20			Anzahl Untersuchungen × Zeit	
CT komplex		30	0	0	Anzahl Untersuchungen × Zeit	
MR		25	0	0	Anzahl Untersuchungen × Zeit	
MR komplex		35	0	0	Anzahl Untersuchungen × Zeit	
Mammographie		10	0		Anzahl Untersuchungen × Zeit	
Sonographie		5	0	0	Anzahl Untersuchungen × Zeit	
Interventionen		10	0	0	Anzahl Untersuchungen × Zeit	nicht modalitätsbezogen
Cardiac-MR		60	0	0	Anzahl Untersuchungen × Zeit	
Herzkatheter		0	0	0	Anzahl Untersuchungen × Zeit	
Klinische Visite	Anzahl Abteilungen					**nach Abteilungen**
Tägliche Visite		30		15	Anzahl der Abteilung × Wochen × Zeit	
Wöchentliche Visite		60		30	Anzahl der Abteilung × Wochen × Zeit	
Interdisziplinäre Visite		120		60	Abteilungen × Wochen × Zeit	
Besprechungen	Anzahl	30	30	0	Anzahl der Besprechungen × Werktag × Teilnehmer × Zeit	**Standard 2 pro Tag: Morgen- und Mittagsbesprechung**
Besprechung MTD	Anzahl	0	0	20	Besprechungen × Werktag × Teilnehmer × Zeit	Standard 1 pro Tag
Führung	Anzahl Mitarbeiter	7 MA	1 h pro	7 MA	Anzahl Mitarbeiter × Monate × Zeit	pro 6–10 MA × h Führung
Projekte	Projektanzahl					
Wissenschaftliche Tätigkeit	Publikationen					**Publikationen**
Wissenschaftliche Tätigkeit	Studien					**Studien**
Wissenschaftliche Tätigkeit	Vorträge					**Vorträge**
Weiterbildung aktiv	Vorträge					

Leistung	Treiber	Zeitschätzung			Berechnung	Anmerkung
Weiterbildung passiv	Zahl Ärzte und MTD					
Ausbildung und Vidierung	Zahl Ärzte und MTD					
Telemedizin	Externe Zuweiser					
Vorhaltefunktion	Zeit					Dienst und Lehre

Führung

Der Personalbedarf für Führungsagenden wurde als „abhängig von der Größe des zu führenden Bereiches“ festgelegt. Als Indikatoren für die Bereichsgröße und somit Berechnungsgrundlage wurden das Budget und die Personalausstattung diskutiert. Da es bei der Führung jedoch primär um Führungsaufgaben im Zusammenhang mit Mitarbeitern geht, wurde als Indikator für die Bereichsgröße und somit als Berechnungsgrundlage die Mitarbeiteranzahl gewählt. Für die Ermittlung des Personalbedarfs in diesem Leistungsbereich wurden 2 Stunden pro 10 Mitarbeiter pro Monat angesetzt.

Projekte

Da das Rechenmodell für die Ermittlung des Personalbedarfs auf den Personalbedarf des laufenden Betriebes abgezielt hat, wurde angestrebt, den Zeitaufwand für Projekte gering anzusetzen. Damit wurde vermieden, dass bei geringerer Projektanzahl oder bei kleinen Projektaufwendungen Überkapazitäten vorhanden wären. Für die Ermittlung des Personalbedarfs für Projekte wurden 4 Facharzt- oder Leitungs-Stunden pro Woche und 4 MTD-Stunden pro Woche festgelegt. Der Hauptanteil der Projekttätigkeit liegt oftmals bei der Leitung. Da der Projektaufwand auch von der Hausgröße beeinflusst wird, wurden für große Häuser die doppelten Werte angesetzt, also 8 Stunden pro Woche pro Berufsgruppe.

Wissenschaftliche Tätigkeiten

Für wissenschaftliche Tätigkeiten, wie Vorträge und Publikationen, wurde im Schnitt pro Abteilung pro Facharzt 1 Stunde pro Woche veranschlagt. Basis der Überlegungen war, dass der Fachbereichsleitung tendenziell mehr als ca. 1 Stunde pro Woche, und den Fachärzten tendenziell weniger diesbezüglicher Aufwand zufällt.

Tabelle 24. Ein Kalkulationsschema für die Ermittlung der Betriebszeiten

Wochenarbeitszeit	40,0 h
Ausgangsbasis 1 Jahr	52,0 W
– Krankenstand	2,0 W
– Urlaub	5,0 W
– Feiertage	2,2 W
– Sonstige Abwesenheiten	0,8 W
betriebliche Anwesenheitszeit	42,0 W = 1680 h

Weiterbildung

Die Weiterbildung wurde nicht zwischen aktiv und passiv unterteilt. Für die Weiterbildung wurden die Anforderungen für das Fortbildungsdiplom der Österreichischen Ärztekammer zugrunde gelegt. Anforderung sind 150 Fortbildungspunkte in 3 Jahren, somit 50 Punkte pro Jahr und Facharzt. Für die Ermittlung des diesbezüglichen Personalbedarfs wurde ein Punkt mit ca. 1 Stunde bewertet. Es wurde 1 Stunde pro Facharzt und Woche für die Fortbildung festgelegt.

Telemedizin

Telemedizinische Leistungen waren in der Leistungserfassung nicht getrennt ausgewiesen. Es wurde angenommen, dass telemedizinische Leistungen primär außerhalb des Regelbetriebs im Rahmen der Vorhaltefunktion erbracht würden. Dieser Leistungsbereich blieb daher vorerst unberücksichtigt.

Tabelle 25. Modell für die Abteilung des Autors

	Fachärzte	MTD
Regelbetrieb		
Kalendertage	365,0	365,0
Wochenenden	– 104,0	– 104,0
Feiertage	– 11,0	– 11,0
Regelbetriebstage	250,0	250,0
Regelbetriebszeit	7,0	10,0
Regelbetriebsstunden	1750,0	2500,0
Jahresstunden	8760,0	8760,0
Außer-Regelbetriebsstunden	7010,0	6260,0

Tabelle 26. Vollzeitäquivalente für die Abteilung des Autors

	Ärzte	MTD
Wochenarbeitszeit	40,0 h	40,0 h
Ausgangsbasis 1 Jahr	52,0 W	52,0 W
– Krankenstand	1,4 W	2,0 W
– Urlaub	5,0 W	5,0 W
– Feiertage	2,2 W	2,2 W
– Sonstige Abwesenheiten	0,8 W	0.8 W
betriebliche Anwesenheitszeit	42,6 W	42,0 W
+ 2,5 Üb pro Monat		
	43,2 W	42,0 W
	1762,7	
Wert pro VZÄ	**1725,0**	**1680,0**

Vorhaltefunktion

Als Vorhaltefunktion wurde die personelle Besetzung außerhalb des Regelbetriebs definiert. Dazu bedurfte es einer zeitlichen Festlegung des Regelbetriebs und des Nicht-Regelbetriebs. Die personelle Besetzung im Nicht-Regelbetrieb konnte entweder zeitgetrieben eine echte Vorhaltung, oder leistungsgetrieben eine unechte Vorhaltung, also eine zweite Schicht sein. Für die Ermittlung der Vorhaltefunktionen wurden die Zeiten des Regelbetriebs und des Nicht-Regelbetriebs, sowie die erbrachten Leistungen in den jeweiligen Betriebsarten in den Benchmark-Häusern dargelegt und aufgeschlüsselt. Daten für außerhalb des Regelbetriebs erbrachte Leistungen waren nicht in allen Häusern vorhanden. Das Projektteam hat daher den Leistungsanteil außerhalb des Regelbetriebs auf ¼ bis ⅓ der Gesamtleistung geschätzt, wobei im Haus des Autors nachweislich ziemlich genau ein Drittel der Leistungen außerhalb der Regelbetriebszeiten erfolgt.

Für die Ermittlung der Betriebzeiten wurde dieses Kalkulationsmodell befüllt. Daraus ergaben sich die unterschiedlichen Regelbetriebszeiten der Fachärzte und der MTD, und Außerregelbetriebsstunden, eingeteilt in Kalendertage, Wochenenden und Feiertage. Daraus haben sich Jahresstunden für Regel- und Außerregelbetrieb dargestellt. In der Abteilung des Autors besteht eine Regelbetriebszeit von 7 bis 14 Uhr für 10 Ärzte und eine Nicht-Regelbetriebszeit von 14 bis 7 Uhr für 3 Ärzte. Die MTD sind anders eingeteilt, ihr Betrieb ist von 7 bis 17 Uhr festgelegt, mit 5 bis 8 MTD, je nach Bedarf, ab 15 Uhr.

Die Jahresstunden für Ärzte und MTD wurden nach dem geltenden Arbeitszeitgesetz mit 8760 Stunden festgelegt. Die Betriebszeiten wurden von allen Teammitgliedern überprüft und vervollständigt. Schwerpunkte zu diesem Zeitpunkt waren die Themen der Fortbildung, Leistungszählung, Führung und Vorhaltefunktion.

Die Vorhaltekapazität wurde aus Nachtdiensten und Wochenenddiensten zusammengesetzt. Aus Erfahrungswerten verteilt sich die ärztliche Leistung in der Radiologie im Verhältnis 70:30 auf die Regelzeit (Anwesenheit bei Tagdienstbesetzung) und die Außerregelzeit (Anwesenheit bei Nacht bzw. Wochenendbesetzung). Für die RT ergibt sich ein Verhältnis von 90:10. Mit diesem Verteilungsschlüssel wurde die Auslastung der Vorhaltemannschaft abgebildet.

Die Ärzte in Ausbildung sind folgendermaßen in die Kalkulation eingeflossen: Bis zum 3. Ausbildungsjahr wurden sie beim Ist-Personalstand nicht berücksichtigt. Im 3. und 4. Ausbildungsjahr wurden Assistenzärzte mit je 0,5 Vollzeitäquivalenten berücksichtigt. Ab dem 5. Ausbildungsjahr wurde ein Assistenzarzt als vollwertiger Mitarbeiter in die Berechnung inkludiert.

8.4 Neue Leistungszählung

Die Daten unserer Abteilung waren mit zunächst **43 % höherer Effizienz** im Vergleich zu den anderen Abteilungen im Benchmark so weit von den anderen Häuser entfernt, dass sie erst einmal genau auf ihren Wahrheitsgehalt untersucht wurden. Die Problematik der Leistungs-Statistik bestand nämlich in den unterschiedlichen, **zumindest vier Definitionen einer „Untersuchung".**

a) **als Untersuchung,** wie sie nach den Leitlinien des American College of Radiology (ACR) im KIS des Autors 1992 bis 2005 geführt wurde, nicht etwa als Anzahl Bilder oder Rekonstruktionen. Eine Untersuchung ist ein definierter Prozess. Eine Leistungs-Statistik hat definierte Prozesse zu zählen.
b) **als Befund:** Befunde fassen mehrere Untersuchungen zusammen.
c) **als Patient:** Einzelne Patienten bekommen mehrere Untersuchungen. So eine Statistik ist nicht sinnvoll. Viele Häuser zählen allerdings Patienten.
d) **als Anforderung** in Form einer Zuweisung: Zuweisungen sind keine brauchbare statistische Grundlage.

Daher wurde als erstes versucht, eine gemeinsame landesweite Definition einer Untersuchung zu finden und dies war die neue Definition der **„Region".** Alle Daten wurden ab 2005 retrospektiv und ab 2006 prospektiv auf diese Definition umgesetzt.

Eine zweite Schwierigkeit hat sich für unsere Abteilung durch eine zweifache Umstellung der Schnittstelle 2005/2006 auf die neue SAP-Unterlegung der Daten ergeben, die dann im Juli 2006 komplett neu programmiert wurde. Es waren also **zwei Softwareumstellungen und zwei Datenbankbrüche** zu kompensieren.

Deshalb wurde für 2005 und alle Folgejahre **ein vollkommen neuer Katalog** im SAP aufgesetzt. Die Befüllung **mit der Einheit der „Region"** ergab aus dem RIS 193573 Fälle für 2005, und 196175 Fälle für 2006, statt, laut KIS, 207788 (für 2005) bzw. 206838 (für 2006).

Deshalb wurden die Zahlen 2005 und 2006 erneut einzeln minutiös getrennt von zwei leitenden Herren der Verrechnung direkt aus dem KIS gezählt. Weil die ersten Auswertungen vielleicht nicht glaubwürdig waren, wurde die Erhebung ein zweites Mal kontrolliert wiederholt. Die zweite Auswertung wurde dann von Frau Thür überarbeitet, in dem sie die Daten nach Organisationseinheiten, d.h., CT, MRT etc. zusammengefasst hat, um die Plausibilität direkt mit den Angaben an der Modalität zu vergleichen. Nach diesen Manövern wurde beschlossen, für spätere Statistiken die Zahlen mit Stichtag 1. Januar 2006 aus dem RIS anzuwenden, weil nur diese eine nachhaltige Datensicherheit für die Zukunft garantieren könnten.

Die nach dem neuen System im RIS elektronisch erfassten **196175 untersuchten Regionen des Jahres 2006** wurden am 18. Januar 2007 vorgelegt. Es wurden dabei zwei Punkte gesondert festgehalten, erstens, dass durch einen nachträglichen Wechsel des KIS vom Produkt PCS auf das Produkt SAP rückwirkend auf 1. Januar 2005 eine neue Form der Leistungserfassung erfolgt ist, wobei eine (vordem) untergliederte Leistungsstruktur technisch nicht mehr möglich war, und zweitens, dass durch die Installation einer neuen Schnittstelle zwischen KIS und RIS im Juli 2006, die durchgeführt wurde, um die Rückübermittlung der Daten und Befunde aus dem RIS zu ermöglichen, eine Veränderung der Leistungsspeicherung im SAP programmiert worden war, die anfangs erhebliche Fehler aufwies.

Es wurde deshalb beschlossen, als weitere, dritte Plausibilitätsprüfung die SAP-Zahlen aus dem 1. Halbjahr 2006 auf das ganze Jahr hochzurechnen, und außerdem einen Vergleich mit SAS-Statistiken durchzuführen, die ein Techniker der Firma Siemens vorbereiten musste. Weiters wurden Personalzahlen, Fortbildungstage, Regelbetrieb, Vorhaltefunktion, Teambesprechungen, etc. mit den Daten, die vorlagen, abgeglichen, um zusätzlich ihre Plausibilität zu prüfen.

Es stellte sich dann eine Differenz von etwa zehn Prozentpunkten zwischen den SAP- und SAS-Zahlen dar. Es dauerte einige Tage, um die Ursache zu analysieren, die unter Anderem darin gefunden wurde, dass Mehrfachleistungen, wie z.B. eine Sammelanforderung „Thorax-Abdomen-CT" im RIS als eine Leistung gezählt, im SAP aber in Thorax und Abdomen zerlegt wurde.

Tabelle 27. Leistungszahlen 2005 und 2006 aus dem KIS des Autors

	2005	2006
Interventionen	1995	2311
Computertomographie	31620	28183
Durchleuchtung	1171	1101
Hauptarbeitsraum	14986	14910
Kieferröntgen	0	3845
Leitstelle Befunde	11357	11182
Leitstelle Sonstiges	424	194
Leitstelle Teleradiologie	919	1315
Magnetresonanz	19165	22550
Uroradiologie	302	303
Falsch zugeordnete Befunde	232	145
Mobiles Röntgen	5986	6086
Thoraxraum	18751	18401
Mammographie	264	203
Ultraschall	21021	16922
Unfallröntgen	79595	85273
GESAMT	207 788	206 838

Nach der beschriebenen umfassenden Überarbeitung aller unserer Leistungsdaten wurde beschlossen, 169 tausend statt 196 tausend Leistungen in die Statistik aufzunehmen, weil sich sonst unsere Abteilung zu sehr von den andern Häusern abheben würde. Was tut man nicht für wahre Freunde! Nach allem wies unsere Abteilung immer noch 20 % mehr Effizienz auf als die anderen Abteilungen, und zwar in Form von 9566,67 Arbeitsstunden der Ärzte (Abb. 27).

In 36 524,75 Stunden wurde in unserer Abteilung jene Arbeit geleistet, zu der andere Abteilungen 46 091,42 Stunden benötigten. Und diese Leistungen wurden in höchster Qualität erbracht; die Abteilung war nach ISO-Norm 9001-2000 zertifiziert und lag in allen Zuweiserbefragungen deutlich über dem Durchschnitt des deutschsprachigen Raumes. Dies geht aus den Berechnungen nicht hervor.

Auf den folgenden Seiten ist die publizierte Berechnung des Personalbedarfs dargestellt. Für die Arbeit an unserer Abteilung wären danach 26,72 Ärzte-Dienstposten nötig. Zum

Arbeitsstunden	46.091,42
Ist-Kapazität	26.737,50
Überstunden	9.787,25
Summe	36.524,75
Differenz	9.566,67

Abb. 27. Das Ergebnis des Benchmarks.

Zeitpunkt des Benchmarks waren es 15,50 Ärzte plus Chef. Es wurden Überstunden für 5,67 Dienstposten geleistet. In Summe waren sohin 21,17 virtuelle Ärzte plus Chef an der Abteilung. 5,55 Ärzte (Fachärzte) haben aber tatsächlich gefehlt und wurden offenbar durch jahrelang aufgebaute Kompetenz kompensiert.

Am 14. Februar 2007 wurde vorgeschlagen, dass alle Abteilungen des Landes in Zukunft die neue Zählweise anwenden. Damit wurde das nächste gemeinsame Projekt, die Erstellung eines einheitlichen Leistungskatalogs, eingeleitet.

Nacherhebung zum „Salo-Faktor"

Nach bekannt werden der Daten beschloss die Leitung des Krankenhauskonsortiums, die Situation vor Ort prüfen zu lassen, und erteilte der Wiener Firma Consulting AG den Auftrag, unsere Abteilung zu evaluieren. Die Ergebnisse sollten für die Abschlusspräsentation im Juni 2007 vorliegen. Februar, März und April 2007 wurde unter dem schmeichelhaften Code „Salo-Faktor" die Abteilung vor Ort hinterfragt, um jene Faktoren zu benennen, die auf alle Krankenhäuser ausgerollt werden könnten.

Die Consulting AG hat in der systemischen Modellbildung das **aktive Element** (beeinflusst alle anderen am stärksten) in der **Führung,** das **passive Element** (beeinflusst die anderen Variablen am schwächsten) im **konzentrierten Arbeiten** und das **kritische Element in den Soft Facts** gefunden (dieses Element beeinflusst alle anderen am stärksten und wird auch am stärksten beeinflusst). Im Verlauf der Untersuchungen wurden kulturelle Besonderheiten festgestellt, die sich in anderen Krankenhäusern nicht in dieser Form nachweisen lassen: aktive Fehlermeldungen, Betriebsklima, Schnittstellen, Ausstattung, technisches Know-how, Verzahnung der Abläufe, konzentriertes Arbeiten, Corporate Identity, Füh-

Tabelle 28. Statistik unserer Abteilung vor Abschluss des Benchmarks

Leistung	Einschätzung			Häufigkeit	Kapazität			
	Ziel Arzt	FA/ Ass	MTD		Arzt (h)	Arzt VZÄ	MTD (h)	MTD VZÄ
Untersuchung				169541	15170,69	8,79	72018,63	42,87
CR	0,0	0	14	101759	0,00	0,00	23743,77	14,13
Stationsröntgen	0,0	0	38	14883	0,00	0,00	9425,90	5,61
Intraoperatives Röntgen	0,0	0	58	1528	0,00	0,00	1477,07	0,88
Durchleuchtung	4,1	5	18	601	50,08	0,03	180,30	0,11
Durchleuchtung komplex	20,4	25	38	581	242,08	0,14	367,97	0,22
CT	6,5	8	46	19050	2540,02	1,47	14605,09	8,69
CT komplex	31,0	38	106	1297	821,36	0,48	2291,16	1,36
MR	8,2	10	76	4373	728,82	0,42	5539,00	3,30
MR komplex	40,8	50	116	1843	1535,92	0,89	3563,33	2,12
Mammographie	4,1	5	21	255	21,25	0,01	89,25	0,05
Sonographie	16,3	20	18	21106	7035,33	4,08	6331,80	3,77
Interventionen	44,8	55	102	2060	1888,33	1,09	3502,00	2,08
Cardiac-MR	73,4	90	264	205	307,50	0,18	902,00	0,54
Herzkatheter	0,0	0	88		0,00	0,00	0,00	0,00
PTCA	73,4	90	178		0,00	0,00	0,00	0,00
Befundung				124395	17485,58	10,45	0,00	0,00
CR	3,3	4	0	56613	3774,17	2,19	0,00	0,00
Stationsröntgen	4,1	5	0	14883	1240,25	0,72	0,00	0,00
Intraoperatives Röntgen	4,1	5	0	1528	127,33	0,07	0,00	0,00
Durchleuchtung	4,1	5	0	601	50,08	0,03	0,00	0,00
Durchleuchtung komplex	4,1	5	0	581	48,42	0,03	0,00	0,00
CT	16,3	20	0	19050	6350,04	3,68	0,00	0,00
CT komplex	24,5	30	0	1297	648,44	0,38	0,00	0,00
MR	20,4	25	0	4373	1822,04	1,06	0,00	0,00

Leistung	Einschätzung Ziel Arzt	Einschätzung FA/ Ass	Einschätzung MTD	Häufigkeit	Kapazität Arzt (h)	Kapazität Arzt VZÄ	Kapazität MTD (h)	Kapazität MTD VZÄ
MR komplex	28,5	35	0	1843	1075,14	0,62	0,00	0,00
Mammographie	8,2	10	0	255	42,50	0,02	0,00	0,00
Sonographie	4,1	5	0	21106	1758,83	1,02	0,00	0,00
Interventionen	8,2	10	0	2060	343,33	0,20	0,00	0,00
Cardiac-MR	48,9	60	0	205	205,00	0,12	0,00	0,00
Herzkatheter	0,0	0	0		0,00	0,00	0,00	0,00
PTCA	8,2	10	0		0,00	0,00	0,00	0,00
Telemedizin	20,4	25	0	1315	547,92	0,32	0,00	0,00
Klinische Visiten					885,00	0,51	925,00	0,55
tägliche Visite		30	15	5	625,00	0,36	312,50	0,19
wöchentliche Visite		60	30	5	260,00	0,15	612,50	0,36
interdisziplinäre Visite		120	60	0		0,00		
Besprechungen					2288,00	1,33	1465,33	0,87
Besprechungen		30	0	8	2000,00	1,16		
Besprechung MTD		0	20	7		0,00	563,33	0,35
Teambesprechung		90			288,00	0,17		
Teambesprechung MTD			90			0,00	882,00	0.53
Administration					1633,40	0,95	1539,00	0,92
Qualitäts-management				77	410,40	0,24	1539,00	0,92
Führung				70 %	1197,00	0,69		
Projekte		30		52	26,00	0,02		
Wissenschaft						0,00		
Weiterbildung passiv		60h/ FA	10h/ MTD		960,00	0,56	600,00	0,36
Vorhaltekapazität					7668,74	4,45	26748,14	15,92
Summe					**46091,42**	**26,72**		**60,41**

8

Leistung	Einschätzung Ziel Arzt	FA/ Ass	MTD	Häufigkeit	Kapazität Arzt (h)	Arzt VZÄ	MTD (h)	MTD VZÄ
Hausspezifika								
Organisations-handicap					0,00	0,00	0,00	0,00
Summe mit Hausspezifika					46091,42	26,72		60,41
Ist-Kapazität Vergleich								
Dienstposten					26737,50	15,50		60,00
Überstunden					9787,25	5,67	1994,00	1,19
Direktionstätigkeit								
Ärzte vor 3. Ausbildungsjahr								
Summe					36524,75	21,17		61,19
Differenz Modell-Ist					9566,67	5,55	502,10	–0,78

rungsverhalten, fachliche Qualitäten, integriertes Sekretariat und Freude an der Arbeit waren die Schlagworte.

Aktive Fehlermeldungen: Es wurde eine fundamental andere Kultur in unserer Abteilung gegenüber vergleichbaren Abteilungen festgestellt. Prozesse und Bewertung dieses Strukturwandels stellen den Inhalt dieses Buches dar. Hier hat eine externe Firma die Organisationsentwicklung als „Effizienz-Driver“ erkannt.

Betriebsklima: Darunter wurde „gegenseitiges Vertrauen“ mit dem Ergebnis geringer persönlicher Stehzeiten verstanden. Wenn nichts zu tun war, wurden nicht, wie einleitend in diesem Kapitel beschrieben, „QM-Meldungen generiert“, um die Zeit zu füllen, sondern sehr bewusst andere Arbeiten angegangen. Jedes Mitglied hat sich als Teil des Teams interpretiert, und auf einem anderen Arbeitsplatz geholfen. Die geringen Stehzeiten (überraschend auch bei einem relativ hohen Anteil an Rauchern) wurden als Folge eines familiären Zusammenhaltes gesehen.

Schnittstellen: Die Schnittstellen wurden in „interne", „externe" und „nach oben" unterteilt. Die internen Schnittstellen wurden als kommunikativ und transparent beschrieben. Transparenz wurde als besonders wichtig erachtet. Sie spielt auch in den oben beschriebenen Ansatz des Vertrauens hinein. Es ist wichtig, dass ein Teammitglied mit einem anderen offen kommuniziert. Die Schnittstellen nach oben wurden als „Vorgesetzte sind Freunde" definiert. Es war auch tatsächlich immer so, dass die Radiologie Kraft ihrer Kompetenz als klinischer Partner anerkannt und geschätzt wurde. Vorgesetzte haben gerne in die Abteilung investiert, weil sich dadurch Beschleunigungs- und Effizienzeffekte auf alle Abteilungen ergeben haben.

Ausstattung: Die Ausstattung wurde in Personal und Geräte unterteilt. Die Personalausstattung wurde besonders hervorgehoben, weil hier nicht nur fachliche Ausbildung, sondern auch persönliche Bildung des Personals und der individuellen Entscheidungsträger von Bedeutung sind. Gebildete Mitarbeiter gestalten anders, Arbeit und Umfeld werden als Teil der Persönlichkeit interpretiert. Es ergeben sich Effekte der Gruppendynamik, des Konsens und der Kultur, basierend auf Wissen, Vertrauen, Zusammenarbeit und gegenseitiger Akzeptanz.

Die Geräteausstattung war nach Auffassung der Wirtschaftsexperten „zu Recht das Beste". Die projektierten Ergebnisse haben die Prozesse definiert, und die Prozesse haben die Gerätschaft definiert. Jedes Gerät war von einem Qualitätsdelegierten-Team ausgesucht worden. Mag sein, dass so auch die Motivation gewachsen war, die Gerätschaft gut zu kennen und nicht für jede Kleinigkeit den Servicedienst zu rufen? Know-how als Frage der Kultur, der Bildung und der Ausbildung?

Technisches Know-how: Auffällig sind geringe Ausfallszeiten, weil technische Probleme zunächst selbst behoben werden. Es wurde auch festgehalten, dass es keinen Ersatz für Übung gibt, weil „Erfahrung von Fahren" kommt und dass durch die Kombination von hoher Patientenfrequenz und hohem Engagement die Fähigkeit zur technischen Beherrschung der Gerätschaft wächst.

Verzahnung der Abläufe: Auffällig waren die kurzen Wechselzeiten. Tatsächlich hat die Leitung nach dem Muster von Taiichi Ohno (Ohno 1993) größten Wert auf kurze Wechselzeiten gelegt, dass also nicht am Fließband, sondern sehr individuell mit kurzen Umlagerungs- und Wechselzeiten diagnostiziert und behandelt würde. Dies erfordert beständige Übung. Es war eine Freude für alle Beteiligten, dass eine externe Firma diese Bemühungen würdigt.

Konzentriertes Arbeiten: Hier wurde eine Prozess-Besonderheit festgehalten, die oben ausführlich beschrieben ist: Im Befundraum arbeiten, so oft es geht, 2 Ärzte simultan gemeinsam, ein Anfänger und ein Facharzt. Dadurch erfolgt eine Online-Kontrolle der Befundung mit „konzentriertem" Arbeiten, ohne Leerzeiten, mit dem Anstoßeffekt eines Arbeitsduetts und dem Effekt des synchronen gegenseitigen Austausches der Arbeits- und Wissens-Erfahrung. Das konzentrierte Arbeiten ist ein passives Element, das die anderen Variablen am schwächsten beeinflusst.

Corporate Identity: Darunter wurden folgende soft facts subsumiert: erstens, die Kompetenzen der Mitarbeiter am Menschen, zweitens, ihre Kreativität, also die Umsetzung ihrer Ideen, drittens, ihr Verantwortungsgefühl, das zur Umsetzung drängt und viertens, ihre Bereitschaft, sich einer Sache anzunehmen.

Führungsqualität: folgende Faktoren hat die Beraterfirma hervorgehoben:

1. **Die Führung erlaubt keine destruktiven Aktionen.** Dies betrifft Sicherheit, Umwelt und Homogenität der Gruppe.
2. **Alle Ideologien sind zugelassen.** Jeder kann frei denken und sprechen, ohne Angst zu haben, verfolgt oder benachteiligt zu werden.

Die Führungsqualität wurde in der systemischen Modellbildung mit dem höchsten Quotienten als „aktives Element" erkannt. Dieses Element beeinflusst alle anderen am Stärksten.

Fachliche Qualität: Die „fachliche" Qualität ergab sich aus dem Weltbild der Mitarbeiter. Hohe fachliche Qualität ist in die Ausstattung eingeflossen und in die Faktoren Ausbildung und Bildung. Fachliche Qualität lässt sich lernen.

Integriertes Sekretariat: Hier hat die Beraterfirma den zeitlichen Druck festgehalten, Befunde rechtzeitig fertig zu stellen. Ein Sekretariat vor Ort kann die Ärzte anregen, beschleunigt zu arbeiten, kann die fertigen Befunde unmittelbar übernehmen, und kann umgekehrt von den Ärzten gedrängt werden, besondere Rücksicht auf einzelne Fälle zu nehmen. In Zeiten höherer Beanspruchung kann mehr Schreibpotential mobilisiert werden.

Freude an der Arbeit: Darunter wurde subsumiert, dass in dieser Abteilung nicht gelogen oder gestohlen wird, es keine Intrigen gibt und dass Gegner nicht geschwächt werden. Tatsächlich ist retrospektiv auffällig, dass in einer so großen Abteilung keine kriminellen Handlungen gesetzt wurden, alles offen bleibt, und man grundsätzlich davon ausgehen kann, dass kein Mobbing erfolgt. Die Energien bleiben bei „der Arbeit".

Abschließend hat am 6. Juni 2007 die Beraterfirma ihre Ergebnisse in eine Wechselwirkungsmatrix eingetragen. Diese Wechselwirkungsmatrix zeigt numerisch die Bedeutung von Führung und soft facts.

Wirkung von↓ auf →	1 QM	2 Klima	3	4 Vorgesetzte	5 Ausbildung	6	7 Know-how	8 Ausfallzeiten	9	10	11 CI	12 Führung	13	14 Soft-facts	15	AS	Quo
1 QM		2	3	0	3	2	3	1	3	1	2	2	1	3	2	28	1,04
2 Klima	2		2	0	2	0	3	1	3	3	3	3	1	3	2	28	0,8
3	2	2		1	1	1	0	2	3	2	3	0	3	2	0	22	0,8
4 Vorgesetzte	0	1	0		1	2	0	0	0	0	1	1	1	1	0	8	0,8
5 Ausbildung	3	3	2	0		3	3	1	3	3	3	3	1	3	3	39	1,1
6	1	3	2	0	3		3	3	3	3	2	2	0	2	3	30	1,25
7 techn. Know-how	2	2	1	0	3	3		3	3	3	2	1	0	2	3	28	1
8 Ausfallzeiten	1	3	2	0	1	3	0		3	2	1	1	2	1	0	20	1,1
9	2	3	3	0	2	1	3	0		3	3	1	2	3	3	29	0,74
10 Konzentration	2	3	1	0	3	0	3	0	3		1	2	0	2	3	23	0,7
11 CI	3	3	2	3	3	2	2	0	3	3		3	2	3	3	33	1,1
12 Führung	3	3	3	3	3	3	2	1	3	3	3		1	3	3	37	1,42
13	0	2	2	0	0	0	0	2	3	1	2	1		2	0	15	0,83
14 Soft-facts	3	3	3	2	3	1	1	2	3	3	3	3	2		3	35	1,15
15	3	3	2	1	3	3	3	2	3	3	1	3	2	1		33	1,18
PS	27	36	28	10	31	24	28	18	39	33	30	26	18	31	28		
Pro.	756	1008	616	80	1054	720	784	360	1131	759	990	962	270	1085	924		

0 keine Einwirkung
1 schwache Einwirkung
2 mittlere Einwirkung
3 starke Einwirkung

AS Aktivitätssumme
Quo. Quotient: AS/PS
PS Passivitätssumme
Pro. Produkt AS x PS

Abb. 28. Original-Erhebung „Salo-Faktor" vom 6. Juni 2007

Diese Kenntnisse sind im Management keine Neuigkeiten, aber dass sie sich unmittelbar in einer Effizienzsteigerung gegenüber anderen Häusern der gleichen Region und des gleichen Kulturkreises auswirken, spricht dafür, dass die Organisationsentwicklung in der beschriebenen Form seine Berechtigung gehabt hat.

8

9

Beurteilung der Wertschöpfung III

9.1 Dynamische Evaluierung von Qualitätsmanagement

Ziel dieses Kapitels ist die Evaluierung der Effekte von Qualitätsmanagement im zeitlichen Verlauf. Die monatlichen Daten über die Performance der Abteilung wurden dazu zeitreihenanalytisch (Regressionsmodelle mit Berücksichtigung von Saison und Autokorrelationseffekten) mit Eingaben in das Fehlermeldesystem in Beziehung gebracht. Der Beobachtungszeitraum umfasste 46 homogene monatliche Zeittakte.

Ergebnisse: Auswirkungen aus Anregungen bzw. der Gesamtzahl Meldungen im Qualitätssicherungssystem auf die Performance der Abteilung konnten zeitversetzt nach zwei Monaten beobachtet werden. Dieser Zusammenhang ist statistisch hoch signifikant ($p < 0{,}001$) und auf Grund der angewendeten Verfahren nicht auf allgemeine Entwicklungstrends, Saisonschwankungen oder autoregressive Prozesse rückführbar.

9.2 Die Zeitreihenanalyse

Qualitätssicherungsmaßnahmen sind zu einer Selbstverständlichkeit für weite Teile des Gesundheitswesens geworden. Diskussionen über Vor- und Nachteile einer Zertifizierung nach ISO-Norm (Van den Heuvel 2005), einer Einführung von TQM (Black 2006, Lindberg 2005) oder EFQM (Ruiz 2004), den Einsatz einer Balanced Score Card (Walker 2006) oder einer Überprüfung von Six-Sigma Qualitätsstandards (für ein Beispiel in der Radiologie siehe Lloyd 2006) drehen sich mehr um die Suche nach der nützlichsten Methode, als dass der Wert von Qualitätssicherungs-Maßnahmen insgesamt evaluiert würde.

Während auf der einen Seite immer neue Ansätze auf den Markt drängen, stellt sich auf der anderen Seite die Frage, welche nachweisbaren Effekte durch Qualitätssicherungsmaßnahmen überhaupt erwartet werden können.

In einer jüngst veröffentlichten Literaturübersicht kommen Glattacker und Jäckel (Glattacker 2007) zu der ernüchternden **Erkenntnis, dass konsistente Befunde zur Evaluation der Qualitätssicherung noch immer ausstehen;** dies ist insbesondere für die Evaluation von **Auswirkungen auf Outcome-Variable** der Fall. Die Inkonsistenz der derzeitigen Befundlage ist zum einen in der hohen Variabilität der Qualitätssicherungsmaßnahmen zu sehen. Auf der anderen Seite zeigen sich aber auch methodische Probleme; so scheitern

Querschnittsstudien und Gruppenvergleiche (gemeint ist der klassische Kontrollgruppenvergleich) an der fehlenden Homogenität der Untersuchungsobjekte. Klassische Längsschnittstudien bleiben auf einen Vorher-Nachher-Vergleich beschränkt und leiden damit an der fehlenden Repräsentativität der Zeitstichprobe (Welches konkrete Vorher und welches Nachher ist repräsentativ für ein Arbeiten mit und ohne Qualitätssicherung?) und dem Problem, dass zwischen den Erhebungen vielfältige andere Einflüsse ebenfalls nicht konstant geblieben sind.

Das vorliegende Kapitel wählt bewusst einen anderen Weg zur Evaluation von Qualitätssicherungsmaßnahmen in einer Röntgenabteilung. Als methodischer Zugang wird ein **zeitreihenanalytisches Vorgehen** gewählt, welches in der Lage ist, den gesamten Prozess des über vier Jahre reichenden Untersuchungszeitraumes zu berücksichtigen.

Die Grundidee soll kurz skizziert werden, bevor unten genauer darauf eingegangen wird: Wenn man die Nutzung von QM-Maßnahmen, wie z. B. von Fehlermeldesystemen oder von Vorschlagssystemen, im zeitlichen Verlauf betrachtet, stellt man fest, dass keinesfalls immer gleich viel Energie in die Qualitätssicherung investiert wird. So schwankt die Zahl von Verbesserungsvorschlägen oder Fehlermeldungen mit der Zeit. Es gibt also Zeitstichproben, an denen die Qualitätssicherung auf einem hohen und andere, an denen sie auf einem geringen Niveau operiert. Wenn man davon ausgeht, dass es einen Zusammenhang zwischen Qualitätssicherung und Performance-Variablen gibt, so sollten diese in Abhängigkeit von zeitlich schwankenden Qualitätssicherungs-Bemühungen kovariieren.

9.3 Evaluation von QM-Maßnahmen im Zeitverlauf

Begriffe wie „Evaluation“ und „evidence based“ sind legitime Forderungen, die Zielerreichung von gesetzten Maßnahmen zu überprüfen (Puig 2006). Da durch die Einführung von Qualitätssicherungs-Systemen zunächst mit Mehrarbeit und zusätzlichen Belastungen zu rechnen ist, können sich positive Auswirkungen erst im Verlauf der Zeit zeigen (McCoy 2001). Die zeitliche Perspektive spielt hier, so wie bei vielen anderen Managementsystemen, eine wichtige Rolle (Drinkewitz-Latschenberger 2007). Ihre Bedeutung wird noch unterstrichen, wenn man bedenkt, dass Qualitätssicherungs-Systeme nicht punktuelle, einmalige Maßnahmen darstellen, sondern in den meisten Fällen als Instrumente für einen kontinuierlichen Verbesserungsprozess implementiert werden. Neue Herausforderungen finden sich auf allen Ebenen sozialer, medizinischer, psychischer und technischer Entwicklungen. So sicher, wie die Tatsache, dass die Herausforderungen nicht dauerhaft abnehmen, ist die Tatsache, dass die Herausforderungen im zeitlichen Verlauf nicht gleichmäßig auftreten, sondern z. B. von der Auslastung einer Abteilung abhängen. Beim Qualitätsmanagement handelt es sich um einen Prozess, der nur im Zeitverlauf verstanden, untersucht und evaluiert werden kann.

Typischer Weise beschränken sich zeitverlaufsbezogene Evaluationen auf einen Vorher-Nachher-Vergleich (Ancona 2001), der mit zwei grundsätzlichen Problemen verknüpft ist.

1. **Erschwerte Zuordnung von Maßnahmen zu Auswirkungen.** Eine eindeutige Zuordnung zwischen eingeführten Maßnahmen auf der einen Seite und beobachtbaren Auswirkungen auf der anderen ist logisch schlüssig nur dann möglich, wenn außer den gesetzten Maßnahmen keine anderen Veränderungen stattgefunden haben. Es versteht sich von selbst, dass diese Forderung nach einer zeitlichen Konstanz aller anderen Prozesse und Faktoren in der Praxis nicht aufrechterhalten werden kann.
2. **Repräsentativität der Zeitstichproben.** Wie bei jeder empirischen Forschung spielt die Repräsentativität der erhobenen Daten eine wichtige Rolle. In der Regel werden aber nur zwei Messzeitpunkte (Vorher und Nachher) gewählt. Da auch Leistungen in Krankenhäusern saisonalen Schwankungen unterworfen sind, ist die Frage nach dem geeigneten Messzeitpunkt keinesfalls trivial und sicher nicht beliebig. Zudem kann die Beschränkung auf jeweils nur einen Messzeitpunkt keinen Aufschluss über Entwicklungs-Trends und Auswirkung der gesetzten Maßnahmen bei verschieden hoher Auslastung liefern.

Beide Problembereiche lassen sich umgehen, wenn Zeitverlaufsdaten zur Evaluation herangezogen werden, die sich auf mehrere, regelmäßig erhobene Zeitstichproben stützen. Im Kern geht es dann methodisch darum, **den zeitlichen Verlauf der unabhängigen Variablen mit dem der abhängigen Variable zu korrelieren.** Dabei ist es nötig, die beiden Zeitreihen gegeneinander zu verschieben, weil Maßnahmen, die gesetzt werden, erst nach einiger Zeit zu einer Wirkung führen. So werden Meldungen in einem Fehlermeldesystem ja nicht durch die Meldung an sich wirksam. Die Problemlösung erfolgt erst im weiteren zeitlichen Verlauf und kann daher nicht zeitgleich mit der Meldung beobachtet werden. Die Logik dahinter geht davon aus, dass die im zeitlichen Verlauf schwankenden Bemühungen um Qualitätssicherung auch zu einem Auf- und Ab in der abhängigen Variable führen.

Obwohl zeitreihenanalytische Verfahren seit Jahrzehnten bekannt sind (Wellings 2000), werden sie in der sozialwissenschaftlichen Forschung nur selten eingesetzt. In Anlehnung an klassische Arbeiten zur Zeitreihenanalyse ist es sinnvoll, davon auszugehen, dass in einer Zeitreihe verschiedene Komponenten unterschiedenen werden können (Wellings 2000). Betrachten wir unser Beispiel einer monatlich erhobenen Zeitreihe für die Performance einer Röntgenabteilung. Es spielt hier zunächst keine Rolle, wie die Performance inhaltlich definiert ist und operationalisiert wurde. Ist die Performance über mehrere Jahre gemessen worden, so können sich in ihr folgende unabhängige Komponenten manifestieren: Trends, saisonale Schwankungen, Zyklen der inneren Logik des Systems, sowie systematische und unsystematische Schwankungen.

Trends: Trotz Auf und Ab kann sich in der Zeitreihe ein monoton steigender oder fallender Trend zeigen. Dieser kann leicht mit einer einfachen Regression bestimmt werden. In klassischen Ansätzen werden solche Trends als Teil der so genannten „glatten" Komponenten einer Zeitreihe bezeichnet. Inhaltlich wird davon ausgegangen, dass ein glatter Trend nicht durch äußere Einflüsse zustande kommt. Wenn die äußeren Einflüsse schwanken, kann ein kontinuierlicher Trend nicht die Folge dieser Schwankungen sein.

Saisonale Komponente: In mehrjährigen Zeitreihendaten können saisonale Schwankungen beobachtet werden. Diese sind an regelmäßig über den Jahresdurchschnitt erhöhten, bzw. verringerten Werten für bestimmte Monate erkennbar. So liegt die Auslastung eines Krankenhauses in einer Schiregion in den Wintermonaten immer über dem Jahresdurchschnitt, unabhängig von langfristigen Trends und zufälligen oder systematischen Schwankungen. Auch diese glatte Komponente kann statistisch identifiziert werden.

Systemische Zyklen: In vielen Zeitreihendaten spiegelt sich die innere Logik wieder, nach der ein System operiert. So kann auf einen Monat mit hoher Auslastung, bei dem die Performance mit Mühe auf hohem Niveau gehalten werden konnte, Erschöpfung und ein Rückgang der Performance folgen. Möglicherweise fällt diese dann regelmäßig unter den Durchschnitt, bevor es mit neuer Anstrengung gelingt, sich wieder zu steigern. Auch diese glatten zyklischen Prozesse beruhen auf der Eigendynamik des Systems und sind von äußeren Einflüssen zu unterscheiden.

Systematische und Unsystematische Schwankungen: Neben glatten Prozessen enthalten Zeitreihendaten erratische und komplexe Schwankungen. Ein Teil dieser Schwankungen mag systematischer Natur sein und z. B. auf eingesetzte Maßnahmen der Qualitätssicherung zurückgehen. Aber auch zufällige Einflüsse lassen die Performance variieren.

Im Fall der Evaluation von Qualitätssicherungsmaßnahmen können als unabhängige Variablen die Zeitverlaufsdaten der Qualitätssicherungsmaßnahmen herangezogen werden (z. B. Anzahl von Anregungen und Fehlermeldungen pro Monat) und als abhängige Variablen die Zeitverlaufsdaten der Performance. Beide Variablen gilt es von den genannten ersten drei Komponenten zu befreien und auch Zufallsschwankungen nach Möglichkeit zu unterdrücken. Verbleibende Schwankungen im Zeitverlauf können dann durch eine Korrelation (man spricht hier von einer Krosskorrelation) miteinander verglichen werden.

Ein direkter korrelativer Vergleich der beiden Zeitreihen (also ohne vorherige Bereinigung für die ersten drei Komponenten) ist hingegen aus logischen und statistischen Gründen nicht möglich. Begründungen sollen hier nur kurz angesprochen werden. Das Beispiel von der Korrelation der Zahl der Störche und der Geburtenzahl im Jahresverlauf zeigt recht schön, wie Prozesse, die beide Saisonschwankungen aufweisen, miteinander korrelieren, ohne, dass sie miteinander zu tun haben. Scheinkorrelationen durch die Effekte aus Trends, saisonalen Schwankungen und systemischen Zyklen gilt es auszuschließen. Auch statistisch bedeuten diese Komponenten ein Problem: z. B. beinhaltet ein Trend eine systematische Verschiebung des Mittelwertes. Dieser Mittelwert muss aber für die Gültigkeit einer Korrelationsrechnung als unsystematisch schwankend angenommen werden. Auch ergibt sich für Trends, saisonale Schwankungen und systemische Zyklen, dass zeitlich aufeinander folgende Messwerte nicht unabhängig voneinander sind. Auch dieser Aspekt verletzt die Grundannahmen der Korrelationsrechnung (Box 1970).

Für die Bereinigung von Zeitreihen müssen somit Verfahren eingesetzt werden, die direkt auf die jeweiligen Komponenten zugeschnitten sind. Einfache Trend- und Saisonbereinigungen sind leicht durchführbar. Zyklen und Prozesse, die die innere Logik des Systems widerspiegeln, werden durch die so genannten Autokorrelationen erfasst und, falls sie statistische Signifikanz erreichen, mit Hilfe eines passenden Regressionsmodells kontrolliert. Unsystematische Zufallsschwankungen bekommt man – wie auch in anderen Forschungsdesigns – durch Mittelwertsbildung in den Griff. Dazu wird jeweils ein Mittelwert bestimmt, der aus den Daten jedes Monats und einer festgelegten Anzahl an Folgemonaten gebildet wird (so genannter gleitender Mittelwert).

9.4 Evaluation der kontinuierlichen Qualitätsarbeit

Zur Evaluation der kontinuierlichen Qualitätssicherung können unsere Daten direkt dem Controlling entnommen werden. In der Kern-Abteilung wurden zur Zeit der vorliegenden Untersuchung (2002–2005) monatlich rund 7000 Untersuchungen gefertigt. Das Kernelement des Qualitätsmanagement-Systems, die Option des kontinuierlichen Verbesserungsprozesses, ist durch jeden einzelnen Mitarbeiter in Form des oben beschriebenen Formulars „Anregung-Fehlermeldung“ auf allen Bildschirmen aufrufbar. Die Anzahl dieser Eingaben im zeitlichen Verlauf von nahezu vier Jahren gilt im Folgenden als unabhängige Variable. Die Performance der Abteilung als abhängige Zeitverlaufvariable wird in Anlehnung an zahlreiche andere Arbeiten (Peltokorpi 2006, Pfanzagl 1963) über den Faktor Zeit (Befundungs-Geschwindigkeit) bemessen.

9.4.1 Daten

Die Daten für dieses Kapitel wurden im Zeitraum von März 2002 bis Dezember 2005 monatlich erhoben und umfassen damit insgesamt 46 Zeittakte (Monate). Es handelt sich bei den erhobenen Daten um Kennwerte, die zur Qualitätssicherung in der Röntgenabteilung EDV-gestützt erhoben werden. Auf Seiten der unabhängigen Variablen wurden drei Kennwerte unterschieden:

1. Monatliche Anzahl an **Anregungen** für Verbesserungen der Arbeitsabläufe, der Sicherheit, der Technik etc.

2. Monatliche Anzahl an **Fehlermeldungen** über Fehler in Prozessabläufen, an Geräten, der Software etc.
3. Monatliche **Gesamtzahl Meldungen:** Der dritte Kennwert fasst die beiden ersten Kennwerte summativ zusammen und enthält zudem interne und externe Beschwerden und Wünsche.

Als **Performance-Kennwert** wird auf Seiten der abhängigen Variable ein Kennwert gebildet, der sich an den in der Literatur häufig als zentral hervorgehobenen Aspekt der zeitlichen Dauer einer Befundung anlehnt (Peltokorpi 2006, Pfanzagl 1963): **„Die Leistung einer Röntgenabteilung ist umso höher, je mehr Befunde pro Zeiteinheit erstellt werden."** Diese Zahl wird über die Gerätestatistik, also die Nutzung der Geräte, fortlaufend geführt und erlaubt eine objektive und reliable Zählung. Zudem ist **die Leistung einer Röntgenabteilung umso höher, je schneller ein Befund erstellt wird.** Die Dauer der Befunderstellung wird über automatische Timestamps in der Software des Radiologie-Informations-Systems reliabel und objektiv erhoben. Das Verhältnis aus der Anzahl der Befunde und der durchschnittlichen Dauer der Befunderstellung ist ein **Performance-Kennwert, der umso höher ausfällt, je mehr Befunde erstellt werden und je geringer die dafür aufgewendete Zeit ist**.

Die folgende Tabelle zeigt die deskriptiven Merkmale der Kennwerte des Qualitätssicherungssystems und die Performance-Kennwerte. Die Meldungen wurden fortlaufend erfasst, wobei die Zahl der Fehlermeldungen stärker schwankt, im Durchschnitt aber ähnlich hoch ist, wie die Zahl der Anregungen.

Tabelle 29. Deskriptiver Input in das QM-System und Output-Parameter

	Summe[a]	AM[b]	SD[b]	Minimum[b]	Maximum[b]
Input					
Anregungen	107	2,33	1,67	0	7
Fehlermeldungen	119	2,59	2,93	0	15
Meldungen Gesamt	268	5,83	5,06	0	29
Performance					
Leistung: Anzahl / Dauer		462,16	115,39	182,33	669,62
Anzahl Befunde		6944,31	461,49	5448	8008
Durchschnittliche Befunddauer		16,61	6,27	10,1	43,3

[a] über den gesamten Beobachtungszeitraum von 46 Monaten
[b] pro Monat
AM= arithmetisches Mittel
SD= Standarddeviation

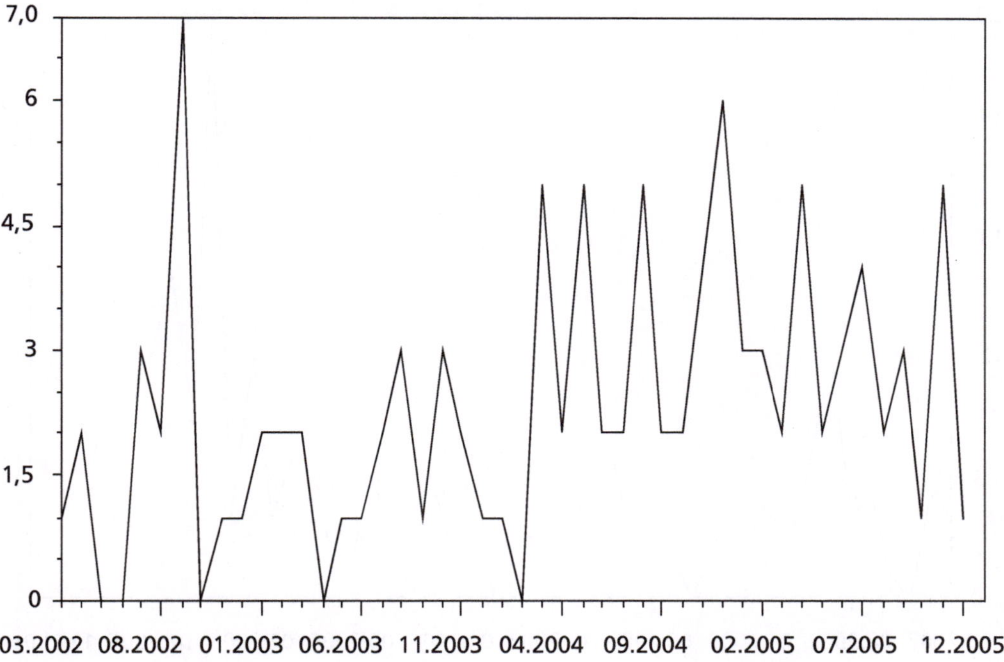

Abb. 29. Unkorrigierte und nicht adjustierte Zeitkurve der Anregungen

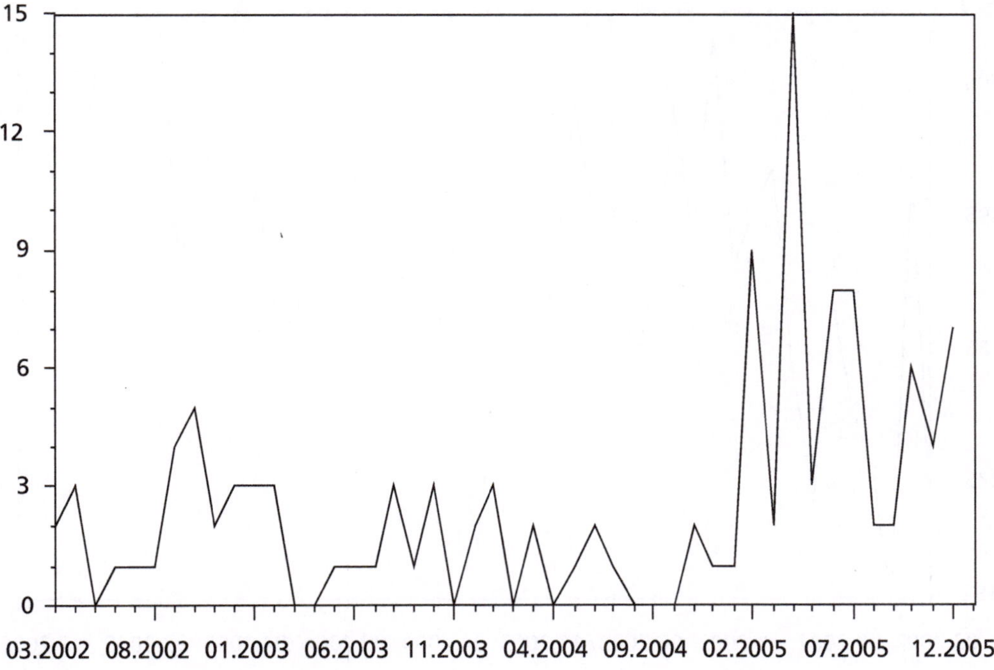

Abb. 30. Unkorrigierte und nicht adjustierte Zeitkurve der Fehlermeldungen

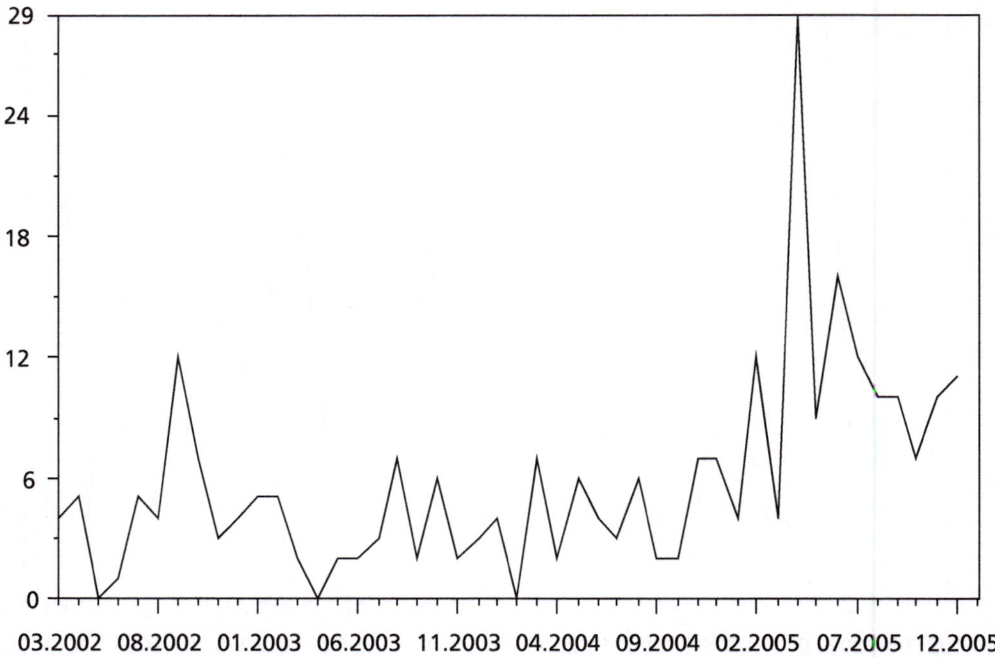

Abb. 31. Unkorrigierte und nicht adjustierte Kurve der Gesamtzahl Meldungen

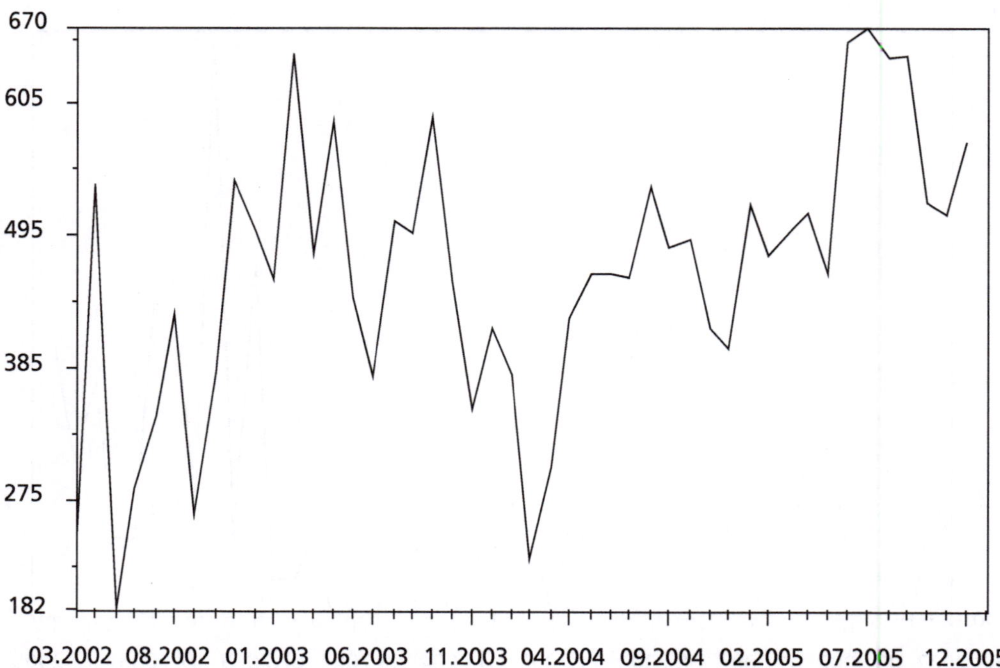

Abb. 32. Unkorrigierte und nicht adjustierte Zeitkurve der Performance

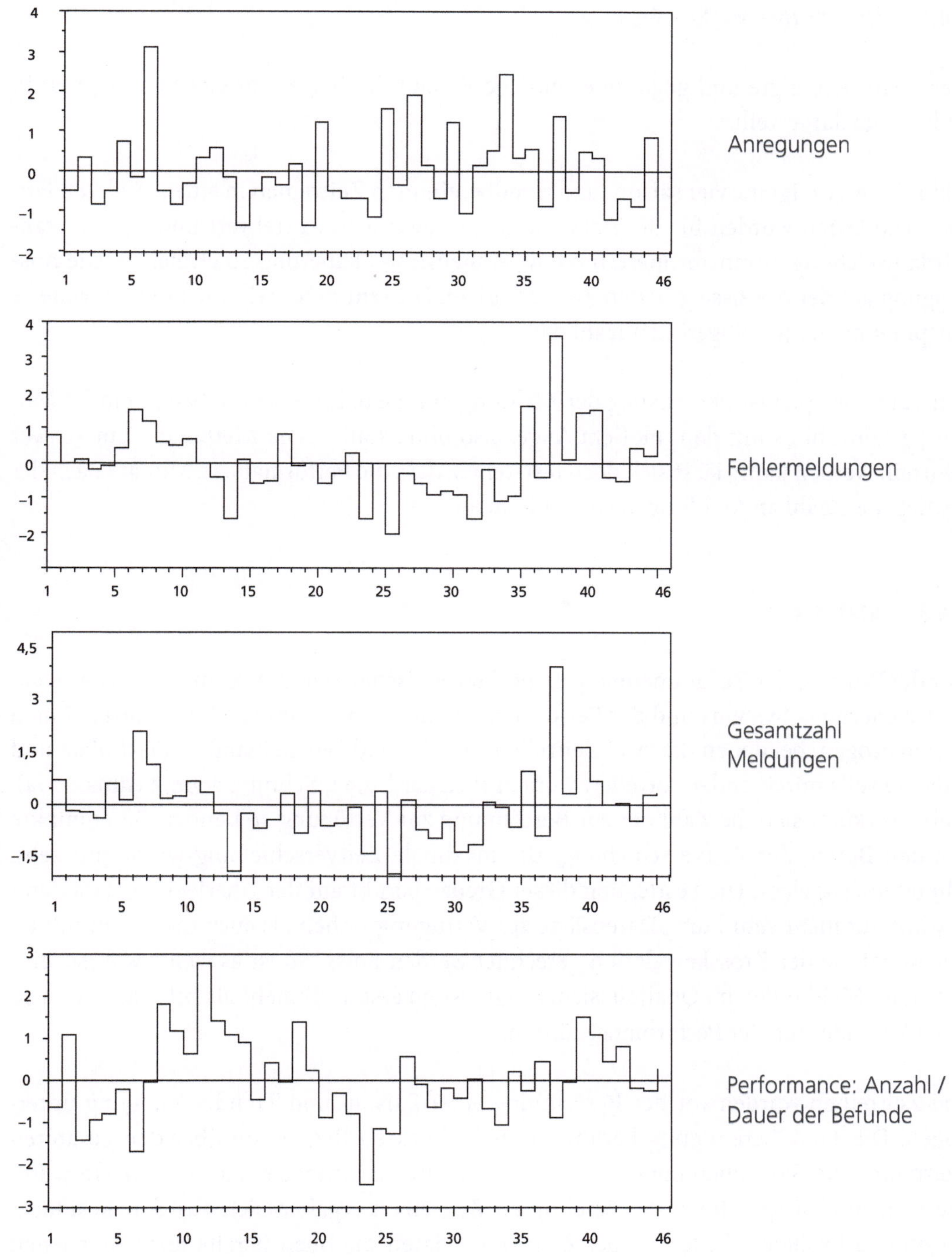

Anregungen

Fehlermeldungen

Gesamtzahl Meldungen

Performance: Anzahl / Dauer der Befunde

Abb. 33. Zeitverlauf der Parameter für die Assoziationshypothese

9.4.2 Deskriptive Merkmale

Der nicht bereinigte und geglättete zeitliche Verlauf der insgesamt vier Variablen ist in Abb. 29–32 dargestellt.

Abbildung 33 zeigt die vier saison- und trendbereinigten Zeitreihen in einem anderen Format. Die Daten wurden für die Darstellung am jeweiligen Mittelwert und an der Standardabweichung z-transformiert, um eine einheitliche Skalierung zu erreichen. Die Ausprägung auf der Abszisse gibt den Zeitverlauf an. Die Ordinate stellt die z-transformierte Ausprägung der jeweiligen Kennzahl dar.

Ein gutes Beispiel ist der Anstieg der Meldungen im Qualitätssicherungssystem im Monat 37. Obwohl es mit dem bloßem Auge, also ohne statistische Methoden, nur schwer beurteilt werden kann, lässt sich doch feststellen, dass die Performance 2 Monate nach der gestiegenen Zahl an Meldungen ebenfalls steigt.

9.4.3 Statistik

Für die Prüfung der Zusammenhangshypothese zwischen den drei Kennwerten des Qualitätssicherungs-Systems und der Performance wurden so genannten Krosskorrelationen herangezogen, bei denen die zwei Zeitreihen zunehmend gegeneinander verschoben und dabei jeweils miteinander korreliert werden (Prichard 1994, Schmitz 2000, Strunk 2004). Dabei verkürzt sich die Zahl der zur Berechnung zur Verfügung stehenden Datenpunkte um den Betrag der Zeitverschiebung. Die maximale Zeitverschiebung wurde mit zehn Monaten festgelegt. Die Festlegung dieser Grenze beruht auf der Überlegung, dass dann sowohl nur mehr sehr kurze Datensätze zur Verfügung stehen als auch insgesamt mit einer Abnahme der Krosskorrelation gerechnet werden muss. So ist es wenig wahrscheinlich, dass Meldungen im Qualitätssicherungssystem erst nach mehr als zehn Monaten zu einer Veränderung der Performance führen.

Die Zeitreihen wurden vor der Berechnung einer Saison- und Trendbereinigung unterzogen. Die Trendbereinigung beruht auf einer linearen Regression über den gesamten Zeitraum. Die Saisonbereinigung hat auf jeden Beobachtungsmonat ein einzelnes Regressionsmodell gerechnet; die bereinigten Zeitreihen ergaben sich aus den Residuen. Besondere Probleme bedeuten bei Zeitverlaufsdaten die oben bereits angesprochenen autoregressiven Prozesse (Strunk 2006). Tatsächlich haben sich signifikante autoregressive Prozesse bei einem Time-Lag von Eins, Zwei und Drei nachweisen lassen. Es wurden somit Regressionsmodelle eingesetzt, die autoregressive Prozesse bis zu einem Time-Lag von Drei kontrollieren. Um unerwünschtes Messfehlerrauschen im Zeitverlauf auszuschließen, wurden die Daten mit einem gleitenden Mittelwert geglättet (Smith 1999, Pourahmadi 2001). Dabei kam eine zweimalige Anwendung eines Gleitfensters der Breite

Zwei zum Einsatz. Die Rauschunterdrückung führt zu keiner Beschneidung des Zeitsignals.

Die Prüfung der Hypothese über einen Zusammenhang zwischen jeweils einem Kennwert der Qualitätssicherung auf der einen Seite und der Performance auf der anderen Seite erfolgt über multiple Regressionsmodelle. Autoregressive Prozesse mit dem Time-Lag von Eins bis Drei gehen in die multiple Regression als Kontrollvariablen ein. Pro Qualitätssicherungs-Kennwert werden zehn Regressionsmodelle berechnet, wobei der Performance-Kennwert jeweils um einen zusätzlichen Monat gegenüber der unabhängigen Variable verschoben wird. Das Signifikanzniveau wird einheitlich mit $p < 0{,}05$ festgelegt und für die zehn Mehrfachvergleiche nach Bonferroni adjustiert. Alle Berechnungen wurden mit SPSS 12.1 durchgeführt.

9.5 Ergebnisse

Die Auswertungen in den Tabellen 30–32 weisen die Signifikanz der Qualitätssicherungs-Kennwerte für die Vorhersage der zeitlich versetzten Performance 1-seitig und ohne Alphafehler-Adjustierung aus. Mit Alphafehler-Adjustierung sind nur die mit *** gekennzeichneten Zeiten noch signifikant (* bedeutet $p < 0{,}05$; ** bedeutet $p < 0{,}01$; *** bedeutet $p < 0{,}001$).

Die Auswertungen zur Überprüfung der Zusammenhangshypothese stellen sich in einer gemeinsamen Tabelle 33 folgendermaßen dar:

Die obere Zeile der Tabelle (time-lag = 0) zeigt die Ergebnisse ohne Zeitverschiebung, die hier ohne Alphafehler-Adjustierung getestet wurden. Es zeigt sich für die monatliche Anzahl der „Anregungen“ ein negativer Zusammenhang mit der Performance. Dies spiegelt den Umstand wieder, dass bei voller Auslastung der Röntgenabteilung nur wenig Zeit für „Anregungen“ bleibt und diese eher bei einer geringeren Auslastung erfolgen. Insgesamt ist der Effekt nicht besonders stark ausgeprägt ($p = 0{,}04$) und lässt sich weder für die Zahl der Fehlermeldungen noch für die Gesamtzahl Meldungen nachweisen. Würde eine Alpha-Fehler-Adjustierung erfolgen, wäre der Effekt statistisch nicht signifikant.

Werden die Zeitreihen gegeneinander verschoben, zeigt sich, dass durchgängig bei allen drei unabhängigen Variablen nach zwei Monaten ein auffallend hoher positiver Zusammenhang zwischen Qualitätssicherung und Performance verzeichnet werden kann. Veränderungen in der Anzahl der Anregungen, Fehlermeldungen und der Gesamtzahl Meldungen führen jeweils zwei Monate danach zu einer Veränderung in der Performance, die in die gleiche Richtung geht. Nach Alpha-Fehler-Adjustierung für 10 Vergleiche ist dieser durchgängige Effekt für die Anregungen (adjustiertes $p = 0{,}0010$) und die Gesamtzahl

Tabelle 30. AR-Modell für Anregungen und Anzahl/Dauer

τ (time-lag)	AR(1)	AR(2)	AR(3)	B	SE(B)	1-seitige Testung
1	***	***	*	–0,02	0,17	
2	***	***	*	0,56	0,13	***
3	***	**		–0,05	0,17	
4	***	***		–0,36	0,15	*
5	***	***	**	0,30	0,18	*
6	***	***		0,10	0,17	
7	***	***	*	0,25	0,15	*
8	***	***	**	–0,03	0,16	
9	***	***	*	–0,17	0,15	
10	***	***	**	0,19	0,15	

Tabelle 31. AR-Modell für Fehlermeldungen und Anzahl/Dauer

τ (time-lag)	AR(1)	AR(2)	AR(3)	B	SE(B)	1-seitige Testung
1	***	***		0,07	0,18	
2	***	***	*	0,39	0,15	**
3	***	***		0,14	0,19	
4	***	***	*	0,32	0,19	
5	***	***	*	0,21	0,20	
6	***	***	*	0,40	0,21	*
7	***	***	**	0,24	0,19	
8	***	***	**	0,01	0,21	
9	***	***	**	–0,13	0,21	
10	***	***	**	0,20	0,21	

Meldungen (adjustiertes p = 0,0123) statistisch signifikant, nicht jedoch für die Fehlermeldungen (adjustiertes p = 0,1628).

Tabelle 32. AR-Modell für Gesamtzahl Meldungen und Anzahl/Dauer

τ (time-lag)	AR(1)	AR(2)	AR(3)	B	SE(B)	1-seitige Testung
1	***	***		0,17	0,19	
2	***	***	*	0,58	0,17	***
3	***	**		0,09	0,19	
4	***	***	*	0,21	0,19	
5	***	***	**	0,31	0,18	
6	***	***	*	–0,26	0,19	
7	***	***	*	0,38	0,17	*
8	***	***	**	0,07	0,20	
9	***	***	*	–0,37	0,20	*
10	***	***	**	0,27	0,20	

Tabelle 33. Zusammenhang zwischen Qualitätssicherung und Performance

	Anregungen			Fehlermeldungen			Gesamtzahl Meldungen		
τ (time-lag)	AR(3)	B	SE(B)	AR(3)	B	SE(B)	AR(3)	B	SE(B)
0		–0,34	0,16+		0,03	0,18		–0,20	0,19
1	+	–0,02	0,17		0,07	0,18		0,17	0,19
2	+	0,56	0,13**	+	0,42	0,17	+	0,58	0,17*
3		–0,05	0,17		0,14	0,19		0,09	0,19
4		–0,36	0,15	+	0,32	0,19	+	0,21	0,19
5	++	0,30	0,18	+	0,21	0,20	++	0,31	0,18
6		0,10	0,17	+	–0,40	0,21	+	–0,26	0,19
7	+	0,25	0,15	++	0,24	0,19	+	0,38	0,17
8	++	–0,03	0,16	++	0,01	0,21	++	0,07	0,20
9	+	–0,17	0,15	++	–0,13	0,21	+	–0,37	0,20
10	++	0,19	0,15	++	0,20	0,21	++	0,27	0,20

\+ $p \leq 0{,}05$ ohne Alphafehler-Adjustierung für Mehrfachvergleiche
++ $p \leq 0{,}01$ ohne Alphafehler-Adjustierung für Mehrfachvergleiche
* $p \leq 0{,}05$ mit Alphafehler-Adjustierung für 10 Vergleiche
** $p \leq 0{,}01$ mit Alphafehler-Adjustierung für 10 Vergleiche
AR(3) Autoregressiver Prozess mit einem Time-Lag von 3. AR(2) und AR(1)-Prozesse waren in allen Modellen hoch signifikant.
B Nicht standardisiertes Beta-Gewicht.
SE(B) Standardfehler des Beta-Gewichtes

10
Diskussion

Um die hier festgestellten Effekte näher zu illustrieren, sollen diese im Folgenden für die Anregungen konkretisiert werden. Die Zahl der Anregungen schwankte zwischen null und sieben Anregungen im Monat. Die Regressionsgewichte (B) können für die Vorhersage der Performance aus Tabelle 33 „Zusammenhang zwischen Qualitätssicherung und Performance" abgelesen werden. Nach zwei Monaten stieg die Performance in Abhängigkeit von der Zahl der Anregungen um 0,56. Dabei gilt zu berücksichtigen, dass die Variablen für dieses Modell trend- und saisonbereinigt und mit einem gleitenden Mittelwert geglättet wurden.

Werden alle diese Transformationen zurückgerechnet, so können die beobachteten Effekte berechnet werden. Es zeigt sich, dass die Schwankungen in der Anzahl der Anregungen zwei Monate später zu entsprechend positiv korrelierten Schwankungen im Performance-Kennwert führen, die im Maximum der Anregungen bei +56,8 und im Minimum der Anregungen bei –35,2 Performance-Kennwert-Punkten liegen. Werden also wenige Anregungen in einem Monat generiert, so fällt die Performance um 35,2 Punkte gegenüber ihrem Mittelwert. Werden umgekehrt viele Anregungen in einem Monat generiert, so steigt die Performance um 56,8 Punkte gegenüber ihrem Mittelwert. **Zwischen Minimum und Maximum entscheidet hier die Qualitätssicherung über eine Spannbreite von 92,0 Kennwertpunkten.**

Der Performance-Kennwert wurde oben als Quotient aus der Anzahl der Befunde und der durchschnittlichen Befundungsdauer definiert. Wird nun die Dauer im Beobachtungszeitraum als konstant gesetzt (was eine Vereinfachung ist), so beträgt sie 16,6 Stunden (Mittelwert über den gesamten Beobachtungszeitraum). Eine Schwankungsbreite um 92,0 Kennwertpunkte bedeutet bei einer konstanten Dauer von 16,6 Stunden eine Schwankung in der Anzahl der Untersuchungen von 1527,2 pro Monat. Dies errechnet sich aus: 92,0 [Anzahl Untersuchungen/Dauer] × 16,6 [Dauer] = 1527,2 [Anzahl Untersuchungen]. Analog ergibt sich für die Gesamtzahl Meldungen eine Schwankungsbreite des Performance-Kennwertes von 121,9, was bei konstanter Dauer 2023,4 Untersuchungen pro Monat entspricht.

Die Aktivität des Qualitätsmanagements hat also in der beobachteten Röntgenabteilung über 1500–2000 Untersuchungen pro Monat entschieden. Diese Angaben lassen sich monetär als Geldgegenwert oder als Zeitgewinn umrechnen.

Für die Jahre 2002 bis 2005 lagen an der beobachteten Röntgenabteilung die durchschnittlichen Kosten pro Untersuchung bei 33,65 Euro. Für die Jahre 2002 bis 2005 lagen die durchschnittlichen Einnahmen pro Untersuchung bei 44,00 Euro, was einem durchschnittlichen Einnahme-Plus von 10,35 Euro pro Untersuchung entspricht. Grob gerechnet hat die Zahl der Anregungen im beobachteten Institut für Radiologie über eine **Einnahmenspanne von 15 807 Euro pro Monat** entschieden.

Analog ergibt sich für die Gesamtzahl an Meldungen eine Schwankungsbreite des Performance-Kennwertes von 121,9, was bei konstanter Befundungsdauer 2023,4 Untersuchungen und damit einer Einnahmespanne von 20 942 Euro pro Monat entspricht.

Zu den **Kosten** von Qualitätssicherung variieren die Angaben in der Literatur beträchtlich. Zwei Arbeiten berichten übereinstimmend über 1 % „operating costs" für den laufenden Betrieb (Henshaw 1990, Watkinson 1985). Eine Arbeit gibt an, zwei technische Mitarbeiter für Qualitätssicherung zu brauchen (Tomlinson 1998). Eine Literaturstelle gibt an, 18 000 $ für den Aufbau der Qualitätssicherung benötigt zu haben und 1500 $ für den laufenden Betrieb veranschlagen zu müssen (Inman 1998). Eine Arbeit vergleicht den Gewinn der Qualitätssicherung mit einem Zustand ohne und berechnet 3530 $ Extrakosten für die Qualitätssicherung (Knollmann 1996).

Ebenso werden die generierten **Erlöse** sehr unterschiedlich angegeben. Eine Arbeit weist 4,5 % der „operating costs" als Kostenvorteil aus (Gothlin 1985) eine andere 35 000 $ pro Jahr (Rosen 2004). Eine Angabe erklärt, vier Leute für den laufenden Betrieb zu brauchen, um eine jährliche Nettoeinsparung von 27 000 $ zu generieren (Nelson 1977). Ein Artikel aus einem Intensivmedizinbereich beschreibt, Qualitätsmanagement würde 43 % weniger Wiederholungsaufnahmen bewirken (Preston 1998).

Die Forderung nach der Evaluation von Qualitätssicherungs-Maßnahmen ist berechtigt und sollte für kontinuierlich arbeitende Systeme auf der Analyse von Zeitverlaufsdaten beruhen. Die Analyse von Daten aus unserer Abteilung zeigt, dass Qualitätssicherung sich in der Performance der Abteilung niederschlägt. Auswirkungen aus Anregungen bzw. der Gesamtzahl Meldungen im Qualitätssicherungssystem auf die Performance der Abteilung können zeitversetzt nach zwei Monaten beobachtet werden. Dieser Zusammenhang ist statistisch hoch signifikant und auf Grund der angewendeten Verfahren nicht auf allgemeine Entwicklungstrends, Saisonschwankungen oder autoregressive Prozesse rückführbar.

Die Daten belegen, dass die Radiologie als Gesamtkörper bei adäquater Beschickung des Qualitätsmanagement mit Verbesserungsvorschlägen über das System der kontinuierlichen Verbesserung einen Ergebniskostenvorteil generieren kann. Dass dieser Effekt nur dann in Signifikanz auftritt, wenn „positive" Eingaben kommen, also Verbesserungsvorschläge, und weniger stark zu Tage tritt, wenn Fehler oder Beschwerden gemeldet werden ($p < 0{,}05$), ist nachvollziehbar.

Die Ergebnisse demonstrieren drei Effekte:

1. Weckung kreativer Potentiale (mit 2-monatigem Zeitversatz: $p < 0{,}001$),
2. Freisetzung zusätzlicher Energien (18 % mehr Zeit laut Stoppuhr) und
3. Kostenreduktion (virtuell über 200 % mehr Geld, je nach QM-Aktivität).

Das angegebene Verhältnis von Zeit zu Geld entspricht einem zufälligen, von der Politik abhängigen Kostenersatz der beschriebenen Abteilung und ist nicht linear auf andere Abteilungen übertragbar. Die Zahlen können vielleicht als Anhaltspunkte für andere QM-Projekte dienen. Interessant ist die Tatsache, dass der Effekt auftritt, wenn alle Daten auf allen Modalitäten der Gesamtradiologie herangezogen werden, und nicht auftritt, wenn man die Einzelteile des Systems betrachtet und berechnet. Die Erklärung über die alte Formel „Das Ganze ist mehr als die Summe seiner Teile" ist hier unzureichend. Eine mögliche Erklärung ergibt sich bei Betrachtung des Gesamtsystems Radiologie nach den psychologischen Grundsätzen der Synergetik, wonach **Ordnung durch Selbstorganisation** (Haken 1987, 1995, 2006, Ulrich 1984), und **nicht Ordnung durch Ordnung** entsteht (Schrödinger 1944, 1958). Diese Vorstellung wurde bereits am Ende von Teil 5 diskutiert. Schrödinger übertitelte sein Kapitel: „Ordnung beruht auf Ordnung!". Damit blieb die Frage offen, wie Ordnung aus Unordnung oder wie aus Ordnung noch mehr Ordnung entstehen könnte.

Die Antworten sind nicht älter als 40 Jahre und beruhen auf den Theorien des „kreativen Chaos". Das betrifft die so genanten dissipativen Systeme (Prigogine 1987, 1995) und Systeme mit Synergetik (Haken 1983, 1987, 1991, 1995, Ulrich 1984). Die **Fähigkeit zu selbsttätiger Ausbildung von Ordnungsstrukturen** ist eines der besonders beeindruckenden Merkmale ausgezeichneter Systeme! Ein System ist, wie wir jetzt wissen, mehr als nur die Anhäufung von Einzelelementen. Entscheidend ist die Existenz einer Beziehungsstruktur zwischen den Elementen (Vester 2000). In der Radiologie sind die Elemente die Menschen an den Modalitäten, die untereinander in Wechselwirkung stehen. Die Grenze zwischen der Radiologie und seiner Umwelt sind die Grenzen der Austauschprozesse. Innerhalb der Radiologie ist das System funktional geschlossen. Die vorliegenden Ergebnisse bedeuten, dass in so einer Gruppe Prozesse der Selbstorganisation und spontanen Ordnungsbildung ablaufen, die kybernetisch nicht erklärt werden können. Ohne dass die Radiologie als Ganzes verändert worden ist, nur durch überhöhte „Führungsaufgaben", hat eine erhöhte Zufuhr an Energie über regelmäßige Inputs in das QM-System zu einem qualitativ völlig anderen Verhalten geführt.

Aufgrund der großen Bedeutung, die die Energiezufuhr für ein solches System besitzt, wird diese Größe in der Synergetik **„Kontrollparameter"** genannt (Haken 1983, 1991, 1995). Unter bestimmten Kontrollparameter-Einstellungen haben sich bestimmte bevorzugte Verhaltensmuster aus- und in den Key Performance Indikatoren abgebildet. Durch Passieren einer unsichtbaren mentalen Grenze **(Phasenübergang)** ist das Institut in ein anderes, geordnetes Muster gekippt. Der Begriff Phasenübergang stammt aus der Physik und beschreibt dort den Wechsel von Aggregatszuständen. Bei Krisen ist das Institut tatsächlich „auf der Kippe" gestanden und in die Verantwortlichkeit der strategischen Führung gerutscht, an der es dann gelegen ist, die Fluktuationen zu beeinflussen. Selbstorganisation ist durch Verhaltenssynchronisation und Angleichung individueller Verhaltensweisen entstanden. Hat dem „System Radiologie" die Energiezufuhr, die Eingaben in das Qualitätsmanagement, gefehlt, konnten die einzelnen Teile der Mikroebene „tun was sie wollen". Ihnen sind viele Freiheitsgrade zur Verfügung gestanden. Hat die Energiezufuhr eine kritische Grenze überschritten, so ist auf der Mikroebene eine schlagartige Ordnungsbildung eingetreten („moralische" Werte?!).

Das grundlegende Paradigma der Ordnungsbildung ist der Kontrollparameter, der das System mit Energie versorgt. Er ist der „Wunsch, die Aufgabe zu lösen". Da ein und dieselbe Abteilung als nicht-lineares dynamisches System potentiell über einen ganzen „Zoo" von unterschiedlichen Ordnungsparametern verfügen kann, von denen sich ein jeder jedoch erst zu bestimmten Einstellungen der Kontrollparameter zeigt, ist es ein wichtiges Ziel, mit Hilfe der Synergetik eine Art Kartierung des Verhaltens der Abteilung zu erstellen. Dies ist Aufgabe der Führung (Briggs 2004).

Die Ergebnisse unterstützen das Konzept gezielter konstruktiver Investition in Qualität, Know-how und Skills statt ungezielter destruktiver Sparmaßnahmen.

Abbildungsverzeichnis

Tabellenverzeichnis

Literaturverzeichnis

Abbott GH, 1988. Restructuring a radiology department to meet changing needs. Admin Radiol 7: 32–34

Abraham B, Ledolter J, 2006. Introduction to regression modeling. Belmont CA, Thomson, Brooks/Cole, 313 ff

Ancona DG, Goodman PS, 2001. Time: A new research lens. Academy of Management Review 26: 645–663

Anthony RN, Young DW, 1999. Management control of nonprofit organizations, 6th edn. Boston, McGraw-Hill, 159 ff

Asch SM, Kerr EA, Keesey J, et al. 2006. Who is at greatest risk for receiving poor-quality health care? New Eng J Med 354: 1147–1156

Bach S, 2005. Managing human resources, 4th edn. Personnel management in transition. Malden, Blackwood Publication, 209 ff

Barnes D, 2005. Supporting growth of digital imaging. Health Estate 59: 38–39

Bates B, 1991. Cost containment in healthcare delivery. Admin Radiol 10 (31): 33–35

Beer M, Spector B, Lawrence PR, et al. 1984. Managing human assets. The ground breaking Harvard Business School program. New York, The Free Press, 152

Beinfeld MT, Gazelle GS, 2005. Diagnostic imaging costs: Are they driving up the costs of hospital care? Radiology 235: 934–939

Bennett AC, 1978. Improving management performance in healthcare institutions: A total system approach. Chicago, American Hospital Association, 101 ff

Black K, Revere L, 2006. Six Sigma arises from the ashes of TQM with a twist. Int J Health Care Qual Assur Inc Leadersh Health Serv 19, 259–266

Bleicher K, 2004. Das Konzept Integriertes Management. St. Galler Management-Konzepte, Band 1. Frankfurt/New York, Campus Verlag

Böing W, 1990. Interne Budgetierung im Krankenhaus. Heidelberg, Physica Verlag, 181–212

Boyd KM, 1979. The ethics of resource allocation in health care. Edinburgh, University Press, 101 ff

Box GEP, Jenkins GM, 1970. Time series analysis. Forecasting and control. San Francisco, Holden-Day

Brandt GA, Schmidt T, Marciniak H, et al. 1997. 5 years quality assurance in accordance with the roentgen regulation. Benefits, costs, necessary innovations. Aktuelle Radiol 7: 104–111

Brealey S, 2001. Measuring the effects of image interpretation: an evaluative framework. Clin Radiol 56: 341–347

Briggs J, Peat FD, 2004. Die kreative Kraft des Chaos. Warum es besser ist, nicht alles in den Griff zu bekommen. München, Knaur MensSana, 57–69

Brody WR, 2007. Healthcare and the Ford Model T: Unsafe at any speed. How to make hospitals safer places for patients. Eur Radiol 17 (Suppl 1): 46

Bruckner H, 2001. Mostviertlerisch von Aan bis Zwutschkerl. Eigenverlag, Oberndorf

Collins JC, Porras JI, 1994. Built to last. Successful habits of visionary companies. Collins Business Essentials, New York, Harper/Collins Publishers

Cook JF, Hansen M, Breitweser J, 1997. Optimizing radiology in the new picture archiving and communication system environment. J Digit Imaging 10: 165–167

Copeland T, Koller T, Murrin J, McKinsey & Company, 2002. Unternehmenswert. Methoden und Strategien für eine wertorientierte Unternehmensführung. Frankfurt/New York, Campus Verlag, 349 ff

Crabbe JF, Frank CL, Nye WW, 1994. Improving report turnaround time: An integrated method using data from a radiology information system. AJR 163: 1503–1507

D'Addario V, Curley A, 1994. How case management can improve the quality of patient care. Int J Qual Health Care 6: 339–345

Dalla Palma L, Stacul F, Meduri S et al. 2000. Relationships between radiologists and clinicians: results from three surveys. Clin Radiol 55: 602–605

Deitch CH, Chan WC, Sunshine JH et al. 1994. Quality assessment and improvement: What radiologists do and think. AJR 163: 1245–1254

Deitering FG, 2006. Folgeprozesse bei Mitarbeiterbefragungen. München, Rainer Hampp Verlag, 279

Dershaw DD, 2000. Equipment, technique, quality assurance, and accreditation for imaging-guided breast biopsy procedures. Radiol Clin North Am 38: 773–789

Dobelbower RR, Cotter G., Schilling PJ et al. 2001. Radiation oncology practice accreditation. Rays 26: 191–198

Donnelly LF, Johnson ND, Taylor CNR, 1997. Increased efficiency of radiology information management with a radiology support system. AJR 168: 611–612

Drinkewitz-Latschenberger MD, 2007. Qualitätsmanagement – Chance oder Belastung. RoeFo 179: 1–8

Eichhorn S, 1997. Integratives Qualitätsmanagement im Krankenhaus. Stuttgart, Kohlhammer

Feigenbaum MJ, 1978. Quantitative universality for a class of nonlinear transformations. J Stat Phys 19: 25–52

Ferreira E, Núnez-Antón V, Rodríguez-Poó J, 2000. Semiparametric approaches to signal extraction problems in economic time series. Comput Stat Data Anal 33: 315–333

Finkler SA, 1993. Total quality management: cost accounting specifics. Part 2. Hosp Cost Manag Account 5: 1–7

Fitzpatrick R, Hopkins A, 1993. Measurement of patient's satisfaction with their care. Royal College of Physicians of London. RCP Publications, 45 ff

Folland S, Goodman A, Stano M, 2007. The economics of health and health care, New Jersey, Prentice-Hall

Freese E, 1995. Grundlagen der Organisation. 6. Aufl. Wiesbaden, Gabler Verlag

Garvey CJ, Connolly S, 2006. Radiology reporting – where does the radiologist's duty end? Lancet 367: 443–445

Glaser SM, Dehn TG, 1980. Reject film study. Cost and quality considerations in a radiology department. Qual Rev Bull 6: 19–22

Glattacker M, Jackel WH, 2007. Evaluation der Qualitätssicherung – aktuelle Datenlage und Konsequenzen für die Forschung. Gesundheitswesen 69: 277–283

Glossmann JP, Schliebusch O, Diehl V et al. 2000. „Lean Management" im ärztlichen Bereich. Möglichkeiten und Grenzen. Med Klin 95: 470–473

Gothlin JH, Alders B, 1985. Analysis of an image quality assurance program. Eur J Radiol 5: 228–230

Grant JB, Hayes RP, Baker DW, et al. 1997. Informatics, imaging, and healthcare quality management: imaging quality improvement opportunities and lessons learned form HCFA's Health Care Quality Improvement Program. Clin Perform Qual Health Care 5: 133–139

Griffith JR, Hancock WM, Munson FC, 1976. Cost control in hospitals. Ann Arbor, Health Administration Press, 227–268

Gross-Fengels W, Weber M, 1997. Radiology information systems: improved performance evaluation, economics and quality assurance? Aktuelle Radiol 7: 112–114

Güntert BJ, 1996. Das Krankenhaus der Zukunft – Haus der stationären Gesundheitsversorgung oder Gesundheitszentrum? ÖKZ 37: 35–40

Hackländer T, Mertens H, Cramer BM, 2005. Vergleich zeitorientierter Leistungskataloge zum Controlling einer radiologischen Abteilung. Fortschr Röntgenstr 177: 420–428

Haken H, 1983. Advanced synergetics, instability hierarchies of self-organizing systems and devices. New York, Springer

Haken H, 1987. Die Selbstorganisation der Information in biologischen Systemen aus der Sicht der Synergetik. In: Küppers BO (Hrsg). Ordnung aus dem Chaos. München, Piper Verlag, 127–156

Haken H, 1995. Erfolgsgeheimnisse der Natur. Synergetik – die Lehre vom Zusammenwirken. Hamburg, Rowohlt

Haken H, Schiepek G, 2006. Synergetik in der Psychologie. Selbstorganisation verstehen und gestalten. Göttingen, Hogrefe Verlag

Haken H, Wunderlin A, 1991. Die Selbststrukturierung der Materie. Braunschweig, Vieweg Verlag

Hallock ML, Alper SJ, Karsh B, 2006. A macro-ergonomic work system analysis of the diagnostic testing process in an outpatient health care facility for process improvement and patient safety. Ergonomics 49, 544–566

Hammer M, Champy J, 2003. Business reengineering – Die Radikalkur für das Unternehmen. Frankfurt/New York, Campus Verlag

Hammer M, Stenton SA, 1995. The reengineering revolution. A handbook. New York, Harper Business, 151 ff

Händeler E, 2003. Die Geschichte der Zukunft. Moers, Brendow Verlag

Harmon R, 1997. Building an equipment asset management partnership. Radiol Manage (Suppl): 5–13

Hax AC, Majluf NS, 1996. The strategy concept and process. New Jersey, Prentice Hall

Heilman RS, 1998. Costs, benefits, and common sense in radiology. Radiographics 18, 849–850

Heisler WJ, Jones WD, Benham PO, 1988. Managing human resources issues. San Francisco, Jossey-Bass Publications, 139 ff

Henke KD, 2005. Was ist uns die Gesundheit wert? Probleme der nächsten Gesundheitsreformen und ihre Lösungsansätze. Perspektiven der Wirtschaftspolitik 6, 95–111

Henshaw ET, 1990. Quality assurance in diagnostic radiology – for its own sake or that of the patient? Qual Assur Health Care 2: 213–218

Heymann TD, Culling W, 1996. The patient focused approach: a better way to run a hospital? J R Coll Physicians Lond 30: 142–144

Hinterhuber HH, Handlbauer G, Matzler K, 2003. Kundenzufriedenheit durch Kernkompetenzen. Wiesbaden, Gabler Verlag, 76 ff

Holman BL, Aubrey O, 1998. Hampton Lecture. Can radiology save managed care? Preserving quality in the face of managed competition. AJR 170: 3–7

Hoppszallern S, Hughes C, 1991. MRI service evaluation. Part 1: Measuring performance. Admin Radiol 10 (27): 29–30

Inman M, 1998. The negative impact of MQSA (Mammography Quality Standards Act) on rural mammography programs. Radiol Manage 20: 31–39

Ingruber H, 1994. Krankenhausbetriebslehre. Grundlagen für modernes Krankenhausmanagement. Wien, Dieter Göschl Verlag

Inoue K, Koizumi A, 2004. Application of human reliability analysis to nursing errors in hospitals. Risk Anal 24: 1459–1473

Jansen-Schmidt V, Paschen U, Kroger S, et al. 2001. Introduction of a quality management system compliant with DIN EN 9001:2000 in a university department of nuclear medicine. Nuklearmedizin 40: 228–238

Jarvis L, Stanberry B, 2005. Teleradiology: threat or opportunity? Clin Radiol 60: 840–845

Jones MO, Moore MD, Snyder RC, 1988. Inside organizations: Understanding the human dimension. Newbury Park, SAGE Publications, 105 ff

Kahnweiler WM, Kahnweiler JB, 2005. Shaping your HR roll. Oxford, Elsevier, 153

Kaltenbach T, 1991. Qualitätsmanagement im Krankenhaus. Melsungen, Bibliomed Verlag, 144 ff

Kane RL, Bershadsky B, Weinert C, et al. 2005. Estimating the patient care costs of teaching in a teaching hospital. Am J Med 118: 767–772

Kaplan RS, Norton DP, 1997. Balanced Score Card: Strategien erfolgreich umsetzen. Stuttgart, Schäffer-Poeschel Verlag, 62 ff

Kaplan RS, Norton DP, 2001. Die Strategie-fokussierte Organisation. Führe mit der Balanced Score Card. Stuttgart, Schäffer-Poeschel Verlag, 291 ff

Kasper H, Mayrhofer W (Hrsg.), 1993. Personal. Management-Seminar Personal, Führung, Organisation. Wien, Ueberreuter-Wirtschaft, 153 ff

Kehr HH, 1995. Leistungsorientierter Krankenhausbetriebsvergleich. München, Rainer Humpp Verlag

Kemmetmüller W, Bogensberger S, 1995. Handbuch der Kostenrechnung. Wien, Service-Fachverlag

Kessler HB, Hanchak NA, McDermott PD et al. 1997. Results of a radiology performance report for a health maintenance organization. Radiology 202: 735–738

Kilger W, 1993. Flexible Plankostenrechnung und Deckungsbeitragsrechnung, 10. Aufl. Wiesbaden, Gabler Verlag

Knollmann BC, Corson AP, Twigg HL et al. 1996. Assessment of joint review of radiologic studies by a primary care physician and a radiologist. J Gen Intern Med 11: 608–612

Kolmogorov AM, 1965. Three approaches to the definition of the concept quantity of information. IEEE Transactions on Information Theory IT14: 662–669

Kroeber-Riel W, Weinberg P, 2003. Konsumentenverhalten, 8. Aufl. München, Vahlen Verlag

Kondratjew ND, 1926. Die langen Wellen der Konjunktur. Arch Sozialwissenschaften Sozialpolitik 56: 573–609

Kruskal JB, Yam CS, Sosna J, et al. 2006. Implementation of online radiology quality assurance reporting system for performance improvement: Initial Evaluation. Radiology 241: 518–527

Larsen HH, Mayrhofer W, 2006. Managing human resources in Europe. London/New York, Routledge

Levin DC, Merrill C, 1994. Sosman Lecture. The practice of radiology by nonradiologists: cost, quality, and utilization issues. AJR 162: 513–518

Lewentat G, Bohndorf K, 1997. Analyse verworfenen Filmmaterials als Element der Qualitätssicherung in der diagnostischen Radiologie. Fortschr Röntgenstr 166: 376–381

Lewitt T, 1960. Marketing Myopia. Harvard Business Review, 45–56

Lindberg E, Rosenqvist U, 2005. Implementing TQM in the health care service. Int J Health Care Qual Assur Inc Leadersh Health Serv 18: 370–384

Lloyd DH, Holsenback JE, 2006. The use of Six Sigma in health care operations: application and opportunity. Acad Health Care Manag J 2: 41–49

Lumsdon K, Hard R, 1992. Medical imaging. Hospitals give renewed attention to service, costs, and flow of images. Hospitals 66, 56, 58, 60–62

Mandelbrot BB, Hudson RL, 2004. The (mis)behavior of markets: A fractal view of risk, ruin, and reward. New York, Basic Books

Manteufel A, 1995. „Chaosmania" – Über Chaostheorie und ihren Nutzen für klinische Psychologie und Psychiatrie. Systeme 9: 24–40

Marshall M, Klazinga N, Leatherman S et al. 2006. OECD health care quality indicator project. The expert panel on primary care prevention and health promotion. Int J Qual Health Care 18: 21–25

Martocchio JJ, 2006. Research in personnel and human resources management (Vol. 25). Oxford, Elsevier Publication, 273 ff

McCoy M, Hargie OD, 2001. Evaluating evaluation: implications for assessing quality. Int J Health Care Qual Assur Inc Leadersh Health Serv 14: 317–327

McCue P, 1988. Consultant services in quality assurance and risk management. Appl Radiol 17: 23, 26

McGlynn EA, Asch SM, Adams J et al. 2003. The quality of health care delivered to adults in the United States. New Eng J Med 348: 2635–2645

Meyer JS, Markowitz RI, 1997. A data base program for the management of staff scheduling in radiology department. AJR 169: 1489–1492

Miller D, Friesen PH, 1984. Organizations: A quantum view. Englewood Cliffs NJ, Prentice-Hall, 68 ff

Mintzberg H, 2005. Der Managerberuf: Dichtung und Wahrheit. Harvard Business Manager, Frankfurt, Redline Wirtschaft, 76–103

Muchantef K, Forman HP, 2005. Cost accounting in radiology: New directions and importance for policy. AJR 185: 1404–1407

Nefiodow LA, 2001. Der sechste Kondratieff: Wege zur Produktivität und Vollbeschäftigung im Zeitalter der Information. St. Augustin, Rhein-Sieg Verlag, 28–35

Nelson RE, Barnes GT, Witten DM, 1977. Economic analysis of a comprehensive quality assurance program. Radiol Technol 49, 129–134

Neubauer G, Zelle B, 1996. Fallpauschalen zu einer leistungsbezogenen Krankenhausvergütung. Wiesbaden, Adam D Schriften zur Unternehmensführung

Nisenbaum HL, Birnbaum BA, Myers MM et al. 2000. The costs of CT procedures in an academic radiology department determined by an activity-based costing (ABC) method. J Comput Assist Tomogr 24: 813–823

Nonaka I, Takeuchi H, 1995. The knowledge-creating company. How Japanese companies create the dynamics of innovation. New York/Oxford, Oxford University Press, 160 ff

Ohno T, 1993. Das Toyota-Produktionssystem. Frankfurt/New York, Campus Verlag

Ollenschläger G, 2000. Qualitätssicherung in der Medizin – wem nützt das? Med Klin 95: 536–538

Osterloh M, Frost J, 2006. Prozessmanagement als Kernkompetenz. 5. Aufl. Wiesbaden, Gabler Verlag

Paleen R, Skundberg PA, Schwartz H, 1989. How much is quality assurance costing your department? Radiol Manage 11: 24–26

Peltokorpi A, Kujala J, 2006. Time-based analysis of total cost of patient episodes: A case study of hip replacement. Int J Health Care Qual Assur 19: 136–145

Pentecost MJ, 1998. Measuring professional quality in radiology. AJR 170: 843–846

Perry B, 2000. Quality improvement in a managed care organization from a medical director's perspective: an interview with Bruce Perry. Interview by Douglas Roblin. Jt Common J Qual Improv 26: 601–610

Pfanzagl J, 1963. Über die Parallelität von Zeitreihen. Metrica 6: 100–113

Poincaré H, 1908. Science et Méthode. Paris, Flammarion. Wissenschaft und Methode. Leipzig 1914, reprint Darmstadt, Wissenschaftliche Buchgesellschaft 1973, engl. Science and Method 1914, reprint London, Routledge 1996

Pourahmadi M, 2001. Foundations of time series analysis and prediction theory. New York, John Wiley & Sons, 15ff

Preston CA, Marr JJ 3rd, Amaraneni KK, et al. 1998. Reduction of „callbacks" to the ED due to discrepancies in plain radiograph interpretation. Am J Emerg Med 16: 160–162

Price A, 2006. Human resource management in a business context. Boston, International Thomson Business Press, ITP Publications, 89 ff

Price MB, Grant MJC, Welkie K, 1999. Financial impact of elimination of routine chest radiographs in a pediatric intensive care unit. Crit Care Med 27: 1588–1593

Prichard D, Theiler J, 1994. Generating surrogate data for time series with several simultaneously measured variables. Phys Revi Lett 73: 951–954

Prigogine I, 1987. Die Erforschung des Komplexen. Auf dem Weg zu einem neuen Verständnis der Naturwissenschaften. München, Piper

Prigogine I, 1995. Die Gesetze des Chaos. Frankfurt a. M., Insel Verlag

Puig S, Felder-Puig R, 2006. Evidenzbasierte Radiologie: Ein neuer Ansatz zur Bewertung von klinisch angewandter radiologischer Diagnostik und Therapie. RoeFo 178: 671–679

Pyatt RS, 1996. Radiology needs training in quality improvement. Diagn Imaging 18: 27–31

Racoveanu NT, 1984. The radiographer's role in increasing the efficiency of the diagnostic imaging department. Radiography 50: 151–158

Reed G, Reed DH, 1999. Experience measuring performance improvement in multiphase picture archiving and communications systems implementations. J Digit Imaging 12: 141–143

Regler K, 1995. Krankenhäuser wehren sich gegen Reformethik. Das Krankenhaus 87: 203–208

Remer D, 1997. Einführung der Prozesskostenrechnung: Grundlagen, Methodik, Einführung und Anwendung der verursachungsgerechten Gemeinkostenzurechnung. Stuttgart, Schäffer-Poeschel Verlag

Röniger O, 1997. Krankenhaus-Controlling: Module, Datenintegration und multidimensionale Analytik. Berlin, IO Management, 62–67

Rosen L, 2004. Applying industrial engineering practices to radiology. Radiol Manage 26: 32–35

Ruiz U, 2004. Quality management in health care: a 20–year journey. Int J Health Care Qual Assur Inc Leadersh Health Serv 17: 323–333

Salomonowitz E, Sladecek E, 1997. Rechtsfragen der Patientenaufklärung, I, II, III. Österreichische Krankenhauszeitung. ÖKZ 38: 11–14; 18–21; 22–23

Sato N, 1994. Quality assurance and risk management in Japan. Med Biol Eng Comput 32: 411–415

Scalzi G, Sostman HD, 1998. Image is everything. New York Hospital's institution-wide digital imaging lowers costs and improves care. Healthc Inform 15: 91–94

Schedler K, 1996. Ansätze einer wirkungsorientierten Verwaltungsführung: Von der Idee des New Public Management (NPM) zum konkreten Gestaltungsmodell, 2. Aufl. Bern/Stuttgart/Wien, Paul Haupt Verlag

Schmitz A, 2000. Erkennung von Nichtlinearitäten und wechselseitigen Abhängigkeiten in Zeitreihen. Fachbereich Physik, Bergische Universität Wuppertal

Schneider W, 1993. Betriebliches Rechnungswesen. Wien, Manz Verlag

Schneider A, Rosemann T, Wensing M et al. 2005. Physicians perceived usefulness of high-cost diagnostic imaging studies: results of a referral study in a German medical quality network. BMC Family Practice 6: 22

Scholz K, Lundt S, 1996. Cost-effectiveness in diagnostic radiology: how can contrast media manufacturers contribute? Acad Radiol 3 (Suppl 1): 154–156

Schrödinger E, 1944. Was ist Leben? Die lebende Zelle mit den Augen des Physikers betrachtet. reprint München, Piper 1989

Schrödinger E, 1989. Geist und Materie. reprint Zürich, Diogenes 1958

Schumpeter JA, 1961. Konjunkturzyklen – Eine theoretische, historische und statistische Analyse des kapitalistischen Prozesses. Göttingen, Vandenhoeck & Ruprecht Verlag

Schwartz FW, 2003. Public Health, Gesundheit und Gesundheitswesen. München, Urban & Fischer

Schwartz HW, 1987. Utilization review in diagnostic imaging: can quality be cost effective? Radiol Manage 9: 40–45

Seltzer SE, Kelly, Adams DF, 1994. Expediting the turnaround of radiology reports: use of total quality management to facilitate radiologists´ report signing. AJR 162: 775–781

Seltzer SE, Saini S, Bramson R, 1998. Can academic radiology departments become more efficient and cost less? Radiology 209: 405–410

Smith SW, 1999. The scientist and engineer's guide to digital·signal processing, 2nd edn. San Diego, California Technical Publishing, 277 ff

Sonnad SS, Matuszewski K, 2006. Control mechanisms for guideline implementation. Qual Manag Health Care 15: 15–26

Spencer H, 1999. Rural healthcare built on shared values. Admin Radiol J 19: 25–27

Stern JM, Shiely JS, Ross I, 2002. Wertorientierte Unternehmensführung mit Economic Value Added. Econ Verlag, 115 ff

Stockburger WT, 1992. CQI for imaging services: Part I, An introduction. Radiol Manage 14: 79–83

Strunk G, 2004. Organisierte Komplexität. Mikroprozess-Analysen der Interaktionsdynamik zweier Psychotherapien mit den Methoden der nichtlinearen Zeitreihenanalyse. Bamberg: Lehrstuhl Klinische Psychologie, Otto-Friedrich-Universität Bamberg

Studdert DM, Mello MM, Sage WM et al. 2005. Defensive medicine among high-risk specialist physicians in a volatile malpractice environment. JAMA 293: 2609–2617

Svetlik I, Il c B (Eds), 2006. HRM's contribution to hard work: A comparative analysis of human resource management. Bern, Peter Lang Verlag, 241 ff

Szafran AJ, Brahmavar S, 1986. The role of medical physics in medical facilities. Radiol Manage 8: 52–54

Terrell-Nance S, Thomas J, 1995. Manager's expectations of radiographers: a survey. Radiol Technol 66: 359–364

Theuysen L, 1996. Business reengineering – Möglichkeiten und Grenzen einer prozessorientierten Organisationsgestaltung. Schmalenbachs Z betriebswirtschaftl Forsch 48: 65–82

Thrall JH, 2004. The emerging role of pay-for-performance contracting for health care services. Radiology 233: 637–640

Thrall JH, 1994. The radiologist in the 1990's: new practice expectations and management responsibilities. AJR 163: 11–15

Tomlinson D, Stapleman K, 1998. A new concept in radiology QA in a large setting. Radiol Manage 20: 30–37

Valdez F, 1995. The quality-service connection. Admin Radiol 14: 16, 19–21

Van Loon R, 1997. The role and contribution of a medical physicist in a radiology department. J Belge Radiol 80: 12–16

Ulrich H, Probst GJB, 1984. Self-organization and management of social systems. In: Haken H (Ed) Springer Series in Synergetics, Vol 26. Berlin, Springer, 38–41: 88–92

Van den Heuvel J, Koning L, Bogers AJ, et al. 2005. An ISO 9001 quality management system in a hospital: bureaucracy or just benefits? Int J Health Care Qual Assur Inc Leadersh Health Serv 18: 361–369

Vester F, 2000. Die Kunst vernetzt zu denken. Ideen und Werkzeuge für einen neuen Umgang mit Komplexität. Stuttgart, DVA, 255 ff

Walker KB, Dunn LM, 2006. Improving hospital performance and productivity with the balanced score card. Acad Health Care Manag J 2: 85–110

Walshe R, Diehl LV, 1998. Ökonomische Evaluationen im Rahmen klinischer Studien. Internist 39: 943–954

Watkinson SA, 1985. Economic aspects of quality assurance. Radiography 51: 133–140

Weidmann R, 1990. Rituale im Krankenhaus. Wiesbaden, Dt. Universitäts-Verlag, 95 ff

Weiner SN, 2005. Radiology by non-radiologists: Is report documentation adequate? Am J Manage Care 11: 781–785

Wellings K, Macdowall W, 2000. Evaluating mass media approaches to health promotion: a review of methods. Health Education 100: 23–32

White G, Drucker J, 2000. Reward management. London/New York, Routledge, 215

Willatt JMG, Mason AC, 2006. Comparison of radiology residency programs in ten countries. Eur Radiol 16: 437–444

Wiswede G, 1995. Einführung in die Wirtschaftspsychologie, 2. Aufl. München/Basel, Ernst Reinhard Verlag

Womack JP, Jones DT, 1994. From lean management to lean enterprise. Harvard Business Review 2: 93–103

Woolf SH, 2007. Potential health and economic consequences of misplaced priorities. JAMA 297: 523–526

Yamamoto T, 2003. Hagakure, der Weg des Samurai, Bd I und II. München, Kabel Verlag

Young SW, 1994. Radiologists must define cost/quality assessments. Diagn Imaging 16: 33–34

Ziegenfuss JT, 1993. The organizational path to health care quality. American College of Healthcare Executives, 111 ff

Curriculum vitae

Univ.-Prof. DDr. Erich K Salomonowitz, MAS, MBA (WU-WIEN)

Akademisch geprüfter Krankenhausmanager

Praxis Medizin & Gesundheitswissenschaften:

1968:	Abitur: Humanistisches Gymnasium BG IX, Wasagasse, Wien
1973:	Promotion Humanmedizin, Universität Wien
1979:	Jus Practicandi
1982–1983:	Cardiovascular & Interventional Radiology, Minneapolis/MN, USA
1985:	Habilitation: Radiologie, Strahlentherapie und Nuklearmedizin; Venia Docendi Oberarzt der Universitätsklinik für Radiologie Schwerpunkte in Management, Lehre, Forschung, Neuentwicklungen
1990:	ao. Universitäts-Professur, Chefstellvertretung Radiologie, AKH Wien Cardiovascular&Interventional Radiology, KSW Winterthur, Schweiz
1992:	Vorstand des Zentralen Instituts für Medizinische Radiologie – Diagnostik und interventionelle Therapie, Landesklinikum St. Pölten
1997:	Ludwig Boltzmann-Institut für Interventionelle Magnet-Resonanz
1999:	Cardiovascular Magnetic Resonance, BIDMC, Boston/MA, USA
2006:	Sponsion Master of Business Administration, Wirtschafts-Universität Wien
2008:	Promotion Gesundheitswissenschaften (Krankenhausbetriebslehre)

Eckdaten Wissenschaft:

1977	Experimentelle Chirurgie
1983	Radiological Society of North America (RSNA)
1984	Cardiovascular and Interventional Radiology (CIRSE)
1986	Kybernetik und Artificial Intelligence (AI)
1986	Seminars in Interventional Radiology
1991	Journal of Interventional Radiology
1995	Medizinisch-wissenschaftlicher Leiter, MTF-Schule St. Pölten
1996	Krankenhausmanagement, Wirtschaftsuniversität Wien (WU)
2006	American College of Radiology (ACR)

> 270 Originalarbeiten, Buchbeiträge, Musik-Produktionen (CD)

> 100 Abstracts (Ab), Editorials (Ed), Workshops (Ws), Videos (Video), Posters (Po)

Management:

Hernstein Management und Verwaltungsakademie des Bundes
Fachseminare der Österreichischen Ärztekammer
Seminare der Gesellschaft für Gesundheitsökonomie
Schulungen in Führung, Organisation und Personalmanagement
Universitätslehrgang für Krankenhausmanagement der Wirtschafts-Universität
Lehrkörper der Management-Akademie der WU Wien
Qualitäts-Zertifikationen nach ISO 9001-2000 der ÖVQ 2002 und der SGS 2005

Index

G

H

I

J

K

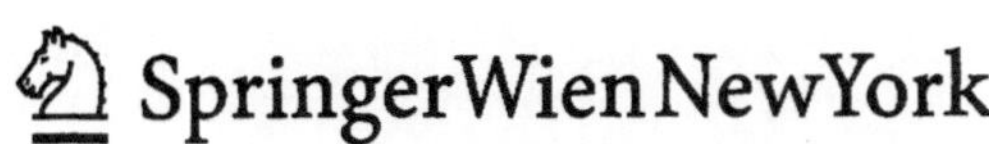
SpringerWienNewYork

SpringerMedizin

Gerhard Flenreiss, Martin Rümmele

Medizin vom Fließband

Die Industrialisierung der Gesundheitsversorgung und ihre Folgen

2007. XIV, 212 Seiten.
Gebunden **EUR 29,95**, sFr 46,50*
ISBN 978-3-211-74144-3
Edition Ärztewoche

Medizinischer Fortschritt, Überalterung und leere Kassen der Krankenversicherungen stellen unser Gesundheitswesen vor enorme Herausforderungen. Die Diagnose: zu teuer, wenig effektiv und ohne massive Reformen nicht in den Griff zu bekommen. Im Gesundheitswesen beginnt eine Industrialisierung, die das gesamte System in den kommenden Jahren von Grund auf verändern wird. Erste Symptome sind Diskussionen über Arbeitszeiten für Ärzte und Pflegepersonal und zunehmender Personalabbau. Privatisierung, Ausgliederung und modernes Management nehmen zu. Stehen wir vor einer Amerikanisierung des Gesundheitswesens? Ist die Industrialisierung der einzige Weg, die kranken Systeme vor dem Kollaps zu retten? Die Autoren zeigen aktuelle und künftige Entwicklungen auf und dokumentieren, welche Auswirkungen die revolutionären Veränderungen auf Beschäftigte und Patienten haben. Namhafte Gastautoren aus Politik, Medizin, Pflege und Patientenvertreter tragen ergänzend zur Reformdebatte bei. Mehr Infos unter: www.medizinvomfliessband.at.

Besuchen Sie auch unsere Webpage: **springer.at**

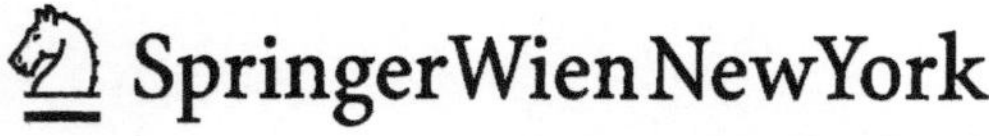

P.O. Box 89, Sachsenplatz 4–6, 1201 Wien, Österreich, Fax +43.1.330 24 26, books@springer.at, **springer.at**
Haberstraße 7, 69126 Heidelberg, Deutschland, Fax +49.6221.345-4229, SDC-bookorder@springer.com, springer.com
P.O. Box 2485, Secaucus, NJ 07096-2485, USA, Fax +1.201.348-4505, orders@springer-ny.com, springer.com
Preisänderungen und Irrtümer vorbehalten. * Unverbindliche Preisempfehlung (sFr)